U0110682

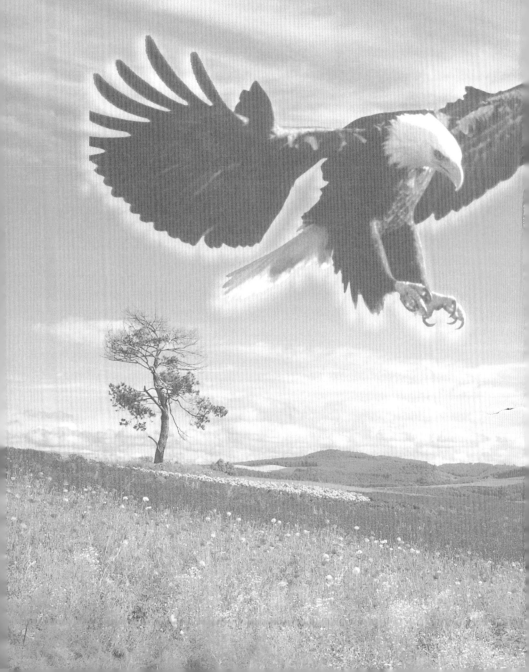

大展好書　好書大展
品嘗好書　冠群可期

大展好書　好書大展
品嘗好書　冠群可期

熱門新知 12

醫院臨床
中西用藥

（醫院臨床用藥手冊）

杜 光　劉東／主編

品冠文化出版社

主　編	杜　光	劉　東	
副主編	鄭　恒		
主　審	方淑賢	方建國	
編　委	馬永貴	主文清	王新桃
	劉　東	劉　璐	劉　導
	劉　宇	孫明輝	李飛娥
	李　娟	李　敬	李　輝
	杜　光	楊紅斌	汪　震
	陳雲舟	陳　倩	貢雪芃
	林　芳	周文麗	鄭　恒
	姜　鴿	商小曼	蔣　平
	韓洪剛	裘　琳	薛　松

前 言

　　隨著醫藥科學技術的飛速發展，新藥的出現日新月異。廣大醫務工作者在日常繁忙的醫療工作中，面對大量的新藥品種，迫切需要一本內容全、資料新、便於查閱的手冊；特別是2005年下半年以來，由於藥品招標制度的實施，一些老的藥品逐漸被淘汰，同時新的品種又不斷增加，為了方便臨床合理選藥，根據臨床的實際需要，我們編寫了這本手冊。本手冊收載了療效確切、較常用及最新的中西藥品共近2000種，內容豐富，簡明易懂，注重實用，包括了各種藥物的新進展，其中以抗菌藥、心血管系統、神經系統和免疫系統藥物居多，同時也淘汰了一些較陳舊、不常用的品種，反映了目前國內醫院臨床用藥的情況。

　　華中科技大學同濟醫學院附屬同濟醫院是一所百年老院，擁有優秀的人才、精湛的醫術、豐富的積累，希望我們編寫的這本手冊，能在介紹藥品、促進臨床合理用藥方面發揮一定作用。

　　本書可供臨床醫師、藥師、進修生、實習生、護理人員和醫學生隨時查閱、參考，同時也為具有一定醫療知識的患者提供幫助。

　　由於研究資料不斷更新和本書可能存在的疏漏，敬請廣大讀者在使用過程中提出寶貴意見，以便後續修訂中提高品質，更好地服務於臨床，服務於社會。

編　者　於華中科技大學同濟醫學院附屬同濟醫院

序

　　現代醫藥科技迅猛發展促使各類新藥、新製劑和新用法大量湧現;國家藥品相關法規日益完善,這些都對臨床合理用藥提出了更高的要求。同時不斷更新藥物知識,做到合理選藥用藥,保障人民健康,是廣大醫務工作者義不容辭的職責。

　　《醫院臨床中西用藥》是在方淑賢、方建國兩位主任藥師的指導下,由藥學部杜光、劉東博士以及熱心藥學事業的中青年醫院藥學工作者一起,結合當前臨床用藥需求,收集、整理了近年來大量的國內外有關新藥資料,特別針對醫院臨床用藥而編寫完成。

　　所選藥品較全、較新,內容豐富,簡明扼要,查閱方便,不失為一本對臨床用藥具有指導意義的實用書。希望本書的出版,能促進臨床合理用藥水準的提高,服務於人民衛生保健事業。

華中科技大學同濟醫學院附屬同濟醫院院長
陳安民

編寫說明

　　1. 本書收載了常用的近 2000 餘種西藥和中成藥，西藥按疾病系統分類，中藥按照病症、病位及專科用藥系統分類。內容一般包括藥品名稱（中文名、英文名）、成分（中藥）、應用、用法、注意和規格。

　　2. 為了便於統一名稱，藥品的中文名力求按化學名或通用名編排，商品名附在規格後。

　　3. 本書最後附有中、英文索引可供檢索，外文縮寫及對照表請見附錄中文藥名索引按照化學名或通用名排列，別名和商品名與其對應。

　　4. 國外藥廠和合資藥廠生產的藥品，在商品名右上角分別標注〔進〕或〔合〕以示說明。

　　5. 用法用量如未特別注明，一般為普通成人劑量，兒童用量的計算詳見附錄。特殊用法和用量請參閱藥物學專著或有關藥品使用說明。

目　錄

第一篇

抗微生物藥

第一章　抗生素

一、青黴素類藥

青黴素（苄西林，青黴素 G）
Penicillin G（Benzylpenicillin）

【應用】抑制細菌繁殖期細胞壁合成而使細菌溶菌死亡，用於敏感菌所致的各種感染。

【用法】80 萬～200 萬 U / d, im, tid～qid；200 萬～1000 萬 U / d iv. drip，bid～qid。

【注意】過敏反應較常見，用前須做皮膚試驗。

【規格】注射劑：80 萬 U，160 萬 U，400 萬 U，800 萬 U。

苯唑西林（苯唑青黴素，新青黴素 II）　Oxacillin

【應用】耐酸、耐青黴素酶青黴素，對金黃色葡萄球菌產酶株有效。

【用法】成人：0.5～1.0g, im or iv. drip, q4～6h；小兒：12.5

～25mg／kg, q 6h。

【注意】參閱青黴素。與氨基糖苷類不可在同一容器內給藥。

【規格】注射劑：0.5g。

苄星青黴素（長效西林） Benzathine Benzylpenicillin

【應用】長效青黴素。

【用法】60 萬～120 萬 U，im，2～4 週 1～2 次。

【注意】參閱青黴素。

【規格】注射劑：120 萬 U。

青黴素 V Phenoxymethylpenicillin

【應用】與青黴素相似而作用相對較弱，耐酸。

【用法】0.5g, po, qid。

【注意】過敏反應少，但也有過敏性休克的病例報導。

【規格】片劑：250mg（40 萬 U）×12, 15, 20, 24；625mg（100 萬 U）×8。

氨苄西林（氨苄青黴素） Ampicillin

【應用】抗菌譜較廣。

【用法】2～4g／d, po or im, qid；4～12g／d, iv, bid～qid。

【注意】對青黴素過敏者禁用，不良反應以皮疹多見。

【規格】膠囊劑：0.25g×24（安必仙），0.25g×12（艾羅迪）。注射劑：0.75g（舒氨新），2.25g（舒氨新，舒氨西林），3g（凱蘭欣）。

氯唑西林（鄰氯青黴素） Cloxacillin

【應用】抗菌譜與苯唑西林相仿，但對金葡菌作用較苯唑西林為弱。

【用法】4～6g, po，分 4 次空腹服用；2～4g, im，分 4 次用；4～6g / d, iv. drip，分 2～4 次。

【注意】同苯唑西林。有黃疸的新生兒慎用。靜脈給藥不宜大劑量使用。

【規格】注射劑：0.5g。

氟氯西林 Floxacillin

【應用】由抑制細菌細胞壁的生物合成，加速其分解，從而起到抗菌作用。

【用法】成人：250mg, po or im, tid；重症用量 500mg, po, im or iv, qid，空腹服用。1d 量不宜超過 8g。兒童：2 歲以下按成人量的 1 / 4；2～10 歲按成人量的 1 / 2，根據體重適當調整。也可按照每日 25～50mg/kg，分次給予。

【注意】青黴素類、頭孢菌素類或青黴胺過敏者禁用。哮喘史或對其他藥物過敏者慎用。

【規格】粉針劑：0.25g。

阿莫西林（羥氨苄青黴素） Amoxicillin

【應用】抗菌譜與氨苄西林相似，但殺菌作用優於氨苄西林。

【用法】0.5g, po, tid；重症者加至 1.0g, tid。

【注意】參見氨苄西林。

【規格】粉針劑：0.5g（益薩林）；0.6g（安奇）；0.75g（來切利，青倍能）；1.2g（海夫佳，施迪欣）；1.5g（舒薩

林，倍舒林，力坦，威奇達）；3g（舒薩林，威奇達）。片（膠囊）劑：156.25mg×12（巨泰）；187.5mg×6（艾克兒）；0.25g×20, 24（阿莫仙），6（安滅菌），12（安奇）；0.5g×12（金石甯，本原莫星）。顆粒劑：0.125g×6 包。注射劑：35ml（奧先）。

哌拉西林（氧哌嗪青黴素） Piperacillin

【應用】對除耐青黴素金葡菌外的革蘭陽性菌也有較強作用，對脆弱類桿菌也較敏感。

【用法】1～2g, im or iv, qid。

【注意】參見青黴素。尿毒症病人大劑量應用本品，可能出現青黴素腦病，使用期間注意凝血機能變化，哺乳期婦女慎用。與氨基糖苷類聯用時應間隔給藥。

【規格】粉針劑：0.5g, 1g（百定）1.25g（蘇哌），2.25g（凱倫），4.5g（特治星，他唑仙）。

羧苄西林（羧苄青黴素） Carbenicillin

【應用】對革蘭陽性菌的作用明顯弱於青黴素，對厭氧菌也有一定作用。

【用法】1～2g, im or iv, qid，嚴重感染日劑量可至 20～30 g，分 4～6 次給予。

【注意】參閱青黴素。本品與慶大黴素或妥布黴素聯用時不可置於同一容器內。

【規格】粉針劑：0.5g。

磺苄西林（磺苄青黴素，可達西林） Sulbenicillin

【應用】用於綠膿桿菌、腸桿菌屬和其他敏感菌所致的系

統感染。

【用法】成人：4～8g / d, iv or iv. drip，分 2～4 次。嚴重病例可用至 13g / d。兒童：1 日 40～80 mg / kg，最高量可達 180 mg / kg。

【注意】不良反應和皮試等事項同羧苄青黴素。應用大劑量時，可有出血傾向。

【規格】粉針劑：1g（美羅）。

呋布西林　Furbenicillin

【應用】廣譜半合成青黴素，用於銅綠假單胞菌、大腸埃希菌及其他敏感菌所致的各種感染。

【用法】成人：4～8 g / d；兒童：50～150 mg /（kg・d），iv. drip 分 4 次。

【注意】青黴素類藥物過敏反應較常見。不宜靜脈推注或肌注。

【規格】粉針劑：0.5（草利菲爾），2g（優迅）。

美洛西林　Mezlocillin

【應用】用於大腸埃希菌、腸桿菌屬等革蘭陰性桿菌中敏感菌株所致感染。

【用法】成人：2～6g / d；兒童：0.1～0.2g /（kg・d），im，iv, iv. drip。

【注意】不良反應主要有食慾缺乏、噁心、肌注局部疼痛和皮疹等。對青黴素類過敏者禁用。

【規格】粉針劑：1g, 1.5g（天林），1.25g（凱韋可，瑞陽開林），2.5g（凱韋可，漢光，開林），3.75g（薩洛）。

阿洛西林　Azlocillin

【應用】對大多數革蘭陰性菌、革蘭陽性球菌及厭氧菌均具抗菌作用。

【用法】3～4g, im or iv. drip, tid or qid。

【注意】本品與氨基糖苷類聯用時不可置於同一容器內，不宜與抗凝血藥、非甾體抗炎藥合用。用前必須作皮膚過敏試驗。孕婦、腎功能不全者慎用。

【規格】粉針劑：1g（阿樂欣，天西林），2g（安美蘭，天甯林）。

二、頭孢菌素類

頭孢噻吩（噻孢黴素，先鋒Ⅰ）　Cefalotin

【應用】第一代頭孢菌素，對革蘭陽性菌的抗菌活性較強。

【用法】1～2g, im or iv, qid。

【注意】常見有過敏反應。腎功能減退或老年患者慎用。

【規格】注射劑：0.5g（新亞亞安，弘威雷，力芬，中諾嘉林），1g（新亞亞安，鋒賽星，力芬）。

頭孢唑林（先鋒黴素Ⅴ）　Cefazolin

【應用】第一代頭孢菌素，抗菌譜與頭孢噻吩相似。

【用法】1g, im or iv, bid～qid，病情嚴重者日劑量可達6g。

【注意】腎功能不全者慎用。對頭孢菌素過敏者禁用，對青黴素過敏或過敏性體質者慎用。

【規格】注射劑：0.5g, 1g。

頭孢氨苄（先鋒黴素Ⅳ）　Cefalexin

【應用】第一代頭孢菌素，抗菌譜與頭孢噻吩相似，而抗菌

活性較後者差。

【用法】成人：0.25～0.5g, po, qid。小兒：25～50mg/（kg·d），分 4 次服用。

【注意】腎功能減退者應用須減量。對頭孢菌素過敏者禁用，對青黴素過敏或過敏體質者慎用。

【規格】膠囊劑：0.125g, 0.25g×30（申嘉）。複方片劑：頭孢氨苄 0.125g+ 甲氧苄啶 25mg（嚴立刻）。

頭孢羥氨苄（羥氨苄頭孢菌素） Cefadroxil

【應用】第一代頭孢菌素，廣譜抗生素，主要用於泌尿道、膽道及呼吸道等感染。

【用法】成人：po, 1～2g / d，分 2 次服用，空腹用藥。兒童：30～50mg /（kg·d），分 2 次服。

【注意】對頭孢菌素過敏者忌用，腎功能不全者宜減量。

【規格】膠囊劑：0.15g×12（抗揚靈，抗克），0.5g×6（今多新）。

頭孢拉定（先鋒黴素Ⅵ） Cefradine

【應用】第一代頭孢菌素，體外抗菌活性與頭孢氨苄相仿，對 β－內酰胺酶甚為穩定。

【用法】成人：0.25～0.5g, po, qid；0.5～1g, im or iv, qid。小兒：6.25～12.5mg /（kg·d），分 4 次服用；12.5～25mg /（kg·d），分 4 次給予。

【注意】腎功能減退者使用須減量。對頭孢菌素過敏者禁用，對青黴素過敏或過敏體質者慎用。

【規格】膠囊劑：0.25g×24（瑞恩克），20。注射劑：1g（泛捷復），0.75g（先瑞司安）。

頭孢替唑　Ceftezole

【應用】第一代頭孢菌素，用於呼吸系統感染、泌尿系統感染、敗血症、腹膜炎。

【用法】成人：0.5～2g, bid, iv or im。

【注意】對頭孢菌素過敏者禁用。對利多卡因或醯基苯胺類局部麻醉劑過敏者禁用本品肌注。

【規格】粉針劑：0.5g（益替欣，替拉姆），1g（特子社復，替拉姆），1.5g（洛亭），2g（替洛啶，勃名）。

頭孢硫脒（先鋒黴素 18，頭孢菌素 18，硫脒頭孢菌素）Cefathiamidine

【應用】第一代頭孢菌素，對金葡菌、草綠色鏈球菌、肺炎球菌的作用較強，對腸球菌有獨特的抗菌活性。

【用法】im or iv. drip。成人：2～8g /d。小兒：50～200mg /（kg・d），分 2～4 次。

【注意】參見頭孢噻吩。

【規格】粉針劑：0.5g（仙力素）。

頭孢呋辛鈉（頭孢呋肟）　Cefuroxime Sodium

【應用】第二代頭孢菌素。

【用法】成人：0.75～1.0g, im or iv, tid。小兒：60mg /（kg・d），分2～3 次注射。

【注意】與強利尿劑聯合應用可致腎損害。不可與氨基糖苷類置同一容器注射。對青黴素過敏或過敏體質者慎用，對頭孢菌素過敏者禁用。

【規格】粉針劑：0.25g（新福欣），0.75g（西力欣，力復樂，新福欣），1g（信立欣，達力新，天心），1.5g（力復樂，

新福欣），2g（派威欣，伏樂新），2.25g（亞星，麗扶欣），2.5g（新亞星，立健新）。

頭孢呋辛酯（新菌靈，頭孢呋肟酯，Zinacef）
Cefuroxime Axetil

【應用】適用於治療耳鼻喉部感染、下呼吸道感染及淋病。

【用法】成人：0.25g, bid；下呼吸道感染患者：0.5g，bid；單純性下尿路感染：0.125g, bid。單純性淋球菌尿道炎單劑療法劑量為 1g。小兒：急性咽炎或急性扁桃體炎按 20mg／（kg·d），分 2 次服用，不超過 0.5g／d；急性中耳炎、膿疱病按 30 mg／（kg·d），分 2 次服用，不超過 1g/d。

【注意】同頭孢呋辛鈉。

【規格】片劑：0.125g, 0.25g × 6（西力欣）。膠囊劑：0.125g（達力新）。粉針劑：0.25g, 0.75g, 1g, 1.5g。

頭孢甲肟　Cefmenoxime Hydrochloride

【應用】用於呼吸系、肝膽系統、泌尿生殖系等部位感染，並可用於敗血症和燒傷、術後感染。

【用法】常用量：1～2g／d，分 2～4 次給藥。兒童：40～80mg／（kg·d），分次給予。

【注意】對本品過敏者禁用。忌用於孕婦、早產兒、新生兒。慎用於對青黴素、頭孢菌素過敏者。

【規格】粉針劑：0.5g（立肖均），1g（倍司特克，尖峰）。

頭孢克洛（頭孢氯氨苄）　Cefaclor

【應用】對於革蘭陰性菌有較強抗菌活性，尤其是對流感嗜血桿菌有更強的抗菌作用。

【用法】成人：0.25g, po, tid。小兒：20mg/（kg·d），分3次服用。

【注意】腎功能減退者應減量。孕婦和青黴素過敏者慎用。

【規格】緩釋片劑：375mg（希刻勞）。分散片：0.125g（恒運）。緩釋膠囊劑：0.125g（曼寧）。膠囊劑：0.25g×6（可福樂）。顆粒劑：（希刻勞顆粒）。乾混懸劑（熙蒙）。

頭孢美唑（頭孢氰唑） Cefmetazole

【應用】對革蘭陰性、陽性菌均具良好抗菌活性，對厭氧菌包括脆弱類桿菌抗菌作用強。

【用法】1～4g/d, im，分3～4次給予；3～8g/d, iv，分2次給藥。

【注意】腎功能不全者應減量或延長給藥間隔。

【規格】粉針劑：0.5g, 1g（先鋒美他醇）。

頭孢西丁（甲氧頭孢噻吩，噻吩甲氧） Cefoxitin

【應用】用於呼吸道感染、心內膜炎、腎盂腎炎、敗血症以及皮膚和軟組織等感染。

【用法】成人：1～2g/次, tid～qid，重症可達12g/d。兒童（2歲以上）：80～160mg/（kg·d），分3～4次。

【注意】與多數頭孢菌素均有拮抗作用，聯合應用可致抗菌療效減弱。

【規格】粉針劑：1g。

頭孢替安（頭孢噻乙胺唑，頭孢噻四唑） Cefotiam

【應用】第二代頭孢菌素，用於肺炎、支氣管炎、膽道感染、腹膜炎、尿路感染，以及手術後或外傷引起的感染和敗血

症。

【用法】iv, 1～2g／d，分 2～4 次給予。

【注意】可引起血象改變，嚴重時應立即停藥。與速尿等強利尿劑合用，可造成腎損害。

【規格】粉針劑：1g（佩羅欣，泛斯波靈）。

頭孢尼西　Cefonicid

【應用】第二代頭孢菌素，用於革蘭陽性和部分革蘭陰性菌感染。

【用法】iv or iv. drip。輕症：0.5g／d；中度感染 1g／d；重症 2g／d，分 1～2 次。

【注意】對綠膿桿菌無效，其他參見頭孢孟多。

【規格】粉針劑：0.5g（信康瑞，羅朗），1g（定凱洛，尼喜那），2g（勝西，信泰來）。

頭孢孟多　Cefamandole

【應用】第二代頭孢菌素。廣譜抗菌素。

【用法】2.0～8.0g／d, iv or im，分 3～4 次給藥，最高劑量不超過 12g／d。

【注意】用藥期間避免飲酒和服含酒精的飲料。1 月以內的新生兒和早產兒不推薦應用此藥。對頭孢菌素類藥物過敏者禁用，對青黴素過敏者慎用。

【規格】注射劑：0.5g（鋒多欣），1g（鋒青揚）。

頭孢丙烯　Cefprozil

【應用】第二代頭孢菌素。抗菌活性與頭孢克洛相似。

【用法】成人及 12 歲以上兒童：0.5g, po, qd～bid。12 歲

以下兒童：上呼吸道感染，7.5mg / kg, qd～bid；皮膚軟組織感染，20mg / kg, qd。

【注意】對 β 內醯胺類抗生素過敏者禁用。與強利尿劑合用可加重腎臟毒性。

【規格】片劑：0.25g × 6（施復捷）。

頭孢噻肟（頭孢氨噻肟） Cefotaxime

【應用】第三代頭孢菌素。

【用法】成人：2～6g / d，分 2～3 次注射，嚴重感染者：2～3g, q6～8h，日劑量最高為 12g。小兒：50～100mg /（kg·d），分 2～3 次給藥。

【注意】不可與慶大黴素、妥布黴素和碳酸氫鈉液混合。青黴素過敏者慎用。

【規格】注射劑：0.5g（凱福隆），1g（凱福隆），2g（三九凱帝龍）。

頭孢曲松（頭孢三嗪） Ceftriaxone

【應用】第三代頭孢菌素。作用與頭孢噻肟相似。

【用法】成人：0.5～2g, im or iv, qd。兒童劑量減半。

【注意】靜脈推注應緩慢。孕婦、對青黴素過敏或過敏體質者慎用，對頭孢菌素類過敏者禁用。

【規格】粉針劑：0.25g（羅氏芬），0.5g（羅氏芬），1g（羅氏芬，曲沙），1.5g（曲沙，新帥克寧），2g（曲晴，曲沙，賽扶欣）。

頭孢他啶（頭孢噻甲羧肟） Ceftazidime

【應用】廣譜殺菌劑。為目前第三代頭孢菌素中治療綠膿

桿菌感染最有效藥物。

【用法】1.5～6.0g／d，im or iv，分2～3次給予。

【注意】不可與萬古黴素合用，以免發生沉澱。孕婦、哺乳期婦女和青黴素過敏或過敏體質者慎用，對頭孢菌素類過敏者禁用。

【規格】粉針劑：0.5g（鋒洛欣），0.75g（新天欣），1g（復達欣，益他欣，英貝琪，麗珠銳欣），1.5g（舒秦，新天欣），2g（福他定，利君他啶，益他欣，麗珠銳欣）。

頭孢哌酮（頭孢氧哌唑） Cefoperazone

【應用】第三代頭孢菌素。抗菌譜與頭孢噻肟相仿。

【用法】成人：1～2g, im or iv, bid。小兒：25～200mg／（kg·d），分2～3次給予。

【注意】不可與阿米卡星、慶大黴素、卡那黴素B、門冬氨酸鉀鎂、抑肽酶及鹼性製劑混合使用。青黴素過敏者及過敏體質者慎用，頭孢菌素類過敏者禁用。

【規格】粉針劑：0.5g, 1g, 2g（先抗，英多安，新泰同）。

頭孢米諾 Cefminox

【應用】第三代頭孢菌素。用於扁桃體、呼吸道、泌尿道、膽道、腹腔、子宮等部位感染，也可用於敗血症。

【用法】iv or iv. drip。成人：1g／次，bid。兒童：20mg／kg／次，tid or qid。敗血症時，成人可用到6g／d，分3～4次給予。

【注意】可致腎損害及紅細胞、白細胞、血小板的減少。

【規格】粉針劑：0.5g（鋒美絡，哲通，漢光諾），1g（美士靈，先鋒美諾，恩必爾，立健諾）。

頭孢克肟　Cefixime

【應用】第三代口服頭孢菌素，作用與頭孢哌酮相同。

【用法】成人：50～100mg, po, bid；兒童：8mg /（kg·d），分 2 次服用。

【注意】可抑制腸道正常菌群致二重感染。對青黴素過敏者、孕婦和嬰幼兒慎用。

【規格】膠囊劑：50mg, 100mg × 6（達力芬，世福素）。乾糖漿：50mg。顆粒劑：50mg × 6（達力芬）。

頭孢泊肟酯（頭孢脂肪丙酰氧乙酯）
Cefpodoxime Proxetil

【應用】本身無活性，吸收後代謝成活性產物頭孢泊肟對 β－內酰胺酶有耐受性。

【用法】成人：0.1g, po, bid。兒童：10mg / kg, bid。

【注意】對本品過敏者禁用。對青毒素過敏者、有蕁麻疹等過敏性疾病病史者、嚴重腎功能損害者、孕婦及妊娠婦女慎用。

【規格】片劑：50mg × 6, 10（搏沃欣，純迪），100mg × 6（西博特欣，施博，博拿，敏新）。

頭孢他美酯　Cefetamet Pivoxil

【應用】第三代口服廣譜頭孢菌素類抗生素。

【用法】成人及 12 歲以上兒童：0.5g, po, bid。12 歲以下兒童：10mg / kg, bid。

【注意】參見其他頭孢菌素類抗生素。

【規格】膠囊劑：0.125g × 8（安素美）。片劑：0.25g × 6（代寧）。

頭孢唑肟（頭孢去甲噻肟） Ceftizoxime

【應用】抗菌譜和抗菌活性與頭孢噻肟相似，對 β - 內酰胺酶穩定。

【用法】成人：0.5～2g / d, iv. drip or im，嚴重感染可加至 4g，分 2～4 次給藥。兒童：40～80mg /（kg·d），分 2～4 次給藥，嚴重感染日用量可達 120mg / kg。

【注意】不宜與華法林和利尿劑合用，不可與氨基糖苷類混合注射，對青毒素或其他頭孢菌素過敏者慎用，有蕁麻疹等過敏性疾病病史者慎用。

【規格】粉針劑：0.5g（益保世靈，益左欣，丹臣，偉唑，法洛西），1g（益保世靈，卓必沙，法洛西，仙克來），1.5g（法洛舒，若奇），2g（法洛坦）。

頭孢地尼 Cefdinir

【應用】第三代廣譜頭孢菌素，為高效口服頭孢菌素。

【用法】成人：100mg, po, tid。兒童：9～18mg / kg，分 3 次口服。

【注意】對孕婦為 B 類用藥。對青黴素或頭孢菌素有過敏史者、過敏症狀體質者、嚴重的腎功能障礙者、進食困難者慎用。

【規格】膠囊劑：50mg, 100mg × 10（全澤復，世扶尼）。顆粒劑：50mg × 10（全澤復）。

頭孢地嗪 Cefodizime

【應用】廣譜抗生素。

【用法】1～2g, im or iv, qd or bid。淋病：0.25～0.5g, qd。

【注意】妊娠期和哺乳期婦女不宜使用。對頭孢菌素類過

敏者禁用。

【規格】粉針劑：0.5g（贊地新，康麗能），1g（莫敵，高德，金磐嗪，力勉），1.5g（欣達秦），2g（高德，金汕秦）。

頭孢妥侖匹酯　Cefditoren Pivoxil

【應用】對各種細菌產生的β－內醯胺酶穩定。

【用法】200mg, po, bid, pc。

【注意】與抗酸劑合用會使其吸收率降低，與丙磺舒合用會使其尿中排泄率降低。

【規格】片劑：100mg×10（美愛克）。

頭孢吡肟（頭孢匹美）　Cefepime

【應用】第四代頭孢菌素，對β－內醯胺酶高度穩定。

【用法】輕中度感染：0.5～1g, iv. drip or im, bid；重度感染：2g, bid or tid。

【注意】禁用於對本品、精氨酸、其他頭孢菌素類藥物或對青黴素過敏者。孕婦及哺乳期婦女慎用。

【規格】粉針劑：0.5g（康利沃普），1.0g（馬斯平，斯維平，信力威，達力能）。

頭孢匹胺　Cefpiramide

【應用】第四代頭孢菌素。

【用法】iv. drip。成人：1～2g／d，分2次給藥。兒童：30～80mg／（kg・d），分2～3次給藥。嚴重感染時，用藥劑量可提高至成人4g／d，兒童150ml／（kg・d），分2～3次給藥。im：1～2g／d。

【注意】過敏反應傾向的病人，肝、腎功能損害的病人禁

用。用藥期間禁用含酒精的飲料。

【規格】粉針劑：0.5g（再泰，海麗，澳朗），1g（泰吡信，意利信，抗力欣，康力安），2g（海定，希柏澳）。

三、其他 β 內酰胺類及複方製劑

氨曲南（單酰胺菌素） Aztreonam

【應用】單環 β – 內酰胺類抗生素。

【用法】1g, im or iv, bid～tid。

【注意】與青黴素和頭孢菌素類無明顯交叉過敏反應。與頭孢拉定、甲硝唑等有配伍禁忌。不宜與其他藥物同容器給藥。

【規格】粉針劑：0.5g（君刻丹，及克），1g（君明）。

美洛培南 Meropenem

【應用】比亞胺培南抗菌譜更廣，且不需要與西司他丁合用。

【用法】成人：0.5～1g / d, iv. drip，分 3～4 次給藥。兒童：30～60mg /（kg‧d），分 3～4 次給藥。

【注意】對青黴素、頭孢菌素或碳青黴烯類抗生素有過敏史者慎用，嚴重肝腎功能不全者、老年人慎用，對本品過敏者禁用。

【規格】粉針劑：0.25g（新培南），0.5g（美平，倍能，海正美特）。

氟氧頭孢 Flomoxef

【應用】對革蘭氏陽性球菌（除腸球菌外）、多數腸桿菌科細菌、厭氧菌（包括脆弱擬桿菌）及淋球菌有抗菌活性。

【用法】成人：輕度感染：1～2g / d，中、重度感染：2～4 g / d，分 2～3 次，iv or iv. drip；小兒：60～150mg /（kg‧d），分 2～3 次，iv or iv. drip。

【注意】偶見皮疹、發熱、噁心等反應。亦可有一過性血清肌酐、尿素氮或血清轉氨酶升高。

【規格】粉針劑：1g（氟嗎寧）。

亞胺培南–西司他丁（伊米配能–西司他丁）
Imipenem–Cilastatin

【應用】抗菌譜極廣。

【用法】0.5～1g, iv. drip, tid or qid。

【注意】劑量大及有中樞神經系統疾病、腎功能減退者可能發生癲癇。與青黴素類可能有交叉過敏反應。孕婦、哺乳期婦女慎用。不宜用於中樞神經系統感染。

【規格】注射劑：0.5g：0.5g（泰能）。

阿莫西林–克拉維酸（羥氨苄青黴素–棒酸）
Amoxicillin–Clavulanate

【應用】參閱阿莫西林。

【用法】0.25g：0.125g or 0.5g：0.125g, po, tid，病情嚴重者可改注射劑。

【注意】青黴素過敏者禁用，用前先做青黴素皮試。

【規格】片劑：250mg：62.5mg×12（安奇），0.5g：0.125g（力百汀）×12。糖漿劑：125mg：31.25mg（安美汀），35ml（奧先）。注射劑：0.5g：0.1g（安美汀，安奇），1g：0.2g（安滅菌，施迪欣，海夫佳）。

阿莫西林－舒巴坦　Amoxicillin-Sulbactam

【應用】敏感致病菌引起的呼吸道感染。嚴重系統性感染如腦膜炎、細菌性心內膜炎、敗血病等。也可用於心內膜炎的預防。

【用法】片劑：成人及 12 歲以上兒童：1 片，tid。混懸劑：6～12 歲，5ml, tid。9 個月～2 歲，2.5ml, tid。針劑：成人及 12 歲以上兒童：1.5g, tid。12 歲以下兒童：60～75mg／（kg·d），分 2～3 次給藥。

【注意】易感病人會出現胃腸道紊亂或皮膚反應。在懷孕及哺乳期內不推薦使用。

【規格】粉針劑：0.5g：0.25g（青倍能，來切利），1g：0.5g（舒薩林，倍舒林，威奇達，力坦），2g：1g（威奇達，舒薩林）。

頭孢哌酮－舒巴坦　Cefoperazone-Sulbactam

【應用】對革蘭陰性桿菌顯示明顯的協同抗菌活性，抗菌作用是單獨頭孢哌酮的 4 倍。

【用法】1～2g, im or iv. drip, bid。

【注意】不宜與氨基糖苷類同瓶滴注。嚴重膽道梗阻、肝病患者及肝腎功能減退者應減量。

【規格】粉針劑：0.5g：0.5g（舒普深，鋒派新），0.75g：0.75g（鈴蘭欣，海舒必），1g：0.5g（新瑞普欣），1g：1g（利君派舒，先捷），2g：1g（康利必欣，博清），2g：2g（優普同，威哌）。

頭孢呱酮－他唑巴坦　Cefoperazone-Tazobactam

【應用】用於治療下呼吸道，泌尿生殖系統及腹腔、盆腔感

染。

【用法】iv. drip：成人 2g，滴注時間 30～60min, q3h or q2h。

【注意】常見胃腸道反應及過敏反應。孕婦、哺乳期婦女慎用。

【規格】粉針劑：0.8g：0.2g（凱舒特＊），1.6g：0.4g（凱斯＊）。

頭孢曲松 – 舒巴坦　Ceftriaxone-Sulbactam

【應用】用於敏感致病菌所致的下呼吸道感染、尿路、膽道感染。也可治療單純性淋病。

【用法】成年人及 12 歲以上兒童：1.5～3g, iv. drip, qd or bid。幼兒：25～37.5mg／kg，腦膜炎患兒 50mg／kg, iv.drip, q12h。如果靜脈注射劑量超過 50mg／kg，輸注時間應不少於 30min。

【注意】對頭孢菌素類、青黴素過敏者禁用。

【規格】粉針劑：1g：0.5g（新君必治）。

頭孢他啶 – 舒巴坦　Ceftazidime-Sulbactam

【應用】治療敏感菌所引起的感染：呼吸道、泌尿道感染、腹膜炎、膽囊炎等。

【用法】iv. drip. 2～4g／d，嚴重或難治性感染，劑量可增至 8.0g／d，舒巴坦最大推薦量為 4g／d。

【注意】對青黴素類或頭孢菌素類抗生素過敏者禁用。不可與氨基糖苷類注射液直接混合。

【規格】粉針劑：0.5g：0.25（特蘭欣），1g：0.5（顧邁）。

氨苄西林 – 舒巴坦（氨苄青黴素 – 青黴烷碸）
Ampicillin–Sulbactam

【應用】參見氨苄西林。

【用法】1 次按總量計 0.75～1.5g, im or iv, tid～qid。

【注意】腎功能不全患者應調整劑量。青黴素過敏者禁用本品，用前先做皮膚試驗。

【規格】粉針劑：0.5g：0.25g, 1.5g：0.75g（舒氨西林）。

哌拉西林 – 他唑巴坦　Piperacillin–Tazobactam

【應用】參見哌拉西林。

【用法】成人或 12 歲以上兒童：4g / 0.5g, im or iv. drip, tid。

【注意】腎功能不全者調整劑量。12 歲以下兒童不宜使用。對 β 內醯胺類抗生素過敏者禁用，孕婦和哺乳期婦女慎用。不宜與氨基糖苷類藥物合用，丙磺舒可使其半衰期延長。

【規格】注射劑：1g：0.125g, 2g：0.25g（凱倫），4g：0.5g（特治星，他唑仙）。

哌拉西林 – 舒巴坦　Piperacillin–Sulbactam

【應用】用於革蘭氏陰性菌引起的各種感染。

【用法】4～8g / d, im or iv. drip，分 2～4 次，重度感染為每 6h3～4g。

【注意】青黴素皮試陽性者禁用。

【規格】粉針劑：1g：0.5g（特滅，百定）。

美洛西林 – 舒巴坦　Mezlocillin–Sulbactam

【應用】治療呼吸系統、泌尿生殖系統、腹腔、皮膚及軟組織感染等。

【用法】成人：2.5～3.75g, tid or bid，療程 7～14d。兒童用藥：1～14 歲兒童及體重超過 3kg 的嬰兒，75mg／kg, bid or tid。

【注意】青黴素皮試陽性者禁用。

【規格】粉針劑：1g：0.25g（凱韋可，瑞陽開林），2g：0.5g（開林，漢光），3g：0.75g（薩洛，康利必欣，博清），2g：2g（優普同，威呱）。

四、氨基糖苷類

慶大黴素 Gentamicin

【應用】為多組分廣譜抗生素。

【用法】成人：80mg, im or iv. drip, bid or tid（間隔 8h）。小兒：3～5mg／（kg・d），分 2～3 次給予。

【注意】不良反應有耳毒性和腎毒性。不可靜脈推注。本品使用中應監測血藥濃度，尤其是新生兒、老年和腎功能不全的患者。給藥期間應給予充分的水分，減少腎小管損害。

【規格】注射劑：20mg／ml（2 萬 U），40mg／ml（4 萬 U），80mg／2ml（8 萬 U）。滴眼劑：40mg／8ml。硫酸慶大黴素片劑：40mg×100。硫酸慶大黴素滴眼劑：40mg／8ml。口服液：10ml。

鏈黴素 Streptomycin

【應用】與其他抗結核藥聯合用於結核分枝桿菌所致各種結核病的初治病例，或其他敏感分枝桿菌感染。

【用法】成人：im, 0.5g（以鏈黴素計，下同），bid，與其他抗菌藥物合用。小兒：im，按 15～25mg／（kg・d），分 2 次給藥。

【注意】對鏈黴素或其他氨基糖苷類過敏的患者禁用。可

引起血尿、排尿次數減少或尿量減少、食慾減退、口渴等腎毒性症狀，少數可產生血液中尿素氮及肌酐值增高。

【規格】粉針劑：1g（100 萬 U）。滴鼻劑：3％10ml, 5％10ml。

妥布黴素　Tobramycin

【應用】抗菌譜與抗菌活性與慶大黴素相似。

【用法】4.5mg／（kg・d），im or iv. drip，分 2 次給予，日劑量不可超過 5mg/kg，一般用藥不超過 7～10d。

【注意】靜脈滴注本品應充分稀釋，並在 30～60min 滴完，不可少於 20min。

【規格】注射劑：10mg／ml, 40mg／ml, 80mg／2ml，8 萬 U 2 ml（太星）。滴眼劑：5ml（佳名），24mg 8ml（佳諾泰）。

奈替米星（乙基西梭黴素，奈替黴素）　Netilmicin

【應用】半合成的氨基糖苷類抗生素。

【用法】全身性感染：4～6.5mg／（kg・d），iv. drip，分 2～3 次用；單純泌尿系感染：3～4mg／（kg・d），im，分 2～3 次用。

【注意】耳毒性、腎毒性均較慶大黴素小。

【規格】注射劑：0.1g, 0.125g（康力星，奈特，立克菌星）。

阿米卡星（丁胺卡那黴素）　Amikacin

【應用】半合成的廣譜氨基糖苷類抗生素。

【用法】成人：0.2g, im, bid，嚴重感染可以 100～200ml 輸液稀釋後靜脈滴注。小兒：4～8mg／（kg・d），分 1～2 次注射。

【注意】腹腔外大劑量用藥可致神經肌肉阻滯作用。與抗假單胞菌青黴素不可同置於一個點滴器中。對本品過敏者禁用，腎功能不全、老年人及應用強利尿劑者慎用。

【規格】粉針劑：0.2g。注射劑：0.2g 2ml。

小諾米星（小諾黴素，沙加黴素） Micronomicin

【應用】抗菌譜與慶大黴素相似。

【用法】60mg, im, bid～tid。泌尿道感染，120mg, im, bid。

【注意】一般僅供肌注，老年人應減量給藥。

【規格】注射劑：80mg / 2ml（瑞諾美新）。

大觀黴素（壯觀黴素，淋必治） Spectinomycin

【應用】對革蘭陽性與陰性菌有效。

【用法】2g, im，遷延未癒者2g, bid。

【注意】未見耳、腎毒性發生。不可靜脈給藥。孕婦、新生兒禁用。腎病患者忌用。

【規格】粉針劑：2g（曲必星，瑞擇）。

依替米星（愛大黴素） Etimicin

【應用】廣譜抗生素。

【應用】0.1g～0.15g, iv. drip or im, qd。

【注意】與其他氨基糖苷類抗生素、多黏菌素、強力利尿劑合用可加重耳毒性和腎毒性。

【規格】粉針劑：0.05g（潘諾，創成）；0.1g（愛大，悉能，欣美善），0.15g（愛益）。

異帕米星（氨基環醇） Isepamicin

【應用】對細菌產生的多種氨基糖苷類鈍化酶穩定。

【用法】0.4g / d, im or iv. drip，分 1～2 次注射。

【注意】與強利尿劑、萬古黴素、順鉑、環孢菌素、兩性黴素 B 合用可加重本品的耳腎毒性。對氨基糖苷類抗生素和桿菌肽有過敏史者禁用，重症肌無力患者、老年人、嚴重肝腎不全病人慎用。

【規格】注射劑：0.2g, 0.4g（依克莎）。

五、四環素類

米西環素（強力黴素，脫氧土黴素） Doxycycline

【應用】抗菌譜與抗菌作用與四環素相似。

【用法】0.1g, po, bid，首劑加倍。

【注意】同四環素。

【規格】片劑、膠囊劑：0.1g×12（美爾力）。

米諾環素（二甲胺四環素） Minocycline

【應用】抗菌譜與四環素相近。

【用法】0.1g, po, bid，首劑加倍。

【注意】可引起前庭功能失調，停藥可恢復。避日曬。其他同四環素。

【規格】片劑：50mg × 10（美滿黴素），0.1g（美滿黴素）。

金黴素 Chlortetracycline

【應用】抗菌譜與四環素同。

【用法】塗入眼瞼內，每 2～4h1 次。

【注意】不宜口服或注射。

【規格】眼膏：2.5g, 2g。溶液：5ml。

美他環素（美他黴素，甲烯土黴素） Metacycline

【應用】係半合成土黴素，對 G+ 和 G- 菌、立克次體、放線菌、沙眼衣原體、原蟲等有抑制作用。

【用法】0.6～0.9g / d，分 3～4 次服。

【注意】有四環素相同的不良反應。此外，尚多見光敏性皮炎。

【規格】粉針劑：0.1g（欣韓），0.2g×6（美瑞尼），0.3g（亨威）。

六、醯胺醇類

氯黴素 Chloramphenicol

【應用】由干擾微生物蛋白合成而起抑菌作用。抗菌譜廣。

【用法】成人：0.25～0.5g, po, qid。小兒：25～50mg/（kg・d），分 3～4 次服用，新生兒不得超過 25mg/（kg・d）。外用治療沙眼或化膿菌感染。

【注意】其肝酶抑制作用可導致肝毒性增加。孕婦、哺乳婦女、新生兒、早產兒、精神病人禁用。肝腎功能不良者、血液病患者慎用。

【規格】注射劑：0.25g / 2ml。片劑：0.25g。膠囊劑：0.25g。滴眼劑：20mg / 8ml。滴耳劑：0.25g / 10ml。眼膏：1%。

七、大環內酯類

紅黴素 Erythromycin

【應用】為鹼性抗生素，抗菌譜與青黴素相似。

【用法】成人：1～2g / d, po or iv. drip，分 3～4 次用，口

服需整片吞服。小兒：30～50mg／（kg・d），分 3～4 次用。

【注意】孕婦及哺乳期婦女慎用，肝功能不全者慎用。在酸性輸液中本品被破壞降解。靜滴時速度宜緩慢。

【規格】片劑：0.125g（12.5 萬 U），0.25g（25 萬 U）。膠囊劑：0.25g（美紅）。乳糖酸紅黴素注射劑：0.25g（25 萬U），0.3g（30 萬 U）。紅黴素（眼）軟膏：2g, 2.5g, 10g。混懸液：125mg 10ml。

琥乙紅黴素　Erythromycin Ethylsuccinate

【應用】紅黴素的琥珀酸乙酯。

【用法】成人：1g／d, po，分 2～4 次服用。小兒：30～40 mg／（kg・d），分 3～4 次服用。

【注意】食物對本品吸收影響不大，其他同紅黴素。

【規格】片劑：0.1g×12（利君沙，嚴停），0.125g×24（利君沙）。膠囊劑：0.25g×12（利君沙）〔按紅黴素計〕。顆粒劑：0.1g×12 袋（嚴停）。

羅紅黴素　Roxithromycin

【應用】抗菌譜與紅黴素相近。

【用法】餐前服。成人：150mg, bid。兒童：2.5～5mg／kg，bid。

【注意】與紅黴素存在交叉耐藥性。嚴重肝硬化者宜減量。

【規格】片劑：50mg×10（小兒），150mg×6, 10（羅力得）。膠囊劑：50mg×12, 100mg。

阿奇黴素（阿紅黴素，阿齊紅黴素）　Zithromycin

【應用】抗菌譜與紅黴素相近。

【用法】成人：0.5g, po, qd。兒童：10mg /（kg・d），連用 3 日。

【注意】可使地高辛的血藥濃度升高。不能與麥角類藥物合用。對大環內酯類過敏者禁用，肝功能不全者、孕婦和哺乳婦女均需慎用。

【規格】粉針劑：0.125g（安美欽），0.25g（瑞奇，金康，齊宏，齊隆邁，博抗，其仙），0.5g（維路得，瑞奇）。注射劑：0.2g, 0.25g（依諾達，拉奇奧），0.5g（芙琦星，欣匹特，舒美特）。膠囊劑：0.25g, 0.5g。片劑：0.1g（希舒美，尤尼克），0.125g（明齊欣），0.25g × 4, 6, 8（希舒美，明齊欣，琦紅，奇樂，普樂奇），0.5g。顆粒劑：0.125g（賽奇），0.25g（益欣）。口服液：0.125g（派吉舒），0.5g（因培康）。

克拉黴素（甲紅黴素，克紅黴素） Clarithromycin

【應用】抗菌譜與紅黴素相似。

【用法】成人：0.4～0.5g / d, po，分 2 次服用。兒童：7.5mg /（kg・d），分 2～3 次服用。成人：1g / d, iv. drip，分 2 次。

【注意】對本品和大環內酯類抗生素過敏者、嚴重肝功能不全者、孕婦、心臟病患者禁用，哺乳期婦女及小兒慎用。可改變特非拉定的代謝而引發心律失常。

【規格】片劑：0.05g（利邁先，諾邦），0.125g（百紅優），0.25g × 4（利邁先，克拉仙，卡斯邁欣），0.5g × 3, 12（諾邦）。膠囊劑：0.125g × 12（百紅優）。顆粒劑：0.125g。粉針劑：0.5g。

交沙黴素 Josamycin

【應用】抗菌譜與紅黴素相似。

【用法】成人：0.8～1.2g / d, po，分 3～4 次服用。兒童：30mg /（kg・d），分次服用。

【注意】整片吞服，宜空腹。其他同紅黴素。

【規格】片劑：0.2g × 12。

八、其他類抗生素

萬古黴素　Vancomycin

【應用】為二線窄譜抗菌藥物，僅對革蘭陽性菌有效，抑制細菌細胞壁的合成而起到殺菌作用。

【用法】注射劑：成人：1～2g / d, iv. drip，分 2～3 次給藥。兒童：20～40mg /（kg・d），分 2～4 次給藥。

【注意】最嚴重不良反應為耳毒性，其次為腎毒性。對本品與其他糖肽類抗生素過敏者、聽神經障礙和腎功能不全者禁用。輕症病例不宜用本品。重症患者避免大劑量長期使用。孕婦、新生兒老人慎用。本品不宜與氨茶鹼、氯黴素、腎上腺皮質激素藥物配伍。

【規格】粉針劑：0.5g（穩可信，方刻林）。

去甲萬古黴素　Norvancomycin

【應用】同萬古黴素。

【用法】成人：0.8g, iv. drip, qd～bid。小兒：16～24mg/（kg・d），1 次或分次給予。

【注意】不良反應主要是耳毒性和腎臟毒性，大劑量和長時間應用尤易發生。腎功能不全者禁用。輸入藥液過濃可致靜脈炎。不可肌注。含本品的輸液中不得添加其他藥物。

【規格】注射劑：0.4g（萬迅）。

替考拉寧（肽可黴素，壁黴素） Teicoplanin

【應用】耐青黴素、頭孢菌素菌及青黴素過敏的革蘭陽性菌感染。

【用法】6～7mg／（kg・d），iv or iv. drip，開始 2 次／d，後改為 1 次／d。

【注意】對替考拉甯有過敏史者禁用。妊娠及哺乳期婦女、小兒、嚴重腎功能不全患者慎用。

【規格】粉針劑：200mg（他格適，加立信）。

克林黴素（氯潔黴素，氯林黴素） Clindamycin

【應用】抗菌譜為大多數革蘭陽性菌和某些厭氧的革蘭陰性菌。

【用法】po：成人 0.15～0.3g／次，tid～qid。iv.drip：成人 0.6～2.4g／次，bid～qid；1 月齡以上兒童：重症感染 15～25mg／（kg・d），極嚴重可按 25～40mg／（kg・d），分 3～4 次使用。

【注意】過敏反應。與林可黴素有交叉耐藥性，與紅黴素有拮抗作用。本品不宜加入組成複雜的輸液中，易發生配伍禁忌。肝功能不全者、孕婦、哺乳期婦女慎用。

【規格】粉針劑：0.3g（博士多他），0.4g（福德），0.5g（博士多他），0.75g（奇方菌克，德寶旨），0.9g（福德）。注射劑：0.2g（先清），0.3g（力派），0.6g（力深，先清，克林美，天方力泰，力派）。膠囊劑：75mg, 150mg×10, ×12（萬可寧）。顆粒劑：2g（可爾生）。

磷黴素 Fosfomycin

【應用】為廣譜抗生素。

【用法】成人：2～4g/d, po。兒童：50～100mg/（kg・d），

分 3～4 次服用；鈉鹽：成人：4～12g / d, iv. drip。兒童：100～300mg /（kg・d），分 3～4 次點滴。

【注意】與鎂等金屬鹽配伍可生成不溶性沉澱。腎功能不全、高血壓等患者慎用，孕婦慎用。

【規格】注射劑：1.0g, 2.0g, 3.0g（新亞邁林），4.0g。膠囊劑：0.1g × 40, 0.125g × 30, 0.15 × 24（嚴然亭，可尤），0.3g（美樂力）。

多粘菌素 B　Polymyxin B

【應用】主要用於治療綠膿桿菌引起的感染。

【用法】im，200 萬 U / d，分 2～4 次，每次用注射用水或等滲鹽水 3～4ml 溶解。局部應用：可用其 2 萬～20 萬 U / ml 溶液。

【注意】對腎臟的損害較多見，腎功能不全者應減量。靜注可能招致呼吸抑制，一般不採用。鞘內注射量 1 次不宜超過 5mg，以防引起對腦膜或神經組織的刺激。不應與其他有腎毒性或神經肌肉阻滯作用的藥物聯合應用，以免發生意外。

【規格】粉針劑：50 萬 U。

多粘菌素 E（粘菌素，抗敵素）　Polymyxin E

【應用】用於治療大腸桿菌性腸炎和對其他藥物耐藥的菌痢。外用於燒傷和外傷引起的綠膿桿菌局部感染和耳、眼等部位敏感菌感染。

【用法】成人：50 萬～100 萬 U / 次，po, tid or qid。兒童：25 萬～50 萬 U / 次，tid or qid。重症時上述劑量可加倍。外用：溶液劑每毫升含 1 萬～5 萬 U，氯化鈉注射液溶解。

【注意】可發生皮疹、瘙癢等過敏症狀和胃腸道反應。孕

婦慎用。口服宜空腹給藥。

【規格】粉針劑：50 萬 U。片劑：50 萬 U；100 萬 U；300 萬 U。

第二章　合成抗菌藥

一、磺胺類

磺胺嘧啶　Sulfadiazine（SD）

【應用】抑制細菌生長繁殖。

【用法】1g, po, bid；1.5g, iv, 1d 3～4.5g，用前需用注射用水或等滲氯化鈉注射液稀釋，濃度不應低於 5%；靜滴濃度為 1%，混勻後應用。兒童一般感染：50～75mg /（kg · d），分兩次用；流腦時，100～150mg /（kg · d）。

【注意】不宜與普魯卡因合用。注射液遇酸類可析出不溶性 SD 結晶。孕婦及磺胺過敏者忌用，肝腎功能嚴重不良者慎用。

【規格】片劑：0.5g。注射劑：0.4g/2ml, 1g/5ml。粉針劑：0.4 g, 1g。軟膏：5%, 10%。眼膏：5%。複方磺胺嘧啶（SD-TMP）片：每片含 SD400mg 和 TMP50mg。

磺胺嘧啶銀　Sulfadiazine Silver

【應用】具有廣譜抗菌活性。

【用法】常用 1%～2%乳膏或軟膏塗布於創面，或以上述製劑製成油紗布，包紮於創面。

【注意】用藥時局部有一過性疼痛。

【規格】軟膏：1%～2%。乳膏：1%，2%。

磺胺甲（噁）唑　Sulfamethoxazole（SMZ）

【應用】抗菌譜與 SD 相近。

【用法】長期服用應加服碳酸氫鈉，1g, bid；2ml, im, bid（SMZ‧TMP）。

【注意】同磺胺嘧啶。

【規格】片劑：0.5g。複方片劑：SMZ 0.4g、TMP 0.08g（複方新諾明，SMZ–TMP）。複方注射劑：2ml，含 SMZ 0.4g、TMP 0.08g。

磺胺醋酰　Sulfacetamide

【應用】廣譜抗菌藥。

【用法】1 次 1～2 滴，1d 3～5 次。

【規格】滴眼液：15％　8ml。

甲氧苄啶（甲氧苄氨嘧啶）　Trimethoprim（TMP）

【應用】抑制二氫葉酸還原酶。

【用法】0.1～0.2g, po, bid。

【注意】孕婦、嚴重肝腎疾病、血液病禁用。早產兒、新生兒避免使用。

【規格】注射劑：0.1g（甲能泰）。片劑：0.125g × 12，0.15g × 24。

二、喹諾酮類

諾氟沙星（氟哌酸）　Norfloxacin

【應用】抗菌譜較廣。

【用法】0.1～0.2g, po, tid～qid，療程為 1～2 週。對於慢性泌尿道感染病例，一般用藥 2 週，再減為 0.2g/d，持續數日。

【注意】孕婦、哺乳婦、小兒、有胃潰瘍史者及腎功能下降者慎用。

【規格】片劑（膠囊劑）：0.1g×12, 50；0.2g, 0.4g。輸液：0.2g / 100ml。滴眼劑：24mg / 8ml。軟膏：1％。溶液：500ml。

氧氟沙星（氟嗪酸） Ofloxacin

【應用】抗菌譜廣。

【用法】0.1～0.3g, po, bid；抗結核用量為 0.3g / d，頓服；控制傷寒反覆感染，50mg / d，連用 3～6 月。0.4g, iv. drip，稀釋滴注 1h，bid。

【注意】重度腎功能損害者、嚴重血管硬化患者慎用；孕婦、哺乳婦女及兒童禁用。

【規格】注射液：0.4g。片劑：0.1g（泰利必妥）。滴眼液：3.5g（迪可羅）。滴耳劑：5ml。膠囊劑：0.1g×20。

環丙沙星（環丙氟哌酸，環福星） Ciprofloxacin

【應用】由阻斷 DNA 複製而產生抗菌作用。

【用法】成人 0.2～0.4g, po, bid～tid，最大量不可超過 1.5g / d。0.1～0.2g, iv. drip, bid，滴注時間不少於 30min。

【注意】腎功能不全者應減量；對本品過敏者、兒童、孕婦及哺乳婦女禁用。

【規格】注射劑：0.1g, 0.2g / 100ml（西普樂），0.4g / 200 ml。片劑：0.25g×6, 10。滴耳劑：8ml。

左氧氟沙星 Levofloxacin

【應用】抗菌譜廣。

【用法】0.1g, po, tid，嚴重病例可增加至 0.6g / d，分次服

用，療程 7～14d。0.1～0.2g, iv. drip, bid。

【注意】對喹諾酮類藥物過敏者、孕婦、哺乳期婦女、16 歲以下患者及癲癇患者禁用。

【規格】片（膠囊）劑：100mg×6, ×10, ×12（來立信，可樂必妥，京必妥星，利復星）。注射劑：0.1g（左克，來立信，可樂必妥，特美力，利復星，得爾夫星，麗珠強派），0.2g（來立信，特美力，利復星，得爾夫星，喹泰，麗珠強派），0.3g（麗珠強派，得爾夫星，可樂必妥），0.4g（喹泰），0.5g（來立信，海力健）。

培氟沙星（甲氟哌酸，甲氟沙星）　Pefloxacin

【應用】抗菌譜與諾氟沙星相近。

【用法】0.8g / d, po，分 2 次服用，第 1 次可頓服 0.8g。

【注意】避免同時服用茶鹼類、含鎂或氫氧化鋁抗酸劑。過敏者、孕婦、哺乳期婦女、兒童、葡萄糖 -6- 磷酸脫氫酶缺乏者禁用。有嚴重肝功能損害者劑量宜酌減。

【規格】注射劑：0.4g / 5ml，片劑：0.2g×6, 12（倍寧），0.4g。膠囊劑：0.2g。

依諾沙星（氟啶酸）　Enoxacin

【應用】體內抗菌作用比諾氟沙星強 2～9 倍。

【用法】0.2～0.4g, po, bid，療程 3～14d。

【注意】不宜與茶鹼類、咖啡因或口服抗凝藥（華法林）同服，必須同服時減少後者劑量。抗酸藥影響其吸收。腎功能減退者應酌情減量。對喹諾酮類過敏者、缺乏葡萄糖 -6- 磷酸脫氫酶者、小兒、孕婦及哺乳婦女禁用。

【規格】注射劑：0.2g（諾佳，瑞美星，瑞美林）。片劑

（膠囊劑）：0.1g×12, 0.2g×8（諾佳）。滴眼劑：24mg / 8ml。

氟羅沙星　Fleroxacin

【應用】廣譜抗菌藥。

【用法】0.2～0.4g, iv. drip, qd。

【注意】對本品或喹諾酮類藥物過敏者、孕婦、哺乳期婦女、18歲以下患者及癲癇患者禁用。

【規格】注射劑：0.1g（洛菲），0.2g（康迪清，大克莎，筠菲，天方羅欣），0.4g（華仁諾同，芙璐星）。

洛美沙星　Lomefloxacin

【應用】喹諾酮類廣譜抗生素。

【用法】成人，0.2g, iv. drip, bid。

【注意】腎功能不全者慎用，對本品或其他氟喹諾酮類藥物過敏者禁用，孕婦、哺乳期婦女及18歲以下患者禁用。

【規格】注射劑：0.1g（普立特，奇敵，六品，科奇），0.2g（普立特，奧美星，百德，樂福星）。片劑：100mg, 200mg, 300mg×6, ×12（歐化莎），400mg。膠囊劑：100mg。

蘆氟沙星　Rufloxacin

【應用】喹諾酮類廣譜抗生素。

【用法】0.2g, po, qd，早餐後服。

【注意】有肝腎功能損害，有癲癇、驚厥、精神病史者及中樞神經系統功能紊亂者慎用或不用。對本品及其他喹諾酮類藥物過敏者、孕婦、哺乳期婦女以及18歲以下患者禁用。

【規格】片劑：100mg×6（奧孚），200mg。

司帕沙星 Sparfloxacin

【應用】廣譜抗菌藥。

【用法】0.1~0.3g, po, qd。

【注意】對喹諾酮類藥物過敏者、孕婦、哺乳期婦女及 18 歲以下兒童禁用。

【規格】片劑：100mg×6, 8（巴沙）；100mg×6, ×12（力貝爾）。膠囊劑：100mg。

莫西沙星 Moxifloxacin

【應用】治療患有上呼吸道和下呼吸道感染的成人（≥18 歲），如急性竇炎、慢性支氣管炎急性發作、社區獲得性肺炎，以及皮膚和軟組織感染。

【用法】0.4g, po, qd。

【注意】該藥禁用於已知對本品任何成分或其他喹諾酮類高度過敏者、少年和孕婦等。可誘發癲癇的發作。

【規格】粉針劑：0.4g（拜復樂）。

帕珠沙星 Pazufloxacin

【應用】用於慢性支氣管炎，腎盂腎炎，複雜性膀胱炎，前列腺炎，生殖器官感染：如子宮內膜炎，盆腔炎等。

【用法】將本品 0.3g 用 100ml 0.9％氯化鈉注射液稀釋後靜脈滴注。0.3g, bid，靜脈滴注時間為 30~60min。

【注意】對帕珠沙星及喹諾酮類藥物有過敏史的患者禁用。

【規格】粉針劑：0.3g（法多琳，派斯欣，伏立特）。

加替沙星 Gatifloxacin

【應用】治療由肺炎鏈球菌、流感嗜血桿菌、副流感嗜血

桿菌等所致的慢性支氣管炎急性發作和由肺炎鏈球菌、流感嗜血桿菌所致的急性竇炎。

【用法】0.4g，一次服用或緩慢靜脈滴注（>60min），連續7～10d。

【注意】禁用於對加替沙星或喹諾酮類藥物過敏者。

【規格】粉針劑：0.2g（聖迪鋒，益通，羅欣嚴達），0.4g（羅欣嚴達）。注射劑：0.1g（樂派），0.2g（利歐，豐海甘，海超，加恒興，艾爾嘉），0.4g（天坤，萊美清）。片劑：0.1g×10（恒森），0.2g×6（天坤）×8（悅博）×12（福奇），0.4g×4（先奎莎）。

三、硝基呋喃類

呋喃妥因（呋喃旦啶，硝呋妥因）　Nitrofurantoin

【應用】用於對其敏感的大腸埃希菌、腸球菌屬、葡萄球菌屬以及克雷伯菌屬、腸桿菌屬等細菌所致的急性單純性下尿路感染，也可用於尿路感染的預防。

【用法】成人：50～100mg, po, tid or qid，單純性下尿路感染用低劑量。1月以上小兒：5～7mg/（kg・d），分4次服。療程至少1週，或用至尿培養轉陰後至少3d。

【注意】胃腸道反應較常見。新生兒、足月孕婦、腎功能減退及對呋喃類藥物過敏患者禁用。1個月以內的新生兒禁用。

【規格】片劑：50mg。栓劑：100mg（苾泰）。

呋喃唑酮（呋氮唑酮，痢特靈）　Furazolidone

【應用】用於菌痢、腸炎，也可用於傷寒、副傷寒、梨形鞭毛蟲病和陰道滴蟲病。對胃炎和胃、十二指腸潰瘍有治療作用。

【用法】0.1g, po, tid or qid，症狀消失後再服 2d，梨形鞭毛蟲病療程為 7～10d。

【注意】常見有噁心、嘔吐等胃腸道反應。近年來，過敏反應也常見，主要表現為皮疹（多為蕁麻疹）、藥物熱、哮喘。也可有肺浸潤、頭痛、直立性低血壓、低血糖等。

【規格】片劑：0.1g × 100。

四、硝咪唑類

甲硝唑（甲硝基羥乙唑，滅滴靈） Metronidazole

【應用】為抗厭氧菌感染藥物。

【用法】0.2～0.4g, po, tid；0.5g, iv. drip, q8h，每次滴注 1h，7d 為 1 療程。預防用藥，於腹部或婦科手術前 1d 開始服藥，1d 0.25～0.5g，分 3 次服用。治療破傷風：2.5g / d，分次口服或靜脈滴注。

【注意】用藥中注意念珠菌的感染和血象改變。用藥期間和停藥後 1 週內，禁用含乙醇飲料或藥品。肝功能不全者慎用，孕婦禁用。

【規格】片劑：0.2g × 20。注射劑：0.5g / 250ml。栓劑：0.5g（孚舒達），1g。

苯酰甲硝唑 Benzoylmetronidazole

【應用】用於各種厭氧菌感染，也可作為某些污染或可能污染手術的預防用藥。

【用法】5ml, po, tid，7 日為 1 療程。重病症可 10ml, po, tid, 5～7d 1 療程。

【注意】用藥期間不應飲用含酒精的飲料。對本品或吡咯類藥物過敏患者以及有活動性中樞神經疾病和血液病患者禁用。

【規格】膠囊劑：0.32g×12（佳樂寧）。混懸劑：0.64g。

替硝唑　Tinidazole

【應用】對大多數專性厭氧菌以及滴蟲、阿米巴蟲、犁形鞭毛蟲等有抗菌作用。其機制為破壞 DNA 鏈或抑制其合成。

【用法】1～2g, po, qd～bid，於飯間或飯後服用。預防術後感染：術前 12h 口服 2g，手術間或結束後輸注 1.6g（或 2g, po）。

【注意】服用本品時，應禁酒。有血液病或有其他病史以及器質性神經疾病者、對本品過敏者、兒童、孕婦及哺乳婦女禁用。

【規格】片劑：0.5g×8, 10（快服淨）。注射液：0.2g, 0.4g（第孚，希普寧），0.8（濟得）。栓劑：0.2g。

奧硝唑　Ornidazole

【應用】第三代硝基咪唑類衍生物。

【用法】成人起始劑量為 0.5～1g, iv. drip，然後每 12h 靜滴 0.5g。兒童劑量為 20～30mg／（kg・d）, q12h。

【注意】兒童、妊娠早期和哺乳期婦女慎用；對本品及其他硝基咪唑類藥物過敏者禁用，腦和脊髓發生病變的患者、器官硬化症、造血功能低下、慢性酒精中毒患者禁用。

【規格】片劑：0.25g×12（瀟然），0.5g。注射劑：0.25g（普司立），0.5g（聖諾安，奧諾星）。栓劑：0.5g（亞潔）。

五、其他抗菌藥

小檗鹼　Berberine

【應用】對細菌作用較弱。

【用法】抗菌：1 次 0.1～0.3g, po, 0.3～0.9g／d。抗心律失常：0.6～1g, tid。

【規格】片劑：0.05g × 6（斯娜格），0.1g（黃連素）。膠囊劑：0.1g。

細菌溶解物　Lantigen B

【應用】主要成分是細菌抗原懸浮液。

【用法】po 滴劑，3 個月至 10 周歲兒童：早餐有 15 滴；10 周歲以上兒童和成人：早餐前 15 滴，臨睡前 15 滴。

【注意】第一次用藥可能產生短暫的症狀加重。對已知成分過敏者禁用。

【規格】溶液劑：18ml（蘭菌淨）。膠囊劑：3.5mg × 10（泛福舒），7mg × 10（泛福舒）。

大蒜素　Allitride

【應用】有多種藥理作用。

【用法】片劑：40mg, po, qd～qid；注射劑：60～120mg, iv. drip, qd。

【注意】不宜作皮下或 im。

【規格】膠囊劑：20mg × 24（綠君寧），×20（安輕）。注射劑：15mg／5ml，30mg／2ml。

六、其他合成抗菌藥

烏洛托品　Methenamine

【應用】內服後遇酸性環境分解產生甲醛而起殺菌作用。外用，可治癬、止汗、治腋臭。

【用法】片劑：0.5～1g, po, 1d 2～3g；注射劑：1 次 2g（5

ml）iv，注射速度宜慢。

【注意】應加服氯化銨，每次 1g，使尿呈酸性。

【規格】片劑：0.3g。注射劑：2g / 5ml。

第三章　抗結核病藥

異煙肼（異煙醯肼，雷米封）　Isoniazid（INH）

【應用】有良好的抗結核桿菌作用。

【用法】0.1～0.3g, po, bid；0.3～0.6g, iv 或 iv. drip，稀釋後緩慢靜脈推注。

【注意】孕婦、肝功能不良者、有精神病和癲癇病史者慎用。

【規格】片劑：0.1g×100。注射液：0.1g / 2ml。

對氨基水楊酸（對氨柳酸鈉）　Aminosalicylate（PAS-Na）

【應用】對結核桿菌起抑制作用。

【用法】成人：2～3g, po, qid, pc。小兒：0.2～0.3g /（kg・d），分 4 次服。

【注意】偶見藥熱、結晶尿、蛋白尿、白細胞減少、肝損害、黃疸，應立即停藥。忌與水楊酸類同服，肝腎功能減退者慎用。

【規格】片劑：0.5g。注射劑：2g, 4g, 6g。

利福平（甲哌利福黴素，利米定）　Rifampicin（RFP）

【應用】對結核桿菌和其他分枝桿菌（包括麻風桿菌等）在宿主細胞內外均有明顯的殺菌作用。

【用法】成人：0.4～0.6g, po, qd，早飯前服，療程 6 個月。

1〜12 歲兒童：10mg／kg, bid。新生兒：5mg／kg, bid。

【注意】肝功能不全者、老人、嬰兒、3 個月以上孕婦慎用；肝功能嚴重不全、膽道阻塞者、妊娠 3 個月以內者禁用。

【規格】片劑（膠囊劑）：0.15g×100。

利福噴丁（環戊哌利福黴素） Rifapentine

【應用】抗菌譜與利福平相同，但活性較強。

【用法】0.6g, po，每週 1〜2 次，空腹服用。

【注意】肝功能不良及孕婦禁用。

【規格】片劑（膠囊劑）：0.15g×20。

鏈黴素 Streptomycin

【應用】對布氏桿菌、土拉倫桿菌、鼠疫桿菌、小螺菌、肉芽腫莢膜桿菌、結核桿菌等有良好的抗菌作用。

【用法】成人：0.5〜0.75g, im, qd or bid，療程 1〜2 週。兒童：15〜25mg／（kg・d），分 2 次給予，治療結核病則 20mg／（kg・d），隔日用藥。新生兒：10〜20mg／（kg・d）。

【注意】若引起蕁麻疹、藥物熱等過敏反應和耳鳴、耳塞時，應及時停藥。

若引起過敏性出血性紫癜，應停藥並給予大量維生素 C 治療。腎功能不全者禁用。

【規格】注射劑：0.5g, 0.75g, 2g, 5g。

乙胺丁醇 Ethambutol（EB）

【應用】對結核桿菌和分枝桿菌有較強的抑制作用。

【用法】開始時，25mg／（kg・d），分 2〜3 次服用，2 個月後減為 15mg／（kg・d），分 2 次或 1 次頓服。

【注意】乙醇中毒者、孕婦、乳幼兒禁用，腎功能不良者減量慎用。已發生糖尿病性眼病者慎用本品。

【規格】片劑：0.25g×100。

丙硫異煙胺　Protionamide

【應用】對滲出性及浸潤性乾酪病變療效較好，常與其他抗結核病藥聯合應用。

【用法】10mg/（kg·d），分3次服。

【注意】不良反應主要為胃腸道反應。服藥期間定期檢查肝功能。

【規格】片劑：0.1g×100。

吡嗪酰胺　Pyrazinamide

【應用】主要用於對其他抗結核藥產生耐藥的復活病例。常與其他抗結核病藥聯合應用。

【用法】35mg/（kg·d），分3～4次服。

【注意】對肝功能可造成損害，應檢查肝功能。孕婦禁用。

【規格】片劑：0.25g×100。

第四章　抗麻風病藥

醋氨苯碸（二乙酰氨苯碸）　Acedapsone（DADDS）

【應用】在體內緩慢地分解成氨苯碸或乙酰氨苯碸而起抗麻風作用。

【用法】0.225g, im，隔60～70d注射1次，療程長達數年。

【注意】孕婦、嚴重貧血、肝、腎病患者和對碸類藥物過敏者禁用，胃及十二指腸潰瘍患者、精神病患者慎用。

【規格】油混懸型注射劑：0.225g / 1.5ml，0.45g / 3ml，0.9g / 6ml。

氯法齊明（氯苯吩嗪，克風敏） Clofazimine

【應用】在體內干擾麻風桿菌的核酸代謝。

【用法】麻風病，0.1～0.15g d , po，每服藥 6d 停 1d；麻風病反應，0.2～0.4g / d，當病情控制後逐漸減量至 0.1g / d 維持量；皮膚病：0.1～0.2g / d，或更大劑量。

【注意】本品可透過胎盤進入乳汁。

【規格】膠囊劑：0.1g，0.2g。

氨苯碸（二氨基二苯碸） Dapsone（DDS）

【應用】對麻風桿菌有抑制作用。

【用法】開始時 12.5～25mg / d, po，以後每週增加 50mg，每日的最大量為 100mg。因有蓄積作用，每服 6d 應停藥 1d，每服 3 個月應停藥半個月。

【注意】同醋氨苯碸。

【規格】片劑：50mg, 100mg。

第五章　抗真菌藥

兩性黴素 B Amphotericin B

【應用】由影響細胞膜通透性而發揮抑菌作用，對多數深部真菌感染有效。

【用法】用 5% 葡萄糖注射液稀釋後 iv.drip，濃度不高於 1mg / ml（pH 值＞4.2），先從小劑量開始，1～2mg / 次，qd，逐漸增至 1mg /（kg・d），滴注速度為 1～1.5ml / min。

【注意】本品不良反應較多，毒性較大，應嚴格監測血象、尿常規、肝腎功能及血清電解質。

【規格】注射劑：5mg, 25mg, 50mg（安浮特克[進]）。

咪康唑（雙氯苯咪唑，黴可唑）　Miconazole

【應用】由抑制真菌細胞膜的通透性而起殺菌作用。

【用法】深部真菌病：0.6～1.8g／d, iv. drip，分2～3次稀釋後緩慢滴注。芽生菌病，0.2～1.2g／d（療程2～16週）。白色念珠菌等，0.6～1.8g／d（療程1～20週）。

【注意】孕婦、嬰兒、過敏者禁用。

【規格】硝酸咪康唑膠囊劑：0.25g×20。硝酸咪康唑注射劑：0.2g／20ml。硝酸咪康唑散劑：20g（達克寧）。硝酸咪康唑霜劑：15g（達克寧）。硝酸咪康唑陰道栓：0.4g×3枚／盒（達克寧）。

酮康唑　Ketoconazole

【應用】抑制真菌細胞麥角甾醇的生物合成，影響細胞膜的通透性而抑制其生長。

【用法】一般感染0.2g／d，餐間頓服，直到症狀消失，微生物培養結果陰性。

【注意】不宜與抗酸藥、抗膽鹼藥或H_2受體阻滯劑合用。與兩性黴素B有拮抗作用，用藥期間應監測肝功能。孕婦禁用。

【規格】片劑：0.2g×10（裏素勞）。洗劑：2%（采樂）。軟膏劑：1%（皮康王）。

伊曲康唑（依他康唑，伊康唑） Itraconazole

【應用】抗真菌作用與酮康唑相似，對深部及淺表真菌均有抗菌活性。

【用法】0.1～0.2g / d，頓服，療程 3～6 個月。短程間歇療法：0.2g, po, bid。連服 7d 為 1 療程，停藥 21d，開始第 2 療程。

【注意】有輕度噁心等胃腸道反應，可以出現低血鉀及水腫。其他同酮康唑。

【規格】片劑：0.1g（斯皮仁諾[合]），0.2g。膠囊劑：0.1 g×7, 14（斯皮仁諾[合]）。

氟康唑 Fluconazole

【應用】抑制真菌細胞膜的甾醇合成。

【用法】深部真菌感染，首劑 0.4g / d, po，隨後 0.2～0.4g / d。

【注意】哺乳婦女、兒童、對本藥或其他三唑類藥物過敏者禁用。

【規格】片劑（大扶康[合]）：50mg×3, 100mg。注射劑（大扶康[合]）：100mg / 50ml, 200mg / 100ml。

氟胞嘧啶（5-氟胞嘧啶） Flucytosine（5–FC）

【應用】對念珠菌、隱球菌、地絲菌、麴菌中的少數菌株有抑制作用，對其他真菌和細菌都無作用。

【用法】4～6g / d, po，分 4 次，療程自數週至數月。兒童 50～150mg / kg, iv，分 2～3 次。

【注意】用藥過程中定期檢查血象和肝功能。

【規格】片劑：0.25g, 0.5g。注射劑：2.5g / 250ml。

特比萘芬　Terbinafine

【應用】由特異性和選擇性地抑制真菌的鯊烯環氧化酶，並使鯊烯在細胞中蓄積而起殺菌作用。

【用法】250mg, po, qd，療程 1～12 週。外用 1%霜劑，1日塗抹 1～2 次，療程不定（約 1～2 週）。

【注意】肝腎功能障礙者減量。與西咪替丁和利福平同服時減量。孕婦慎用。

【規格】片劑：0.125g×6, 0.25g。霜劑：1%（蘭美抒[合]）。

灰黃黴素（癬淨）　Griseofulvin

【應用】對各種皮膚癬菌如小孢子菌屬、紅色癬菌、黃癬菌等有抑制作用。

【用法】0.2～0.25g, po, 0.8～1g / d。開始可用大量，1g / d，顯效後減為 0.25～0.5g, pc，療程 20～30d，同時合併外用殺真菌藥。小兒 15～20mg /（kg·d），分 3～4 次服。

【注意】肝功能不全者慎用，孕婦禁用。應用本品期間忌飲酒。與巴比妥類聯用，作用減弱。有酶促作用，可使華法林抗凝血作用減弱。

【規格】片劑：0.125g × 100。霜劑：10g。

制黴菌素　Nystatin

【應用】治療口腔、消化道、陰道和體表的真菌（白色念珠菌、隱球菌）或滴蟲感染。

【用法】po：50 萬～100 萬 U，3～4 次 / d，連用 7～12d。栓劑陰道給藥，10 萬 U，每晚 1 粒。

【注意】對深部黴菌病無效，陰道和體表感染時外用方有效。

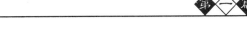

【規格】片劑：50 萬 U × 100，軟膏：100 萬 U，栓劑：10 萬 U × 14。

克黴唑（三苯甲咪唑） Clotrimazole

【應用】抑制真菌細胞膜的通透性而起殺菌作用，外用於皮膚、黏膜、腔道等部位真菌感染。

【用法】po：成人 1～3g / d；兒童 20～60mg / kg。外用塗於局部。

【注意】因吸收不規則且毒性大而少用於內服。

【規格】片劑：0.5g。軟膏：5g × 7, 10g。栓劑：0.15g × 10, 0.5（凱妮汀栓）[進]。

複方土槿皮酊

【應用】外用殺真菌藥，用於腳癬、體癬、股癬。

【用法】塗抹患處，bid。

【注意】有強烈刺激性，勿用於面部，勿使其進入體腔、眼部。

【規格】含土槿皮 10%、水楊酸 6%、苯甲酸 10%。

第六章　抗病毒藥

利巴韋林（三氮唑核苷，病毒唑） Ribavirin

【應用】具有廣譜抗病毒的作用，對多種病毒（包括 DNA 病毒和 RNA 病毒）均有抑制作用。

【用法】流行性出血熱：2g / d，分 2 次，緩慢靜脈給藥，共 4d，繼以 0.5g，q8h，共 6d。疱疹性角膜炎及皮膚黏膜疱疹等治療：0.1%溶液滴眼，1d 多次；0.5%溶液滴鼻，1d 多次。

【注意】治療期間應定期作血象檢查。孕婦及肝功能不全者禁用。

【規格】片劑：0.1g×24；0.05×12, 24。注射劑：0.1g/ml。滴眼液：0.1％。滴鼻液：0.5％。

酞丁安（增光素） Ftibamzone

【應用】本品是我國首創的抗病毒有效藥物。治療各型沙眼、病毒性角膜炎、帶狀疱疹、尖銳濕疣等。

【用法】滴眼3～6次，外搽患部。

【規格】混懸型滴眼劑：0.1％。眼膏：0.1％。搽劑：0.25％，0.5％，0.75％。

金剛烷胺 Amantadine

【應用】主要對A型流感病毒有活性。預防、治療早期亞洲 A–Ⅲ 型流感病毒感染和抗震顫麻痹。

【用法】成人：0.1g, po, bid，小兒：3mg/（kg・d），分次服。

【注意】孕婦和哺乳婦女禁用。用量過大可致中樞症狀，服藥期間避免駕車和操縱機器。

【規格】片劑：0.1g×24, 100。膠囊劑：1g。

碘苷（疱疹淨碘苷） Idoxuridine（IDU）

【用法】用於疱疹性角膜炎及其他疱疹性眼病。滴眼：q2h。

【注意】長期應用可出現角膜混濁或染色小點，不易消失。避光保存。

【規格】滴眼液：0.1％。

阿昔洛韋（無環鳥苷） Aciclovir

【應用】有干擾單純疱疹病毒 DNA 聚合酶的作用，抑制 DNA 的複製。

【用法】5mg / kg, po, q8h，療程為 1～4 週，腎功能不全者減量。12 歲以下兒童 0.25mg / kg。

【注意】並用丙磺舒可使本品的排泄減慢、半衰期延長、體內藥物量蓄積。過敏者、孕婦禁用。

【規格】片劑：0.1g × 30。膠囊劑：0.2g。粉針劑：0.25g。滴眼劑：0.1%。眼膏：3%。霜劑：5%。

更昔洛韋 Ganciclovir

【應用】在體內外可抑制疱疹病毒複製，對人巨細胞病毒的活性較強。

【用法】10～15mg /（kg·d），分 2～3 次緩慢滴注，10～14d 為 1 療程。為降低復發率可用小劑量長期維持。

【注意】對本品或阿昔洛韋過敏者禁用。白細胞、血小板計數低的患者及孕婦不宜使用。

【規格】粉針劑（麗科偉）：0.5g，0.25g×12。

伐昔洛韋 Valaciclovir

【應用】本品為阿昔洛韋的前體，進入體內水解成阿昔洛韋而抑制病毒。用於治療水痘帶狀疱疹及 I 型、II 型單純疱疹的感染。

【用法】0.3g, po, bid，飯前空腹服用。帶狀疱疹連續服藥 10d，單純疱疹連續服藥 7d。

【注意】腎功能不全者、兒童及哺乳期婦女慎用，對本品及阿昔洛韋過敏者及孕婦禁用。

【規格】片劑：0.3g×6。

泛昔洛韋　Famciclovir

【應用】廣譜抗病毒藥。

【用法】口服治療慢性 B 型肝炎，1d 375～1500mg，分 3 次服用。

【注意】孕婦及 18 歲以下患者不推薦使用本品。

【規格】片劑：0.125g×8；0.25×6。

阿糖腺苷（阿拉伯糖腺苷，腺嘌呤阿拉伯糖苷）Vidarabine

【應用】在體內迅速轉為有活性的阿拉伯糖次黃嘌呤，抑制 DNA 多聚酶和 DNA 合成，對大多數 RNA 病毒無效。

【用法】單純疱疹病毒性腦炎：15mg／（kg·d），稀釋至 0.4mg／ml，連續 iv. drip，10d 為 1 療程；帶狀疱疹：10mg／kg，連用 5d，用法同上。

【注意】嚴禁靜脈推注或快速靜注。肝腎功能不全者及孕婦、哺乳期婦女慎用。

【規格】單磷酸阿糖腺苷粉針劑：0.2g／ml，1g／5ml。眼膏：3%。

拉米夫定　Lamivudine

【應用】本品在體內進入細胞經磷酸化後與去氧胞嘧啶核苷競爭，摻入合成的 DNA 鏈中，使其不能繼續延伸而終止複製。

【用法】0.1g，po，qd。

【注意】對拉米夫定和本品中其他成分過敏者禁用。

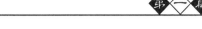

【規格】片劑：0.1g（賀普丁[合]）。

齊多夫定（疊氮胸苷） Zidovudine（AZT）

【應用】與病毒的 DNA 聚合酶結合而阻止病毒的複製。

【用法】愛滋病，0.2g, iv. drip, q4h，按時間給藥。有貧血的病人可按 0.1g 給藥。

【注意】肝功能異常者易引起毒性反應，避免與醋氨酚、乙醯水楊酸、苯二氮類、西咪替丁、保泰松、嗎啡、磺胺藥等聯用。與阿昔洛韋聯用可引起神經系統毒性。丙磺舒抑制本品葡萄糖醛酸化，並減少腎排泄，可引起中毒危險。

【規格】粉針劑：0.2g。膠囊劑：0.1g。片劑：0.45g × 60。

第一章　抗瘧藥

氯喹　Chloroquine

【應用】干擾瘧原蟲裂殖體 DNA 的複製與轉錄過程或阻礙其內吞作用。

【用法】控制瘧疾發作：成人：首次口服 1g，過 8h 再服 0.5g，第 2、3d 各服 0.5g，總療程 3d 共 2.5g。兒童：首次 16mg / kg，8h 後、第 2、3d 各服 8mg / kg。

【注意】長期大量使用可致：①不可逆的視網膜損害。②耳（聽神經）損害。③中樞反應：癲癇發作、輕度或一過性頭痛、精神興奮。孕婦忌用。

【規格】片劑：0.1g × 14；0.2g × 6。注射劑：0.125g / 2 ml，0.25g / 2ml。

青蒿琥酯　Artesunate

【應用】用於腦型瘧疾及各種危重瘧疾的搶救。

【用法】100mg, po, qd，連服 5d，首劑量加倍。注射劑：60

mg, iv，7 歲以下小兒 1.5mg / kg。

【注意】妊娠早期婦女慎用。靜注速度為 3～4ml / min。

【規格】片劑：50mg × 12。注射劑：60mg。

伯氨喹（伯喹，伯氨喹啉） Primaquine

【應用】對紅外期與配子體有較強的殺滅作用，為阻止復發、中斷傳播的有效藥物。

【用法】根治間日瘧：26.4mg / d（鹼基 15mg），po，連服 14d；或 39.6mg / d, po，連服 8d。控制瘧疾傳播：配合氯喹等治療惡性瘧時，1d 服 26.4mg，連服 3d。

【注意】日劑量＞52.8mg 時，易發生疲乏、頭昏、噁心、嘔吐等，停藥後自行恢復。少數特異質者可發生急性溶血性貧血，應即停藥。孕婦忌用。

【規格】磷酸伯氨喹片：13.2mg × 1000 片／瓶或 26.4mg（相當於伯氨喹鹽基 7.5mg 或 15mg）。

第二章 抗阿米巴及抗滴蟲病

甲硝唑 Metronidazole
見硝咪唑類。

替硝唑 Tinidazole
見硝咪唑類。

第三章　抗血吸蟲病藥

吡喹酮（環吡異喹酮）　Praziquantel（EMBAY-8440）

【應用】治療血吸蟲病，預防血吸蟲感染和治療腦囊蟲病。

【用法】治療血吸蟲病，10mg / kg, po, tid；急性血吸蟲病，連服 4d；慢性血吸蟲病連服 2d。皮膚塗擦 0.1％吡喹酮溶液，12h 內可防血吸蟲尾蚴鑽入人體。治療腦囊蟲病，20mg /（kg・d）（體重＞60kg 者，以 60kg 計量），分 3 次服，9d 為 1 療程，總量為 180mg / kg，療程間隔 3～4 月。

【注意】較嚴重的晚期血吸蟲病以及血吸蟲病伴有心、肝、腎等嚴重器質性疾病患者宜慎用。

【規格】片劑：0.2g × 100 片／瓶。緩釋片：0.2g。

第四章　驅腸蟲藥

哌嗪（哌哩嗪，驅蛔靈）　Piperazine

【應用】用於腸蛔蟲病及蛔蟲所致的不全性腸梗阻和腸道蛔蟲病絞痛的緩解期。也可用於驅蟯蟲。

【用法】枸櫞酸哌嗪：驅蛔蟲，成人睡前 1 次服 3.0～3.5g，連服 2d。小兒 1d 0.1～0.16g / kg（不得超過 3g），連服 2d。一般不服瀉藥。驅蟯蟲，成人 1d 2.0～2.5g，分 2 次服，連服 7～10d；小兒 1d 60mg / kg（總量不超過 2g），分 2 次服，連服 7～10d。磷酸哌嗪：驅蛔蟲，成人睡前 1 次服 2.5～3.0g，連服 2d；小兒 1d 80～130mg / kg（1d 不超過 2.5g），連服 2d。驅蟯蟲，成人 1d 1.5～2.0g，分 2 次服，連服 7～10d；小兒 1d 50mg / kg（不超過 2.0g），分 2 次服，連服 7～10d。

【注意】有肝腎功能損害、神經系統疾患及癲癇史的患者禁用。

【規格】枸櫞酸哌嗪片：0.25g, 0.5g × 100。枸櫞酸哌嗪糖漿：16g / 100ml。磷酸哌嗪片：0.2g（六一寶塔糖），0.5g。

左旋咪唑　Levamisole

【應用】廣譜驅腸蟲藥，主要用於驅蛔蟲和鉤蟲，對蟯蟲也有一定作用。

【用法】驅蛔蟲，成人：100～200mg / d，飯後 1h 頓服。兒童：2～3mg /（kg·d）。驅鉤蟲，100～200mg / d，飯後 1h 頓服，連服 2～3d。治絲蟲病，200～300mg / d，分 2～3 次飯後服，連服 2～3d。

【注意】妊娠早期及肝、腎功能異常者慎用，肝炎活動期忌用。

【規格】片劑：25mg × 100 片／瓶，50mg。顆粒劑：每 1g 含鹽酸左旋咪唑 5mg。糖漿劑：0.8g / 100ml, 4g / 500ml，16g / 2000ml。搽劑：0.7g / 100ml。

阿苯達唑（丙硫咪唑，撲爾蟲，腸蟲清）　Albendazole

【應用】用於驅除蛔蟲、蟯蟲、鉤蟲、鞭蟲，也用於家畜驅蟲；對腦型、皮肌型囊蟲病。

【用法】驅蛔蟲、鉤蟲、蟯蟲、鞭蟲：成人 0.4g 頓服；2 周歲以上小兒單純蛔蟲或蟯蟲感染，0.2g，頓服。治療囊蟲病：15～30mg /（kg·d），分 2 次服用，10d 為 1 療程，停藥 15～20d 後開始第 2 療程，一般為 2～3 療程。

【注意】急性病、蛋白尿、化膿性或彌漫性皮炎等患者及哺乳婦女不能應用。

【規格】片（膠囊）劑：0.1g×100 片／瓶，0.2g。乾糖漿劑：0.2g。

第五章　其他抗寄生蟲病藥

呋喃嘧酮　Furapyrimidone

【應用】有較強的殺棉鼠絲蟲成蟲和微絲蚴作用。

【用法】20～50mg／（kg·d），po，分 2～3 次於飯後 30～60min 服用，6～7d 為 1 療程。

【注意】不良反應與乙胺嗪相似。

【規格】腸溶片劑：50mg, 100mg。

第三篇

抗 腫 瘤 藥

第一章　烷化劑

環磷醯胺（環磷氮芥，癌得星）

Cyclophosphamide（CTX）

【應用】抗腫瘤譜較氮芥廣，化療指數較其他烷化劑高。

【用法】成人：0.2g, iv, qd or qod, or 0.6～0.8g，1 週 1 次；
2～3mg /（kg・d），po，1 療程總量為 10～15g。兒童：3～4mg
/ kg, iv, qd or qod，或 10～15mg / kg，1 週 1 次；2～6mg /（kg・
d），po。複方片劑：0.1g, po, tid～qid。

【注意】不良反應較常見的為骨髓抑制、脫髮、口腔炎和
胃腸道反應。肝、腎功能障礙者慎用；明顯惡液質者、孕婦忌
用。本品應避免高熱及日光照射。

【規格】片劑：50mg × 20 片／瓶。複方片劑：100mg。注
射劑：0.1g, 0.2g。

異環磷醯胺（和樂生，匹服平）　Ifosfamide

【應用】藥理作用同環磷醯胺。

【用法】常用劑量為 2.5～5.0g / m², iv. drip, qd，連續 5d，
每 3～4 週重複 1 次。最大劑量 18g / m², iv. drip，連續 4d。

【注意】有泌尿系統毒性，腎毒性，腎功能不全的病人慎用；有中樞神經系統毒性。

【規格】粉針劑：0.5g, 1g。

美法侖（苯丙氨酸氮芥，馬法蘭） Melphalan

【作用】同其他烷化劑。

【用法】多發性骨髓瘤 150 μg / (kg・d)，6 週後重複療程 4d。晚期卵巢腺癌 200 μg / (kg・d)，共 5d，每 4～8 週重複。晚期乳腺癌 150 μg / (kg・d) or 6mg / m²，共 5d，每 6 週重複。真性紅細胞增多症誘導緩解期：6～10 μg / (kg・d)，共 5～7d，之後可 2～4 μg / (kg・d)，維持劑量：2～6mg / 次，每週 1 次。

【注意】不良反應主要有消化道反應和骨髓抑制；動脈灌注時會引起水腫、神經毒性、皮膚起疱等。

【規格】片劑：2mg, 2mg×25（愛克蘭[進]）。

司莫司汀（甲環亞硝脲，甲基 –CCNU） Semustine

【應用】作用於 DNA 聚合酶，抑制 DNA 的修復和 RNA 的合成。

【用法】0.1～0.2g / m², po, 6～8 週給藥 1 次。

【注意】不良反應相同 BCNU 和 CCNU。長期大劑量可致腎臟萎縮。用藥期間嚴格檢查血象。

【規格】膠囊劑：10mg, 50mg × 5 粒。

白消安（馬利蘭） Busulfan

【應用】對骨髓有選擇性抑制作用，為細胞週期非特異性藥物。

【用法】成人：2～8mg /d, po，分 3 次服，維持量 0.5～2 mg／次，qd；小兒：0.05mg／（kg・d）。

【注意】大量久用本品可抑制骨髓，甚至引起再生障礙性貧血；有消化道反應；慢性粒細胞白血病的急性變時應停用；孕婦禁用。

【規格】片劑：0.5mg, 2mg × 60, 100。注射劑：60mg。

六甲蜜胺（六甲三聚氰胺，克瘤靈）
Altretamine（HMM）

【應用】抑制二氫葉酸還原酶，並抑制胸腺嘧啶和尿嘧啶參與 DNA 和 RNA。

【用法】0.3g／(m² · d), po，分 4 次服，14～21d 為 1 療程，飯後 1～1.5h 服藥能減少胃腸道反應。

【注意】有胃腸道反應和骨髓抑制；長期服用對中樞及周圍神經系統有一定影響。

【規格】片劑：50mg×100 片／瓶，100mg。膠囊劑：50 mg。

雌莫司汀（雌二醇氮芥，雌芥，雌莫氮芥） Estramustine

【應用】用於治療晚期前列腺癌，特別是原發性及激素不敏感的前列腺癌。

【用法】0.28g，飯後 po, bid，遞增至 1d 1.4g，3 週後無效應停藥；如有效，可繼續用 3～4 月。靜脈慢注 1d 0.15～0.45g，連用 3 週。

【注意】有暫時性消化道反應；不可與乳製品和含鈣藥物同服。對雌二醇或氮芥過敏者、嚴重肝病或心臟病人、活動性栓塞性靜脈炎、血栓性栓塞等病人禁用；腦血管疾病、冠心病、潰瘍病患者慎用。

【規格】片劑：50mg，140 mg × 40（艾去適）[進]。注射劑：0.3g。

替莫唑胺 Temozolomide

【應用】用於治療多形性膠質母細胞瘤或間變性星形細胞瘤。

【用法】150mg / m^2 po, qd，連續服用 5d, 28d 為 1 療程。

【注意】由於替莫唑胺與達卡巴嗪均代謝為 MTIC，對達卡巴嗪過敏著禁用。

【規格】膠囊劑：5mg × 8, 50mg × 7。

第二章　抗代謝藥

甲氨蝶呤（氨甲蝶呤，氨甲葉酸） Methotrexate（MTX）

【應用】為葉酸拮抗劑。

【用法】白血病，0.1mg /（kg · d），po，安全劑量為 50～150mg；絨毛膜上皮癌，10～30mg, po, qd，連續 5d；實體瘤，10～20mg, iv，每週 2 次，連續 6 週為 1 療程；骨肉瘤等，採用大劑量 3～15g / m^2, iv. drip 4h，滴完後 2～6h 開始應用甲醯四氫葉酸鈣，劑量為 6～12mg, im or po, q6h，共 3d。

【注意】有骨髓抑制和胃腸道反應等。用藥期間嚴格檢查肝腎功能、血象及血藥濃度。肝、腎功能不全者和孕婦禁用。

【規格】片劑：2.5mg, 5mg, 10mg。注射劑：5mg, 10mg, 25mg, 50mg, 0.1g, 0.5g。500mg / 20ml, 100mg。

巰嘌呤（6-巰基嘌呤） Mercaptopurine（6-MP）

【應用】為嘌呤類拮抗劑。

【用法】白血病：1.5～3mg／（kg・d），po，分 2～3 次，根據血象改變調整劑量，2～4 月為 1 療程。絨毛膜上皮癌：6mg／（kg・d），po，連用 10d 為 1 療程，間隔 3～4 週後可重複。

【注意】不良反應有消化道反應、黏膜潰瘍及骨髓抑制。肝腎功能不全者應減量慎用。

【規格】片劑：25mg, 50mg × 100, 100mg。

氟尿嘧啶（5- 氟尿嘧啶） Fluorouracil（5-FU）

【應用】為嘧啶類拮抗劑。

【用法】0.25～0.5g, iv, qd or qod，1 療程總量為 5～10g；25～0.75g, iv. drip, qd or qod，1 療程總量 8～12g。治療絨毛膜上皮癌時可將劑量增大到 25～30mg／（kg・d），點滴 6～8h，每 10d 為 1 療程。

【注意】不良反應有骨髓抑制、消化道反應、共濟失調等；肝腎功能有損或感染、心臟病、水痘患者及消化道出血患者等慎用。

【規格】注射劑：0.125g／5ml，0.25g／10ml；植入劑：0.1g（中人氟安）；軟膏：0.5％，2.5％。片劑：50mg。

替加氟（喃氟啶，呋喃氟尿嘧啶） Tegafur（FT-207）

【應用】同氟尿嘧啶，可通過血腦脊液屏障。

【用法】0.2～0.4g, po, tid，總量 20～40g 為 1 療程，或 1g／d, iv。

【注意】不良反應與氟尿嘧啶相似，但較輕微。

【規格】片劑：50mg，100mg。注射劑：200mg／5ml。

去氧氟尿苷　Doxiflurioline

【應用】本品係氟尿嘧啶（5～FU）的前體藥物。

【用法】800～1200mg, po, tid～qid。

【注意】不良反應主要為胃腸道反應，白細胞減少。慎用於骨髓功能受抑，肝功能不全，有心臟病史患者。

【規格】膠囊劑：100mg, 200mg × 50。

卡莫氟（氟脲己胺，嘧福祿）　Carmofur（HCFU）

【應用】在體內轉變為氟尿嘧啶而起作用。

【用法】0.6～0.9g / d, po，分 2～4 次，總量 14～25g 為 1 療程。

【注意】不良反應及注意事項同替加氟。

【規格】片劑：100mg ×100。

優福定　Tagafur–Uracil（UFT）

【應用】為替加氟與尿嘧啶的複合製劑，治療指數較高。

【用法】1 次 2～3 片，po, tid～qid；或 1 次 1～2 粒膠囊，tid～qid。1 療程總量為 400～600 片。

【注意】不良反應同替加氟，但其消化道反應較替加氟略重，但對血象影響輕微。

【規格】複方片劑：替加氟 50mg、尿嘧啶 112mg。膠囊劑：替加氟 100mg、尿嘧啶 224mg（複方喃氟啶）。

阿糖胞苷（阿糖胞嘧啶）　Cytarabine（Ara–C）

【應用】為嘧啶類拮抗劑。

【用法】1～2mg /（kg・d），iv, 10～14d 為 1 療程；或 4～6mg / kg，1 週 2 次；或 5～7.5mg /（kg・d）iv. drip，點滴 8～

12h，連用 4～5d；維持治療，1～3mg／kg，ih1 週 1～2 次；鞘內注射，1 次 25～75mg，溶於 5～10ml 0.9％氯化鈉注射液中，qod，共 3 次。預防腦膜白血病，每 6 週注射 1 次。

【注意】骨髓抑制、消化道反應較常見；不應與氟尿嘧啶合用。用藥期間應嚴格檢查血象。

【規格】注射劑：50mg, 100mg, 500mg。

硫鳥嘌呤（6-硫代鳥嘌呤） Thioguatzinum（6-TG, TG）

【應用】主要用於急性白血病，尤對某些抗白血病藥物產生抗藥的病例仍可有效。

【用法】2～2.5mg／（kg·d），分 1～2 次。

【注意】對骨髓有抑制作用，可引起白細胞和血小板減少。對肝、腎功能亦有損害。

【規格】片劑：40mg × 20；25mg × 40。

羥基脲（羥脲） Hydroxycarbamide（HU）

【應用】抑制核苷酸還原酶，選擇性阻止 DNA 合成，殺傷 S 期細胞。

【用法】25mg／（kg·d）, po，分 2 次服，也可用 60～80 mg／kg，1 週 2 次，一般給藥 6～7 週。

【注意】有骨髓抑制和消化道反應等。孕婦禁用。用藥期間嚴格檢查血象。

【規格】片劑：0.5g × 100。膠囊劑：0.4g。

氟脲苷 Floxuridine

【應用】適用於肝癌、直腸癌、食道癌、胃癌、乳腺癌和肺癌等，對無法手術切除的原發性肝癌療效顯著。

【用法】每瓶用 2.5ml 的注射用水溶解製成每 1ml 約含氟脲苷100mg 的溶液，使用時以 5％葡萄糖或 0.9％氯化鈉注射液適當稀釋。

【注意】本品有嚴重的毒性反應。應小心監控白細胞和血小板計數。

【規格】注射劑：0.25g。

吉西他濱（氟胞苷） Gemcitabine

【應用】參閱用法。

【用法】非小細胞肺癌單藥化療：1g／m²，靜滴 30min，每週 1 次，連續 3 週，隨後休息 1 週，每 4 週重複 1 次。與順鉑聯合水治療 3 週療法：1.25g／m²，靜滴 30min，第 1、8d 給藥，隨後休息 1 週。重複此 3 週療法；4 週療法：1g／m²，靜滴 30min，於第 1、8、15d 給藥，隨後休息 1 週。重複此 4 週療法。晚期胰腺癌 1g／m²，靜滴 30min，每週 1 次，以後每週 1 次，連續 3 週，隨後休息 1 週。

【注意】勿與放療同時應用。用藥期間應定期檢查肝、腎、骨髓功能。

【規格】注射劑：200mg（澤菲，健擇〔進〕），1g。

卡培他濱 Capecitabine

【應用】聯合多西紫杉醇治療包括蒽環類抗生素化療失敗的轉移性乳腺癌；單藥一線治療轉移性直腸癌。

【用法】2.5g／（m²·d），分 2 次於早晚飯後半小時吞服，連用 2 週，休息 1 週為 1 療程。

【注意】禁用於對本品嚴重副反應或對氟啶有過敏史者以及妊娠婦女。

【規格】片劑：500mg（希羅達[進]）。

第三章　抗腫瘤抗生素

放線菌素 D（更生黴素）　Dactinomycin（ACTD）

【應用】作用於 mRNA，干擾細胞的轉錄過程，抑制 RNA 的合成。

【用法】0.2～0.4mg，溶於 5％葡萄糖注射液 500ml 中 iv. drip，或溶於 0.9％氯化鈉注射液 20～40ml 中 iv, qd or qod，1 療程總量 4～6mg，療程間隔 2 週。

【注意】有消化道反應、骨髓抑制，用藥期間應嚴格檢查血象。

【規格】注射劑：0.2mg, 0.5mg。

絲裂黴素（自力黴素）　Mitomycin（MMC）

【應用】本品可使 DNA 解聚，同時阻斷 DNA 的複製。

【用法】2mg / d, iv；或 4～6mg，1 週 2 次，40～60mg 為 1 療程；或 20mg 靜脈沖入，每 3 週 1 次。

【注意】與烷化劑的毒性相近。另外，對腎、肺亦有毒性。有致畸作用，孕婦禁用。

【規格】注射劑：2mg[進]，4mg，10mg[進]。

博萊黴素（爭光黴素）　Bleomycine（BLM）

【應用】抑制胸腺嘧啶核苷摻入 DNA，破壞、分解 DNA。

【用法】15～30mg, im，用 0.9％氯化鈉注射液 2～3ml 溶解，1 週 2～3 次，1 療程總量 0.3～0.5g。15～30mg, iv，用 0.9％氯化鈉注射液或 5％葡萄糖注射液 10～20ml 稀釋後緩慢

iv。動脈內或腫瘤內注射：用 0.9%氯化鈉注射液溶解，劑量同上。

【注意】總劑量超過 0.5g，有顯著肺纖維化現象。此外還有胃腸道反應、皮膚色素沉著、頭痛、脫髮等。

【規格】注射劑：5mg, 15mg, 30mg。

平陽黴素（爭光黴素 A5） Bleomycin A5（PYM）

【應用】與博萊黴素相似。

【用法】臨床應用與博萊黴素相似，尤以治療鱗癌效果更好。

【注意】不良反應同博萊黴素。用藥期間應注意檢查肺部。

【規格】注射劑：8mg。

柔紅黴素（正定黴素，紅比黴素，柔毛黴素）
Daunorubicin（DNR）

【應用】能嵌入 DNA，抑制 RNA 和 DNA 的合成，為細胞週期非特異性藥物。

【用法】30～60mg／m^2, iv. drip，用 0.9%氯化鈉注射液 250 ml 溶解，1h 內滴完，1 週 1 次，也可每日 1 次，連用 3d。

【注意】有嚴重骨髓抑制，胃腸道反應和心臟毒性，漏出血管外可致局部組織壞死。本品口服無效，禁止肌注和鞘內注射。用藥期間應進行心電圖監測、血象檢查。

【規格】注射劑：10mg, 20mg [進]。

多柔比星（阿黴素） doxorubicin（ADM）

【應用】與柔紅黴素相似，治療指數略高而毒性較低。

【用法】一般間斷給藥，40～60mg／m^2, iv，每 3 週 1 次；

或 20～30mg／m²，1 週 1 次。總量不超過 450mg／m²。

【注意】有骨髓抑制、消化道反應、脫髮，並有心臟毒性；用藥數日尿可呈紅色。有心臟病者及孕婦禁用。避免與其他藥液混和注射。

【規格】注射劑：10mg, 20mg（楷萊[進]）, 50mg。

表柔比星（表阿黴素）　Epirubicin（E-ADM, EPI）

【應用】同阿黴素。

【用法】70～90mg／m², iv，每 3 週 1 次。

【注意】同阿黴素，不良反應一般較輕，尤其心臟毒性。

【規格】注射劑：10mg（法瑪新）[進]。

阿柔比星（阿克拉黴素，阿柔黴素）　Aclarubicin

【應用】用於治療白血病、惡性淋巴瘤、肺癌、乳腺癌、消化道腫瘤等。

【用法】10～20mg／d, iv. drip，7～10d 重複 1 次，一般總量不超過 0.3g。

【注意】同阿黴素。

【規格】注射劑：20mg。

吡柔比星（吡喃阿黴素）　Pirarubicin（THP）

【應用】與阿黴素相似。

【用法】靜脈沖入：25～40mg／m²，3～4 週重複，或 7～20 mg／m²，qd，連用 5d，3～4 週重複；膀胱內注入：15～30mg／15～30ml 溶液，保留 1～2h，1 週 3 次，2～3 週為 1 療程。

【注意】有骨髓抑制和胃腸道反應。

【規格】注射劑：10mg, 20mg。

伊達比星　Idarubicin

【應用】用於未經治療的成人急性非淋巴細胞性白血病的誘導緩解，及用於復發和難治病人的誘導緩解。

【用法】注射劑 $8\sim12mg$ / （$m^2\cdot d$），連續使用 3d。膠囊 $15\sim30mg$ / （$m^2\cdot d$），連用 3d。

【注意】禁用於肝、腎功能嚴重損傷以及感染未得到控制的病人。

【規格】膠囊：10mg（善唯達[進]），注射粉劑：5mg、10mg（善唯達[進]）。

新福菌素（更新黴素）　Actinomycin

【應用】對絨毛膜上皮癌、惡性葡萄胎療效較好。

【用法】$0.3\sim0.4mg$ / d, iv. drip，連用 $10\sim12d$ 為 1 療程，療程間隔為 2 週。腔內注射：$0.5\sim0.8mg$。

【注意】有胃腸道反應、骨髓抑制、肝功能損害等副反應。水痘或最近患過水痘患者不宜用本品。骨髓造血功能低下、有痛風病史、肝功能損害等慎用。

【規格】針劑：0.1mg / 4ml；粉針劑：0.1mg。

第四章　植物來源的抗腫瘤藥及其衍生物

拓撲替康（托泊替康）　Torotecan

【應用】用於初始化療或初始化療失敗的轉移性卵巢癌病人及對化療敏感，一線化療失敗的小細胞肺癌病人。

【用法】1.5mg / m^2, iv. drip，30min 內輸注，連用 5d, 21d 為 1個療程，至少 4 個療程。

【注意】禁用於妊娠、哺乳或有重度骨髓抑制的病人，注意

監測外周血象。

【規格】注射液：2mg, 4mg（和美新[進]）。

伊立替康　Irinotecan

【應用】用於治療成人轉移性結直腸癌。

【用法】單藥治療：350mg／m²，靜滴 30～90min，每 3 週 1 次。與 5- 氟尿嘧啶／亞葉酸聯合治療：本藥 180mg／m²，每 2 週給藥 1 次，持續靜滴 30～90min，隨後滴注亞葉酸和 5- 氟尿嘧啶。

【注意】有慢性腸炎和／或腸梗阻等不良反應；中性粒細胞計數未恢復至 1500mm³ 以上者，必須推遲治療至症狀，尤其是腹瀉完全消失為止。

【規格】注射液：40mg／2ml（開普拓[進]），100mg／5ml（開普拓[進]），40mg。

長春新鹼（長春醛鹼，醛基長春鹼）　Vincristine（VCR）

【應用】與長春鹼作用相似。

【用法】成人 1～2mg，兒童 75μg／kg, iv 或沖入，每週 1 次。

【注意】與長春鹼相似，但骨髓抑制和消化道反應輕而周圍神經系統毒性較大。用藥期間應嚴格檢查血象。應避光保存，沖入靜脈時應避免日光直接照射。

【規格】注射劑：1mg。

長春瑞濱（去甲長春花鹼，異長春鹼）　Vinorelbine

【應用】作用近似長春新鹼，選擇性地作用於有絲分裂的微管。

【用法】25～30mg / m², iv. drip，1 週 1 次，連續 4～6 次為
1 療程。

【注意】本品骨髓抑制反應及神經毒性介於長春鹼和長春新
鹼之間。肝功能不全病人用此藥應注意減量，進行包括肝臟在
內的放射治療時忌用本品。靜注時藥液不可外溢。

【規格】注射劑：10mg / 1ml（諾維本[進]，蓋諾），50mg /
5ml。

長春地辛（長春花鹼酰胺，癌的散）　Vindesine（VDS）

【應用】為細胞週期特異性藥。

【用法】常用劑量為 3mg / m²，1 週給藥 1 次，將藥物溶於
0.9％氯化鈉注射液 200ml 中緩慢滴注，4～6 週為 1 療程。

【注意】本品不可與抗生素及其他藥物混和使用；不要與長
春新鹼和長春鹼同時使用，以免累積神經毒性。近期用過長春
鹼類或鬼臼毒素類藥物可能增加神經系統毒性。

【規格】粉針劑：1mg, 4mg（西艾克）。

扶本消癌平

【應用】抗癌、消炎。主要用於治療食道癌、胃癌、肝癌、
肺癌、大腸癌、宮頸癌、白血病等多種惡性腫瘤。

【用法】2.4～3g, po, tid。

【注意】個別患者在用藥期間有低熱、多汗、游走性肌肉
關節疼痛等不適，一星期左右可自行消除。

【規格】片劑：0.3g。

複方紅豆杉

【應用】祛邪散結。用於氣虛痰瘀所致中晚期肺癌化療的

輔助治療。

【用法】0.6g, po, tid，21 天為 1 療程。

【規格】膠囊劑：0.3g × 12。

替尼泊苷（威猛） Teniposide（VM-26）

【應用】與依託泊苷相同，其作用強度為依託泊苷的 5～10 倍，且與之有交叉耐藥性。

【用法】50～100mg, iv. drip（30～60min）, qd，連用 3～5d, 3～4 週重複。

【注意】同依託泊苷，但骨髓抑制較輕。

【規格】注射劑：50mg（衛萌）[進]。

高三尖杉酯鹼 Homoharringtonine

【應用】為細胞週期特異性藥物。

【用法】1～4mg / d, iv. drip，4～6d 為 1 療程，間歇 1～2 週後可再用。

【注意】骨髓抑制粒細胞減少較重；有心臟毒性，應緩慢滴注，並做心電圖檢查；有胃腸道反應如噁心、嘔吐等。與阿黴素合用會增加心臟毒性。孕婦禁用，肝腎功能不全者慎用。

【規格】注射劑：1mg / ml, 2mg / 2ml。

複方天仙膠囊

【應用】清熱解毒，活血化瘀，散結止痛。對食管癌、胃癌有一定抑制作用，配合化療、放療，可提高療效。

【用法】2～6 粒, po, tid，飯後半小時用蜂蜜水或溫水送下，吞嚥困難者可將藥粉倒出服用。30d 為 1 療程，停藥 3～7d 再繼續服用。

【注意】孕婦忌服。忌涼、硬、腥、辣食物。不宜與洋地黃類藥物同用。嚴重青光眼以及心臟病人慎用。

【規格】膠囊劑：0.25g × 60。

羥喜樹鹼　Hydroxycamptothecine

【應用】用於原發性肝癌、胃癌、頭頸部癌、膀胱癌及直腸癌。

【用法】10～30mg, iv, qd，每週 3 次，6～8 週為 1 個療程。

【注意】不宜用葡萄糖液稀釋。為避免膀胱刺激及血尿發生，用藥期間應鼓勵患者多飲水。孕婦慎用。

【規格】注射劑：2mg, 5mg。軟膏：10g。

紫杉醇　Paclitaxel

【應用】為廣譜的抗腫瘤植物藥。

【用法】常用劑量為 135～175mg / m²。滴注開始後每 15 min 應測血壓、心率、呼吸一次，注意有無過敏反應。一般滴注 3h。

【注意】不良反應有血液學毒性，過敏反應，指趾麻木，一過性心動過速或低血壓。注藥後每週檢查血象至少 2 次，3～4 週後視情況可再重複。

【規格】注射劑：30mg / 5ml（泰素〔進〕，紫素）。

多西他賽　Docetaxel

【應用】用於局部晚期或轉移性乳腺癌及局部晚期或轉移性非小細胞肺癌的治療。

【用法】每 3 週用 75mg / m², iv. drip 1 小時。

【注意】白細胞數目小於 1500 / m³ 的病人，治療前需預服

糖皮質激素，如地塞米松，以減輕體液瀦留的發生。治療期間應經常監測血細胞數目。

【規格】注射劑：20mg（泰索帝[進]），40mg（泰索帝[進]），80mg（泰索帝[進]）。

第五章　抗腫瘤激素類

依西美坦　Exemestane

【應用】適用於以他莫昔芬治療後病情進展的停經後晚期乳腺瘤患者。

【用法】25mg，飯後 po, qd。

【注意】停經前的女性一般不用依西美坦片劑。依西美坦不可與雌激素類藥物連用，以免出現干擾作用。中、重度肝功能、腎功能不全者慎用。

【規格】片劑：25mg × 10（可怡，阿諾新）。

托瑞米芬　Toremifene

【應用】本品有抗雌激素作用。用於乳腺癌患者。

【用法】60mg, po。

【注意】密切觀察非代償性心功能不全及嚴重心絞痛患者，有骨轉移患者開始治療時可能出現過渡性高鈣血症。嚴重肝衰竭患者不宜長期服用。

【規格】片劑：60mg × 30（法樂通[進]）。

他莫昔芬（三苯氧胺，昔芬）　Tamoxifen（TAM）

【應用】是雌激素的部分激動劑，可抑制腫瘤細胞生長。

【用法】10mg, po, bid，可連續使用。

【注意】高劑量長期服用可致視網膜疾患，服藥期間應定期作眼科檢查。妊娠婦女禁用。

【規格】片劑：10mg × 60, 100。

來曲唑 Letrozole

【應用】治療停經後、雌激素受體和／或孕激素受體陽性或受體狀況不明的晚期乳腺癌患者。

【用法】2.5mg, qd。

【注意】停經前妊娠、哺乳期婦女、以及兒童禁用。患者應為自然停經或人工誘導停經。

【規格】片劑：2.5mg × 10, 30（弗隆[進]，芙瑞）。

阿那曲唑 Anastrozole

【應用】停經後的婦女的晚期乳腺癌的治療，適用於停經後婦女雌激素受體陽性的早期乳腺癌的輔助治療。

【用法】1mg, qd。對於早期乳腺癌，推薦療程為 5 年。

【注意】對於激素狀態有懷疑的患者，應透過生化檢查的方法確定是否停經。

【規格】片劑：1mg × 14（瑞寧得[進]）。

甲羥孕酮（羥甲孕酮，甲孕酮，安宮黃體酮） Medroxyprogesterone（MPA）

【應用】為黃體酮衍生物，大劑量時有抗腫瘤作用。

【用法】0.5～1g / d, po，連用 10d 以後視情況可改為 0.25～0.5g / d；長期服用：0.5g, im, qd，最多 4 週，然後改為1週 3次。

【注意】有孕酮類反應，如乳房疼痛、陰道出血、月經不

調等。本品對胎兒有影響，孕婦禁用；血栓性靜脈炎、高鈣血症、過期流產、對乙酸甲羥孕酮過敏等患者禁用。

【規格】片劑：0.16g, 0.13g, 0.5g × 30。

甲地孕酮　Megestrol

【應用】目前常用於晚期腫瘤病人的厭食和 / 或惡液質。

【用法】乳腺癌：160mg / d，一次服或分次服。子宮內膜癌：40～320mg / d，一次或分次服。惡液質：160～320mg / d，一次服用。

【注意】妊娠和哺乳期婦女、嚴重肝功能不全、血栓性靜脈炎和血栓栓塞患者禁用。

【規格】片劑：160mg × 8, 1mg×100（梅格施[進]）。

氟他胺（氟他米特，氟硝丁醯胺）　Flutamide

【應用】本品為強力非甾體抗雄激素藥。

【用法】0.25g, po, tid。

【注意】不良反應有男性乳房女性化、乳房壓痛、性功能減退及轉氨酶和乳酸脫氫酶輕度可逆性上升。

【規格】片劑：0.25g × 20（福至爾[進]）。

比卡魯胺（比卡米特）　Bicalutamide

【應用】本品為非甾體抗雄性激素。

【用法】50mg / 次，po, qd。

【注意】同氟他胺。

【規格】片劑：50mg × 28（康士得[進]）。

第六章 其他抗腫瘤藥及輔助治療藥

丙卡巴肼（甲苄肼，甲基苄肼） procarbazine

【應用】為週期非特異性藥，抑制 DNA 和蛋白質的合成。

【用法】0.15～0.2g / d，分 3～4 次服，1 療程總量可根據血象而定。

【注意】有消化道反應、骨髓抑制、眩暈、脫髮等。肝腎功能或骨髓機能不全的患者應減量服用。

【規格】片劑：50mg × 50。

達卡巴嗪（氮烯咪胺，甲嗪咪唑胺，達瞳巴嗪，甲氮咪胺）
Dacarbazine（DTIC）

【應用】主要用於何傑金病、黑色素瘤和軟組織肉瘤。

【用法】2.5～6mg /（kg・d），iv，用 5～10d, or iv. drip, 30 min 內滴完，4～6 週後進行第 2 療程。

【注意】胃腸道反應較明顯，也有骨髓抑制作用及注射部位血管刺激症狀。

【規格】注射劑：0.1g, 0.2g。

順鉑（順氯氨鉑） Cisplatin（platinol, DDP）

【應用】類似於雙功能烷化劑，為週期非特異性藥物。

【用法】20mg, iv, qd or iv. drip，連用 5 日為 1 療程，一般 3～4 週重複。或以高劑量 80～120mg / m², iv. drip，每 3～4 週重複 1 次，需配合水化療法。

【注意】不良反應有消化道反應、腎臟毒性、骨髓抑制及聽神經毒性。有胰腺毒性，高劑量使用本品前，應檢查腎功能

及聽力，並要多飲水或輸液強迫利尿。腎功能不全者慎用。

【規格】粉針劑：10mg, 20mg, 30mg。注射劑：10mg / ml，50mg / 2ml。

卡鉑（碳鉑）　Carboplatin（CBP）

【應用】主要是引起靶細胞 DNA 的鏈間及鏈內交聯，破壞 DNA 而抑制腫瘤的生長。

【用法】0.2～0.4g / m²，每 4 週給藥 1 次，0.15mg / ml or 10 mg / ml，iv.drip or iv；也可採用 50mg / m², qd，連續 5d，間隔 4 週重複 1 次。給藥 2～4 次為 1 療程。

【注意】不良反應主要為骨髓抑制。另外腎毒性、神經毒性和耳毒性均較順鉑輕。

【規格】注射劑：0.1g, 0.15g（伯爾 [進]）。

奈達鉑（順 – 甘醇酸二氨和鉑）Nedplatin

【應用】主要用於頭頸部癌，小細胞癌，非小細胞癌，食管癌等實體癌。

【用法】80～100mg / m², iv. drip，滴注時間不應少於 1h，滴完後需繼續點滴輸液 1000ml 以上。每療程給藥 1 次，間隔 3～4 週後方可進行下一療程。

【注意】有明顯骨髓抑制及嚴重肝，腎功能不全者禁用；對其他鉑製劑及右旋糖酐過敏者禁用；孕婦，可能妊娠及有嚴重併發症的患者禁用。

【規格】注射劑：10 mg（捷佰舒）。

奧沙利鉑（奧鉑，己草鉑胺，草酸鉑，奧克賽鉑）
Oxaliplatin（L-OHP）

【應用】同順鉑。

【用法】85mg / m², iv. drip，每 2 週重複 1 次。

【注意】不良反應有胃腸道反應、感覺異常等。

【規格】注射劑：40mg/20ml, 50mg（樂沙定[進]，艾恒），100mg。

吉非替尼　Gefitinib

【應用】治療既往接受過化學治療（主要是鉑劑和多西紫杉醇）的局部晚期或轉移性非小細胞肺癌。

【用法】250mg, qd。

【注意】密切監測間質性肺病發生的跡象。定期檢查肝功能。

【規格】片劑：250mg × 10（易瑞沙[進]）。

伊馬替尼　Imatinib

【應用】用於慢性粒細胞白血病急變期，加速期或 α - 干擾素治療失敗後的慢性期患者，及不能手術切除或發生轉移的惡性胃腸道間質腫瘤（GIST）患者。

【用法】慢性粒細胞白血病急變期和加速期：600mg，qd；慢性期患者、GIST：400 mg, qd，進餐時服藥。

【注意】嚴重心衰者、肝功損害者慎用本藥。妊娠婦女不宜應用。使用本藥期間不應哺乳。

【規格】片劑：100mg × 120（格列衛[進]）。

曲妥珠單抗　Trastuzumab

【應用】一線經多西紫杉醇治療、HER2 陽性的轉移性乳腺癌。

【用法】初次負荷劑量：4mg / kg, 90min 內靜脈輸入。維持劑量：每週 2mg / kg。

【注意】在使用本藥治療的患者中觀察到有心臟功能減退的症狀和體徵。

【規格】凍乾粉劑：440mg（赫賽汀[進]）。

利妥昔單抗　Rituximab

【應用】復發或化療耐藥的惰性非霍奇金淋巴瘤，初始的彌漫大 B 細胞非霍奇金淋巴瘤。

【用法】375mg / m², iv. drip，每週 1 次，共用 4～8 週。

【注意】對本品的任何組分或鼠蛋白過敏的患者，妊娠和哺乳期婦女，以及兒童禁用。

【規格】注射液：100mg / 10ml, 500mg / 50ml（美羅華[進]）。

門冬醯胺酶（左旋門冬醯胺酶，L- 門冬醯胺酶，天門冬醯胺酶）　Asparaginase（ASP）

【應用】用於治療急性淋巴白血病，惡性淋巴瘤。

【用法】50～200KU/（kg・d），iv. drip, qd or qod。

【注意】肝腎疾病患者、骨髓功能抑制者、合併感染者和水痘患者慎用。

【規格】注射劑：1WU[進]，2WU。

甘氨雙唑鈉　Sodium Glycidazole

【應用】適用於對頭頸部腫瘤、食管癌、肺癌等實體腫瘤

進行放射治療的病人。

【用法】iv. drip。每次 800mg / m², 30min 內滴完。給藥後 60 min 內進行放射治療。放療期間 qod，每週 3 次用藥。

【注意】本品必須伴隨放射治療使用。使用本品時應注意監測肝功能和心電圖變化，特別是肝功能、心臟功能異常者。肝功能、腎功能和心臟功能嚴重異常者禁用。

【規格】注射劑：5g（按無水物計）。

A 群鏈球菌 （Streptococcus A Group）

【應用】抗腫瘤生物反應調節劑，配合手術、放療或化療用於惡性腫瘤的輔助治療。

【用法】皮內或 ih：起始劑量為 0.1mg / d, 30d 為 1 療程。瘤內或腫瘤邊緣注射：0.1mg / d, ih，每次遞增 0.1mg，至 0.5mg / d 以後。漿膜腔內內注射：先皮內或 ih，0.1mg / d，逐日遞增至 0.5mg / d 以後，腔內注射 0.5mg～1.0mg / 週，分 1～2 次，4 週為 1 療程，腔內注射間隔期繼續皮內或 ih 0.5mg / d。

【注意】使用前必須常規做青黴素皮試，陽性者禁用。發生過敏反應停藥。

【規格】粉針劑：0.1mg（沙培林），0.5mg（康賽寧），1.0mg, 2.5mg。

雙酮嗪（抗癌 161，寧癌 –154，雙酮嗪，亞胺 –154，乙二胺亞胺，乙亞胺） Ethylenediamine

【應用】與丙亞胺相似，用於惡性淋巴瘤、頭頸部腫瘤、軟組織肉瘤等。

【用法】300～400mg / d，分 2～3 次飯後服，1 個月為 1 療程。

【注意】可引起白細胞下降，並可出現乏力、頭暈、胃腸道反應等。肝、腎功能不良、胃十二脂腸潰瘍者和孕婦、哺乳婦女禁用。

【規格】片劑：50mg、100mg × 100。

干擾素　Interferon

見第十二篇影響機體免疫功能的藥物。

米托蒽醌（二羥基蒽酮）　Mitoxantrone（DHAD）

【應用】嵌入 DNA 而形成交聯，對 RNA 的合成也有抑制，為週期非特異性藥物。

【用法】$10\sim14\,mg\,/\,m^2$，靜脈沖入，每 $3\sim4$ 週 1 次。急性白血病：$2\sim20\,mg\,/\,m^2$ iv，連用 $5\sim7d$；惡性淋巴瘤：$12\sim14\,mg\,/\,m^2$，每 3 週 1 次。

【注意】不良反應有骨髓抑制、胃腸道反應、心臟毒性、脫髮等，必須注意心臟監測。用本品後，鞏膜變藍、尿為藍綠色、糞便為黃至綠色。

【規格】注射劑：2mg, 5mg, 10mg, 20mg。

美司鈉　Mesna

【應用】可與丙烯醛或環磷酰胺結合形成無毒物迅速消除，預防環磷酰胺、異環磷酰胺、氯磷酰胺等藥物的泌尿道毒性。

【用法】一般在注射 IFO 後 0h、4h、8h 靜脈沖入，劑量為 IFO 總劑量的 60%，但在高劑量 IFO 時，可提高到 IFO 總劑量的 120%～160%。

【注意】保護作用僅限於泌尿系統的損害。

【規格】注射劑：200mg（美安），400mg（美安）。

維A酸（維甲酸） Tretinoin（Retinoic Acid）

【應用】本品可抑制白血病細胞的增殖，誘導白血病細胞分化成熟。

【用法】10mg, po, bid～tid。

【注意】妊娠婦女及嚴重肝腎功能損害者禁用。

【規格】片劑：10mg × 20（艾立可）。

亞砷酸 Arsenious Acid

【應用】本品主要成分為三氧化二砷（As_2O_3），對急性早動性細胞白血病有一定療效，與全反式維甲酸無交叉耐藥。

【用法】5～10mg, iv. drip, qd, 4～6 週為 1 療程。

【注意】過量使用發生急性中毒者，可用二巰基丙醇搶救。

【規格】注射液：10mg / 10ml, 5mg / 5ml, 450g。

香菇多糖

【應用】由激活宿主的防病機制來對抗腫瘤細胞。

【用法】iv，1mg / 次，1 週 2 次；或 2mg / 次，1 週 1 次。

【注意】不良反應有一過性皮疹或潮紅、噁心、頭昏、胸部壓迫、多汗等。

【規格】注射劑：1mg（天地欣，力提能），4mg。片劑：10mg, 25mg。

戈舍瑞林 Goserelin

【應用】用於可用激素治療的前列腺癌、乳腺癌及子宮內膜異位症。

【用法】3.6mg，每 28d 1 次，ip。

【注意】妊娠及哺乳婦女、有尿道阻塞和脊髓壓迫傾向的

男性患者及患有代謝性骨病的婦女慎用。

【規格】緩釋植入劑：3.6mg（諾雷得[進]）。

AVASTIN Bevacizumab

【應用】適用於聯合以 5-FU 為基礎的化療方案一線治療轉移性結直腸癌。

【用法】5mg / kg，每 2 週靜注 1 次直至疾病進展。第 1 次 iv. drip 應在化療後，滴注時間應超過 90min。

【注意】本品可能引起胃腸穿孔／傷口併發症、出血、高血壓危象、腎病綜合症、充血性心力衰竭。Avastin 應在術後 28d 後使用，且傷口應完全癒合。

【規格】注射劑：100mg / 4ml；400mg / 16ml。

亞葉酸鈣 Calcium Folinate

【應用】主要用作葉酸拮抗劑（如甲氨蝶呤，甲氧苄啶等）的解毒劑。

【用法】9～15 mg / m²，6～8h / 次，持續 2d，直至甲氨蝶呤血清濃度在 5×10^{-9}mol / L 以下。

【注意】本品不宜與甲氨蝶呤同時用，一次大劑量甲氨蝶呤後 24～48h 後再啟用本品，劑量應要求血藥濃度等於或大於甲氨蝶呤濃度。

【規格】注射劑：5mg, 25mg, 0.1g。

托烷司瓊 Troisetron
格拉司瓊 Granisetron
昂丹司瓊 Ondansetron

見消化系統藥物。

重組改構人腫瘤壞死因數
Recombinant Mutant Tumor Necrosis Factor

【應用】本品與 CAP 化療方案聯合可試用於經其他方法治療無效或復發的晚期非小細胞肺癌患者。

【用法】每次 400 萬 U / m², im，第 1～7d 及第 11～17d，qd 每天用藥 1 次，21d 為 1 個療程。

【注意】僅可與 CAP 化療方案聯合使用。

【規格】500WU（納科思）。

甘露聚糖肽　Mannatide

【應用】用於惡性腫瘤放、化療中免疫功能低下的輔助治療。

【用法】10～20mg / 次，iv. drip、im 或瘤體注射，qd or qod，1 個月為 1 療程。

【注意】本品應在醫生嚴密監護並有搶救措施的條件下使用。

【規格】注射劑：5mg（多康佳），10mg。片劑：15mg（因奧新）。凍乾粉針劑：10mg（力爾凡）。

馬藺子素　Irisquinone

【應用】用於放射治療的肺癌、食道癌和頭頸部癌等的放射治療。

【用法】2 粒／次，飯後 po, bid，分別於放療前、後服用。

【注意】在放療期間應持續服藥，以免影響療效。從小劑量開始服用（1～2 粒 / d）；本藥宜飯後服用，以減少胃腸反應發生。

【規格】膠囊劑：55mg × 4（安卡）。

人參多糖　Ginseng Polysacchride
見影響免疫功能的藥物。

白細胞介素 –2（白介素 –2）　Interleukin–2（IL–2）
【應用】主要用於化療後升高血小板。

【用法】本品應在臨床醫師指導下使用。推薦劑量為 25 μg / kg，於化療結束後 24～48h 開始或發生血小板減少症後皮下注射，1 次 / d，療程一般 7～14d。血小板計數恢復後應及時停藥。臨床應用中應注意控制劑量。

【注意】不良反應有寒戰、發熱、乏力等。大劑量可致低血壓、水腫和腎功能異常。

【規格】注射劑：5WU, 10WU, 20WU（泉奇），50WU（新德路生，泉奇），100WU（新德路生，泉奇），200WU（泉奇），0.75mg, 1.5mg, 3mg。

唑來磷酸　Zoledronic
【應用】用於治療惡性腫瘤引起的高鈣血症。

【用法】白蛋白修正的血清鈣 ≥3.0 mmol / L 者，推薦劑量為 4 mg, iv. drip。再次治療必須與前次至少相隔 7～10d。

【注意】給藥前必須測試患者的水化狀態，治療中尿量應維持 2L / d。治療初期，應仔細監測肌酐、血清鈣、磷酸鹽和鎂的含量。

【規格】注射劑：4mg（擇泰［進］）。

第四篇

麻醉藥及其輔助藥物

第一章　全身麻醉藥

一、吸入麻醉藥

氧化亞氮（笑氣）　Nitrous Oxide

【應用】麻醉作用弱，鎮痛作用強，無肌鬆作用，誘導、蘇醒迅速，對呼吸、循環無明顯抑制。

【用法】全麻誘導：吸氣內氧化亞氮濃度以 80％為限。全麻維持：氧化亞氮濃度以 50％～70％為限。

【注意】使用過程中應防止供氧不足，腸梗阻、氣胸、氣腦、腸脹氣、氣囊腫患者禁用，麻醉裝置中氧與氧化亞氮流量計不準確時禁用。可導致貧血、白細胞減少。

恩氟烷（安氟醚，易使甯，安利迷）　Enflurane

【應用】適用於各部位、各年齡的手術，包括重症肌無力、嗜鉻細胞瘤等。

【用法】全麻誘導：與氧氣或氧氣－氧化亞氮複合誘導，

以 4.5%為限。全麻維持：以 3%為限。

【注意】濃度增高可抑制呼吸及循環，導致驚厥。嚴重心、肝、腎功能障礙者，癲癇患者，顱內壓過高患者禁用。

【規格】吸入劑：250ml ［合］［進］。

異氟烷（異氟醚） Isoflurane

【應用】用於老年人、冠心病患者，常與靜脈全麻藥合用。

【用法】全麻誘導：吸氣內濃度逐漸增加，一般為 1.5%～3.0%。全麻維持：吸氣內濃度為 1.0%～1.5%。

【注意】對呼吸道有刺激性，可致咳嗽、屏氣。禁用於產科及有惡性高熱病史患者。

【規格】吸入劑：100ml ［合］、100ml。

七氟烷（七氟醚） Sevoflurane

【應用】適用於凡需全麻誘導及維持的手術，尤其是小兒。

【用法】全麻誘導：逐漸吸入至 5%。全麻維持：吸氣內濃度為 1.5%～2.5%。小兒酌減。

【注意】1 個月內施用吸入全麻患者、肝功能不全者、對鹵化麻醉劑過敏者、惡性高熱者禁用。慎用於冠心病患者、腎功能障礙者及產科。

【規格】吸入劑：250ml。

氟烷（三氟氯溴乙烷） Halothane（Fluothane）

【應用】適用於多種手術的全麻，尤其是小兒基礎麻醉。

【用法】以吸氣內氟烷蒸氣濃度計，誘導劑量：成人以 3%～4%為限，小兒以 1%～2%為限；維持劑量：成人 1%，小兒 0.3%。

【注意】對心臟、呼吸有一定抑制作用。具有肝毒性,重複使用應間隔 3 個月以上。心功能不全,嚴重肝、腎功能不全者,顱內壓升高患者,剖腹產者禁用。

【規格】吸入劑:20ml, 100ml。

地氟烷(地氟醚) Desflurane(Suprane)

【應用】適用於心血管手術麻醉。

【用法】單獨或與靜脈全麻藥複合應用於麻醉誘導及維持。也可用於小兒。

【注意】沸點低(23.5℃),不能使用標準蒸發器。對呼吸道有一定刺激作用。

【規格】240ml。

二、靜脈麻醉藥

硫噴妥鈉(戊硫巴比妥鈉)
Thiopental Sodium(Sodium Pentothal)

【應用】見於用法。

【用法】全麻誘導:常用量按體重 1 次 3~5mg / kg,總量不超過 1.0g。全麻維持:總量不超過 0.5g。小兒基礎麻醉:深部 im,以 2.5%~5.0%溶液按體重 1 次 5~10mg / kg,極量 1 次 20mg / kg。

【注意】可併發靜脈炎。卟啉症患者禁用,不宜用於剖腹產。慎用於腎上腺皮質、甲狀腺或肝功能不全者。

【規格】注射劑:0.5g, 1.0g。

氯胺酮 Ketamine

【應用】用於各種體表的短小手術、麻醉誘導、靜脈複合

麻醉、小兒基礎麻醉等。

【用法】全麻誘導：1～2mg / kg iv, 4～5mg / kg im。全麻維持：≤1～2mg / min iv。小兒基礎麻醉：4～8mg / kg im。

【注意】給藥前後 24h 戒酒。高血壓、顱內壓升高、心肌供血不全、癲癇、腦出血、青光眼患者禁用。

【規格】注射劑：0.1g / 2ml, 0.1g / 10ml, 0.2g / 20ml。

依託咪酯（乙咪酯，甲苄咪酯）　Etomidate

【應用】適用於全麻誘和麻醉輔助。也可用於門診小手術。

【用法】推薦劑量為：成人 30～60s 內 0.3mg / kg, iv。

【注意】不良反應發生率高，應補充腎上腺皮質激素。紫質症病人慎用。

【規格】注射劑：20mg / 10ml。

羥丁酸（γ–羥基丁酸）　Hydroxybutyrate（Oxybate）

【應用】用於全身麻醉或誘導麻醉，適用於老人、兒童、神經外科手術和外傷、燒傷患者的麻醉。

【用法】輔助全麻誘導：60～80mg / kg, iv，速度約 1g / min。全麻維持：12～80mg / kg, iv。極量：1 次總量 300mg / kg。

【注意】可出現錐體外系症狀及譫忘等精神錯亂。能興奮副交感神經，使用前可給予阿托品拮抗。低血鉀患者有誘發心律失常的可能，應注意補鉀。嚴重高血壓患者、癲癇、酸血症、房室傳導阻滯者禁用。

【規格】注射劑：2.5g / 10ml。

丙泊酚（二異丙酚，異丙酚）　Propofol

【應用】適用於全麻誘導與維持，常用於門診病人。

【用法】全麻誘導：1.5～2.5mg / kg, iv, 0.5min 內注完。全麻維持：4～12mg /（kg‧h）iv. drip。

【注意】長時間 iv. drip 有組織蓄積作用。與地西泮、咪達唑侖合用能延長睡眠時間。阿片類藥物能增強本品的呼吸抑制作用。低血壓、休克病人、3 歲以下小兒、孕婦慎用或禁用。

【規格】注射劑：0.2g / 20ml〔合〕, 0.5g / 50ml, 1g / 100ml。

咪達唑侖（速眠安）　Midazolam

【應用】參閱用法。

【用法】全麻誘導：成人 0.1～0.3mg / kg。全麻維持：可間斷 iv 首量的 25%～30%，或持續 iv. drip 0.15mg /（kg‧h）。麻醉前給藥：術前 5～10min iv2.5～5mg。失眠症：睡前服 7.5～15mg。

【注意】少數患者有噁心、嘔吐及咳嗽，不宜與硫噴妥鈉混合使用。孕婦、重症肌無力患者、對苯二氮草類藥過敏者禁用。

【規格】片劑：15mg（多美康）〔合〕。鹽酸咪達唑侖注射劑：5mg / ml, 10mg / 2ml（力月西），5mg / 5ml（力月西），15mg / 3ml〔進〕。

第二章　局部麻醉藥

普魯卡因（奴佛卡因）　Procaine

【應用】毒性較小，應用較廣，單獨使用作用維持 45min 到 1h，但擴散、穿透力差。

【用法】浸潤麻醉：用 0.25%～0.5%溶液，1 次用量 0.05～0.25g。傳導麻醉：用 1%～2%溶液，1 次用量不超過 1.0g。蛛網膜下腔麻醉：3%～5%溶液，1 次用量 150mg。硬膜外麻

醉：2％溶液。局部封閉：0.25％～0.5％溶液。

【注意】可發生過敏反應，用前應先做皮試。不宜與葡萄糖、磺胺類藥同用。

【規格】鹽酸普魯卡因注射劑：40mg／2ml, 100mg／10ml, 50mg／20ml, 100mg／20ml。粉針劑：150mg。

利多卡因（賽羅卡因）　Lidocaine

【應用】參閱用法。

【用法】表面麻醉、蛛網膜下腔阻滯：用2％～4％溶液，1次不得超過0.1g。浸潤麻醉：一般用0.25％～0.5％溶液，用量不超過0.4g。神經阻滯、硬脊膜外阻滯：用1.0％～2.0％溶液，用量不超過0.4g。小兒常用量：常用0.25％～0.5％溶液，1次量以4.0～4.5mg／kg為限。

【注意】靜注時可有麻醉樣感覺、頭暈、眼發黑。嚴重房室傳導阻滯、惡性高熱、嚴重肝功能不全、癲癇及對本品過敏者禁用。

【規格】鹽酸利多卡因注射劑：0.1g／5ml, 0.2g／10ml, 0.4g／20ml, 50mg／5ml。

布比卡因（丁吡卡因，麻卡因）　Bupivacaine

【應用】長效局麻藥。

【用法】局部浸潤：用0.25％的溶液175～200mg於24h內分次給藥，日極量400mg。神經阻滯：用0.25％～0.5％溶液，1次極量200mg。硬膜外阻滯：0.5％～0.75％溶液，1次用量150～225mg。蛛網膜下腔阻滯：用0.5％溶液，1次用量1.5～2.5mg。

【注意】偶見精神興奮、低血壓等不良反應。12歲以下小

兒慎用或禁用。

【規格】鹽酸布比卡因注射劑：12.5mg / 5ml, 25mg / 5ml, 37.5mg / 5ml, 15mg / 2ml。

丁卡因（地卡因，潘托卡因） Tetracaine

【應用】適用於表面麻醉，或與利多卡因混合應用於硬膜外麻醉。

【用法】用於眼科：以 0.5％～1％濃度。用於鼻腔、氣管：以 1％～2％濃度。硬膜外阻滯：單獨使用 0.2％～0.3％，1 次用量不超過 40～60mg；與利多卡因合用，丁卡因 0.1％～0.2％、利多卡因 1.0％～1.5％。蛛網膜下腔阻滯：丁卡因用 1％葡萄糖、麻黃鹼、腦脊液各 1ml 配製，成人一般劑量 8～10mg。

【注意】大劑量可致心臟傳導系統和中樞神經系統抑制。丁卡因溶液中加入腎上腺素，可延長作用時間，減少急性中毒的發生。pH 值＜5.2 時，溶液較穩定。

【規格】鹽酸丁卡因注射劑：30mg / 3ml, 50mg / 5ml, 30mg / 10ml。粉針劑：10mg, 15mg, 20mg。

達克羅寧 Dyclonine

【應用】穿透力強，作用迅速而持久，毒性較普魯卡因小，現常作外用局麻藥。

【用法】用於皮膚癢疹、外傷、潰瘍、褥瘡以及內鏡檢查。

【注意】不得與含碘的放射顯影藥接觸，否則後者中的碘會沉澱出來。

【規格】鹽酸達克羅寧軟膏或乳膏劑：1％。溶液劑：0.5％。膠漿劑：0.1g / 10ml。

複方利多卡因

【應用】用於皮層局部麻醉針穿刺。

【用法】表面手術應用：皮膚：成人和大於 1 歲的兒童，在皮膚表面塗上一層厚厚的乳膏，上蓋一密封的敷料大約 1.5g / 10cm² 大約半管（2g），塗藥時間至少 1h，最長 5h；小手術，約 1.5～2g / 10cm²，塗藥時間至少 2h，最長 5h；生殖器黏膜：成人切除生殖器疣手術，在黏膜上塗上大約 5～10g 的 EMLA5～10min。

【注意】對酰胺類局部麻醉藥或對此產品中任何其他成分高度過敏者，先天性或特發性高鐵血紅蛋白血症者禁用。不能用於開放性傷口。

【規格】乳膏劑：5% 5g（恩納）。

第三章　骨骼肌鬆弛藥

氯化琥珀膽鹼（司可林）　Suxamethonium Shloride

【應用】為去極化型肌鬆藥，作用迅速，用於氣管插管。

【用法】1mg / kg, iv，如需維持肌松，可用 0.1%～0.2% 溶液 iv. drip。

【注意】大量應用時可發生脫敏感阻滯、呼吸麻痹、一過性竇性停搏，呼吸麻痹時不能用新斯的明對抗。高血鉀患者如燒傷、廣泛軟組織損傷、偏癱和腦血管患者、青光眼、視網膜脫離、白內障摘除術的病人禁用。孕婦及使用抗膽鹼酯酶藥患者慎用。忌與硫噴妥鈉配伍。

【規格】注射劑：50mg / ml, 100mg / 2ml。

泮庫溴銨（潘冠羅寧，本可松） Pancuronium Bromide

【應用】用於外科手術（氣管插管）麻醉的輔助用藥。

【用法】成人 40～100 μg / kg，兒童 60～100 μg / kg, iv。與乙醚、氟烷合用時應酌減。

【注意】不良反應為較大劑量時可使心率加快、心收縮力減弱、血壓升高，過量中毒時可 iv 新斯的明及阿托品解救。重症肌無力患者禁用。高血壓及肝腎功能不全者慎用。

【規格】注射劑：4mg / 2ml。

阿曲庫銨（卡肌甯，安特寇林） Atracurium Bromide

【應用】用於各種手術時需肌鬆或控制呼吸情況。

【用法】始劑量 0.3～0.6mg / kg, iv，維持量 5～10 μg /（kg・min），iv. drip。

【注意】不良反應主要是皮膚潮紅。不宜與硫噴妥鈉或其他鹼性藥物混合注射。過量時可用新斯的明配合阿托品拮抗。過敏及重症肌無力患者禁用。患神經肌肉疾病、嚴重電解質紊亂、孕婦慎用。

【規格】注射劑：25mg / 2.5ml, 50mg / 5ml。

維庫溴銨（維庫羅寧） Vecuronium Bromide

【應用】用於氣管內插管。

【用法】70～100 μg / kg, iv。

【注意】肝硬化、膽汁淤積或嚴重腎功能不全者對本品消除減慢，時效延長，用量酌減。孕婦、新生兒禁用。

【規格】粉針劑：4mg（萬可松[進]）、4mg（仙林）。

哌庫溴銨　Pipecuronium Bromide

【應用】作手術麻醉的輔助用藥。

【用法】80～100 μ g / kg iv, 3min 後進行氣管插管。

【注意】可見輕微心血管系統反應，腎功能不全者用量不超過 40 μ g / kg，重症肌無力者忌用。

【規格】粉針劑：4mg（附溶劑）。

羅庫溴銨　Rocuronium Bromide

【應用】用於氣管插管，尤其是琥珀膽鹼禁用時的氣管插管。

【用法】0.6～1mg / kg。

【注意】老人用量酌減。肝功能障礙者可延長時效。

【規格】粉針劑：4mg。

第五篇

主要作用於中樞神經系統的藥物

第一章　中樞興奮藥

尼可剎米（二乙煙酰胺，可拉明）　Nikethamide

【應用】用於中樞性呼吸功能不全、呼吸衰竭及阿片類藥物中毒的解救。

【用法】1 次 0.25～0.5g, im or iv，極量 1 次 1.25g。

【注意】本品毒性小，大劑量可出現血壓升高、心悸、心律不整、震顫、肌肉僵直，中毒時出現驚厥及中樞抑制。

【規格】注射劑：0.375g / 1.5ml, 0.5g / 2ml。

洛貝林（山梗菜鹼，山梗茶鹼，祛痰菜鹼）
Lobeline（unilobin, lobidan）

【應用】用於各種原因引起的窒息及呼衰。

【用法】sc or im：成人 3～10mg / 次，極量 20mg / 次，50mg / d；兒童 1～3mg / 次。iv：成人 3mg / 次，極量 20mg / d；兒童 0.3～3mg / 次。新生兒窒息時注入臍靜脈 3mg。

【注意】大劑量可引起心動過速、傳導阻滯、呼吸抑制甚至驚厥。

【規格】注射劑：3mg / ml, 10mg / ml。

過氧化碳酰胺　Carbamide Peroxide

【應用】用於各種低氧血症以及急性缺氧引起的胎兒窘迫。

【用法】成人：1g / 次，iv. drip，qd～bid。兒童：18mg / kg，1 次劑量不超過 1g。

【注意】腎功能嚴重不全者禁用。過氧化氫酶缺乏者禁用。孕婦及哺乳期婦女慎用。

【規格】注射劑：1g。

多沙普侖（佳蘇侖）　Doxapram

【應用】選擇性興奮呼吸中樞。用於全麻或藥物引起的中樞抑制、給氧後動脈血氧分壓低。

【用法】用 5% 葡萄糖注射液稀釋至 1mg / ml 後 iv 或 iv. drip，用量不宜超過 0.3g / h。

【注意】本品能促使兒茶酚胺釋放增多，因此全麻藥氟烷、異氟烷停用 10～20min 後才能使用。iv. drip 太快有引起溶血危險；iv 時間長或藥物滲漏到靜脈外，可導致血栓性靜脈炎和局部刺激。

【規格】注射劑：20mg / ml, 100mg / 5ml。

咖啡因（咖啡鹼，茶素）　Caffeine

【應用】對中樞神經系統各主要部位均有興奮作用，主要用於中樞性呼吸和循環功能不全。

【用法】1～2ml / 次，2～4ml / d, sc or im；極量，3ml / 次，12 ml / d。

【注意】少數病人服後可出現不耐受。異煙肼和甲丙氨酯

能促使咖啡因增效，提高後者腦組織內濃度。孕婦慎用。

【規格】安鈉咖（苯甲酸鈉咖啡因）注射劑：每支含無水咖啡因 0.12g 與苯甲酸鈉 0.13g（1ml）。巴氏合劑：200ml 中含安鈉咖 0.05～2g、溴化鈉（或溴化鉀）1.0～10g。

第二章　鎮痛藥

嗎啡　Morphine

【應用】主要作用於中樞神經系統及胃腸道。

【用法】鎮痛：5～15mg／次，15～60mg／d, po。或 5～15 mg／次，15～40mg／d, sc。對癌痛病人，需要強調有規則地使用阿片類藥物，麻醉前給藥：8～10mg 於麻醉前 1hsc。

【注意】連續使用易成癮。顱內高壓、顱腦損傷、慢性阻塞性肺疾病、支氣管哮喘、肺源性心臟病患者、哺乳期婦女、臨產婦女、嬰兒禁用；肝功能減退、急性左心衰竭晚期並出現呼吸衰竭時忌用。

【規格】注射劑：5mg／0.5ml, 10mg／ml；片劑：5mg, 10 mg。控釋片：30mg（美菲康，美施康）。

哌替啶（杜冷丁，嘜啶）　Pethidine

【應用】機制與嗎啡相似。

【用法】鎮痛：成人：50～100mg／次，0.2～0.4g／d, po；25～100mg／次，0.1～0.4g／d, sc or im；1 次以 0.3mg／kg 為限，iv。麻醉前給藥：術前 30～60min, im1～2mg／kg；麻醉中維持 60～90min，總用量 1.2mg／kg。

【注意】連續應用能成癮。重複、大劑量給藥可引起中樞神經系統毒性，表現為震顫、意識模糊、癲癇發作。

【規格】片劑：25mg, 50mg。注射劑：50mg / ml, 100mg / 2 ml。

芬太尼　Fentanyl

【應用】為阿片受體激動劑。用於各種診斷明確的劇痛及手術麻醉前、中、後的鎮痛與鎮靜。

【用法】鎮痛：0.05～0.1mg, im。麻醉前給藥：0.05～0.1 mg, im，術前 30～60min。誘導麻醉：0.05～0.1mg, iv，間隔 2～3min 重複注射，直至達到要求。

【注意】本品靜注，應特別注意注射速度，不宜過快，否則出現呼吸抑制。納洛酮能拮抗本品引起的呼吸抑制。其餘禁忌同嗎啡。

【規格】注射劑：0.1mg / 2ml。貼劑：2.5mg, 5.0mg（多瑞吉〔進〕）。

布桂嗪（強痛定）　Bucinnazine（fortanodyn, AP–273）

【應用】非麻醉性速效鎮痛藥。用於炎性及外傷性疼痛、痛經、癌痛、三叉神經痛等。

【用法】成人：60mg, po, 90～180mg / d，或 50～100mg，sc or im, qd～bid；小兒：1mg / kg，po。

【注意】偶有噁心、頭暈、困倦，停藥可消失。連續使用本品可致耐受和成癮，故不可濫用。

【規格】片劑：30mg × 20，60mg。注射劑：50mg / 2ml，100mg / 2ml。

阿片　Opium

【應用】用於止痛、止瀉和鎮咳。

【用法】0.3～0.5ml, po, tid。

【注意】有頭痛、頭暈、便秘等。本品有成癮性，屬麻醉藥品管理。

【規格】酊劑：10％500ml。

麥角胺咖啡因　Ergotamine-caffeine

【應用】主要用於偏頭痛。

【用法】偏頭痛開始發作時，立即服 2 片，如 30min 後仍不緩解，可再服 1～2 片，但 24h 內不得超過 6 片。1 週內不超過 10 片。

【注意】用量過大常見有噁心、嘔吐、上腹部不適、腹瀉、肌無力甚至胸區痛。孕婦、末梢血管疾患、冠脈供血不足、心絞痛及肝腎疾病者禁用。

【規格】複方片劑：每片含酒石酸麥角胺 1mg，咖啡因 100mg（麥加片）。

羥考酮　Oxycodone

【應用】用於緩解持續的中度到重度疼痛。

【用法】必須整片吞服，不得掰開、咀嚼或研磨。初始用藥劑量一般為 5mg，每 12h 服用 1 次。大多數患者的最高用藥劑量為 200mg / 12h，每張處方量應不超過 15 日量。

【注意】可能產生耐受性和依賴性。常見不良反應：便秘（緩瀉藥可預防便秘）、噁心、嘔吐、頭暈、瘙癢。禁忌：缺氧性呼吸抑制、顱腦損傷、麻痺性腸梗阻、急腹症、胃排空延遲、慢性阻塞性呼吸道疾病、肺源性心臟病、慢性支氣管哮喘、高碳酸血症、已知對羥考酮過敏、中重度肝功能障礙、重度腎功能障礙（肌酐清除率＜10ml / min、慢性便秘、同時服用

單胺氧化酶抑制劑，停用單胺氧化酶抑制劑<2週。孕婦或哺乳期婦女禁用。手術前或手術後24h內不宜使用。

【規格】片劑：5mg × 10, 10mg × 10, 20mg × 10, 40mg（奧施康定）。

佐米曲普坦　Zolmitriptan

【應用】適用於有／無先兆偏頭痛的急性治療。

【用法】2.5mg, po。如果症狀持續需在第一次用藥2h後2次服藥，或復發，再次服藥仍有效，24h內最大劑量不得超過15mg。

【注意】禁用於兒童、65歲以上患者以及已知的高敏體質者和血壓未被控制的高血壓患者。本品禁用於症狀性帕金森氏綜合徵患者和患有與其他心臟旁路傳導有關的心律失常患者。不推薦用於缺血性心臟病患者。不良反應：咽喉部、頸部、四肢及胸部可能出現沉重感、緊縮感和壓迫感。

【規格】片劑：2.5mg × 1（佐米格）。

納絡酮（烯丙羥嗎啡酮，丙烯嗎啡，N- 烯丙去甲羥嗎啡酮） Naloxone

【應用】用於麻醉性鎮痛藥急性中毒解救。

【用法】成人：0.4～0.8mg, sc or im or iv。12歲以下兒童：0.2mg。用於治療精神分裂症：每次4mg。用於心臟驟停急救，以2mg /（kg・h）靜滴。新生兒窒息：0.01mg / kg，首先給0.02mg試驗劑量，如無反應可3～5min內重複使用。

【注意】對阿片類藥物已耐受者，使用本品後會立即出現戒斷症狀，可用以研究鎮痛藥的作用部位、作用性質與強度等；孕婦、新生兒不宜用。高血壓及心功能障礙患者慎用，使

用時應嚴格遵照醫囑。極少人數出現心動過速及肺水腫。

【規格】針劑：0.4mg / 1ml（蘇諾）。0.4mg（凱因諾彤），2mg（欣萊樂）。

瑞芬太尼　Remifentanil

【應用】用於全麻誘導和全麻中維持鎮痛。

【用法】本品只能用於靜脈給藥，特別適用於靜脈持續滴注給藥。

【注意】典型的不良反應有噁心、嘔吐、呼吸抑制、心動過緩、低血壓和肌肉強直，禁忌：本品不能單獨用於全麻誘導；不能於硬膜外和鞘內給藥；已知對本品中各種組分或其他芬太尼類藥物過敏的病人禁用；重症肌無力及易致呼吸抑制病人禁用；支氣管哮喘病人禁用。

【規格】注射劑：2mg（以瑞芬太尼鹼基計）。

野木瓜

【應用】祛風止痛，舒筋活絡。用於風邪阻絡型三叉神經痛、坐骨神經痛。

【用法】2～4ml, im, bid。

【規格】注射劑：2ml。

丁丙諾啡（布諾啡）　Buprenorphine（Buprenox）

【應用】為阿片受體部分激動劑，鎮痛作用強於哌替啶。用於術後痛、癌性痛等的止痛。

【用法】0.15～0.3mg, im or iv。或 0.2～0.8mg，舌下含服，每隔6～8h 重複給藥。

【注意】不良反應似嗎啡。顱腦損傷及呼吸抑制病人、老

弱病人慎用。本品有一定依賴性。

【規格】注射劑：0.15mg / ml, 0.3mg / ml, 0.6mg / 2ml。舌下片：0.2mg。

曲馬多（反胺苯環醇）
Tramadol（Tramal, Crispin Melanate）

【應用】為阿片受體激動劑，屬強效鎮痛藥。用於中度和嚴重急、慢性疼痛及手術疼痛等。

【用法】50～100mg, po, 1d 劑量不超過 400mg。50～100 mg, im, bid～tid，日用量不超過 400mg。

【注意】本品存在一定程度的耐藥性和依賴性，應注意。孕婦、哺乳期婦女、肝腎功能不全患者、心臟疾病患者慎用。酒精、安眠藥、鎮痛藥、精神藥物中毒的患者禁用。不宜與單胺氧化酶抑制劑合用。

【規格】膠囊劑：50mg（舒敏）。緩釋片：0.1g（奇曼丁）。注射劑：100mg / 2ml。栓劑：100mg。

阿魏酸鈉　Sodium Ferulate

【應用】用於缺血性心腦血管症的輔助治療。

【用法】0.1～0.3g, iv. drip, qd。或 0.1g, im, qd～bid。建議療程為 10d。

【規格】注射劑：5ml：0.1g（邁諾康）。

苯噻啶（山道密格蘭，派蘇提芬）　Pizotifen

【應用】為 5- 羥色胺對抗劑，並有很強的抗組胺和較弱的抗乙醯膽鹼作用。用於典型和非典型性偏頭痛。

【用法】0.5～1mg, po, qd～tid。

【注意】常見嗜睡、頭昏、口乾等不良反應。毒性小，可長期服用。駕駛員、高空作業者慎用。孕婦、青光眼患者、前列腺肥大者禁用。

【規格】片劑：0.5mg × 100。

伊美沙樂

【應用】用於痛經。

【用法】直腸給藥。1粒／次，qd。

【注意】不良反應為：頭痛、焦慮、震顫、各型皮疹，最嚴重的為大疱性多型紅斑、過敏反應，哮喘等。本品與阿司匹林或其他非甾體抗炎藥過敏者、癲癇、帕金森氏症及精神病患者、支氣管哮喘者、孕婦及哺乳期婦女禁用。

【規格】複方膠囊：吲哚美辛70mg，硫酸沙丁胺醇1.2 mg。

舒爾芬

【應用】治療各種疼痛。

【用法】po，1片，tid。

【注意】消化道潰瘍、腎損害者慎用。大劑量有成癮性。

【規格】片劑：（雙氯芬酸鈉25mg、磷酸可待因15mg）× 10。

路蓋克

【應用】治療各種中等程度疼痛。

【用法】po，1～2片，q4～6h。

【注意】呼吸抑制、呼吸道梗阻患者、哮喘發作者禁用。肝、腎損害者慎用。

【規格】片劑：（醋氨酚0.5g、雙氫可待因10mg）×12，20。

達寧

【應用】治療各種中、輕度疼痛。

【用法】po，1～2 片，tid～qid。

【注意】同路蓋克。

【規格】片劑：（醋氨酚 0.25g、右丙氧芬 50mg）×10，20。

耐而可（norco）

【應用】治療各種中、重度疼痛。

【用法】每4～6h 1～2 片。24h 的總用藥量不應超過 5 片。

【注意】對乙酰氨基酚或二氫可待因酮過敏者禁用。

【規格】片劑：（二氫可待因 5mg、對乙酰氨基酚 500mg）×30。

第三章　解熱鎮痛抗炎藥及抗痛風藥

阿司匹林（乙酰水楊酸）　Aspirin（Acetylsalicylic acid）

【應用】解熱、鎮痛作用溫和確實，抗炎、抗風濕作用較強。為風濕熱、風濕性關節炎、類風濕性關節炎首選藥。

【用法】中度鈍痛：0.3～0.6g, po, tid；急性風濕熱伴有心肌炎：0.6～1g, po, tid～qid，療程 3 個月左右。小兒：0.1g／（kg·d），分 3 次服。

【注意】解熱時宜用小量，應多喝水，以防止出汗過多而造成水鹽失衡。胃及十二指腸潰瘍患者慎用或不用。飲酒前後服用，與糖皮質激素合用均可加重胃黏膜的損傷。特異體質可引起過敏症狀。水楊酸類、雙香豆素類抗凝血藥、磺胺類降糖藥、巴比妥類、甲氨蝶呤、苯妥英鈉可增加了本品的作用和毒性。妊娠期、哺乳期婦女禁用。10 歲左右兒童患流感或水痘後

忌用本品，否則可誘發 Reye 氏綜合徵，重者可致死。

【規格】腸溶片劑：25mg, 40mg（博爾心），50mg（介寧），0.1g（拜阿司匹林[進]），0.2g, 0.3g, 0.5g。泡騰片：0.3g, 0.5g（巴米爾[進]）。直腸栓劑：0.1g, 0.3g, 0.45g, 0.5g。

阿斯匹林賴氨酸（賴氨匹林） Lysine Acetylsalicylate

【應用】為阿司匹林與賴氨酸的復鹽，作用同阿司匹林。用於多種原因引起的發熱和疼痛。

【用法】0.9～1.8g, iv, bid。

【注意】偶見胃腸不適、噁心、嘔吐、出汗等，個別病例出現皮疹。

【規格】注射劑：0.5g, 0.9g（阿沙吉爾）。

對乙醯氨基酚（撲熱息痛） Acetaminophen

【應用】解熱作用類似阿司匹林。用於感冒發熱、關節痛及偏頭痛。

【用法】0.3～0.6g, po, bid～tid, 1d 量不超過 2g，療程不超過 10d。兒童按年齡計：2～3 歲，0.16g；4～5 歲，0.24g；6～8 歲，0.32g；9～10 歲，0.4g。每 4h 或必要時服 1 次，或 0.15～0.25g, im。

【注意】不良反應較少，不引起胃腸出血。劑量過大引起肝臟損害。肝腎病患者慎用。

【規格】片劑：0.3g × 10, 0.5g × 10（百服寧，必理通）。咀嚼片：0.16g。膠囊劑：0.3g。控釋片（泰諾林[合]）：0.65g。糖漿劑：80mg / 2.5ml。直腸栓劑：0.15g, 0.3g, 0.6g。注射劑：75mg / ml，0.25g / 2ml。

複方氨酚烷胺片

【應用】用於傷風引起的鼻塞、咽喉痛、頭痛發燒等；也用於流行感冒的預防和治療。

【用法】1 片，po, bid。

【注意】本品有嗜睡作用。

【規格】複方片劑：含鹽酸金剛烷胺 100mg，對乙醯氨基酚 250mg（感立克）。

泰諾兒童感冒糖漿

【應用】減輕兒童感冒引起的發熱、頭痛、咳嗽等症。

【用法】7～9 歲兒童（22～26kg）8ml／次，4～8 歲兒童（16～20kg）5ml／次，2～3 歲幼兒（12～14kg）3ml／次。用於解熱連續使用不得超過 3 天，用於止痛不超過 5 天。

【注意】不良反應有頭暈、乏力、噁心等。過明者禁用，肝腎功能不全者慎用。

【規格】複方糖漿：每 ml 含對乙醯氨基酚 32mg，氫溴酸右美沙芬 1mg，鹽酸偽麻黃鹼 3mg，馬來酸氯苯那敏 0.2mg。

複方氯唑沙宗　Composit Chlorzoxazone

【應用】急性骨骼肌損傷、關節及軟組織扭傷。

【用法】po，1～2 片，tid～qid。

【注意】對氯唑沙宗或對乙醯氨基酚過敏者禁用。

【規格】片劑：125mg（氯唑沙宗）× 24。

酚麻美敏

【應用】用於感冒，緩解感冒引起的發熱、鼻塞、流涕等。

【用法】1～2 片，po, tid。1d 量不得超過 6 片，療程不超過

7d。

【注意】對本品成分及其他擬交感胺類藥，如腎上腺素、異丙腎上腺素等過敏者禁用。

【規格】片劑：（每片含對乙酰氨基酚 325mg、鹽酸偽麻黃鹼 30mg、氫溴酸右美沙芬 15mg、馬來酸氯苯那敏 2mg）×10（泰諾，Tyenol）[進]。

複方氨酚烷胺

【應用】用於感冒，緩解感冒引起的發熱、鼻塞、流涕等。

【用法】po，1 粒，bid。

【注意】對本品成分過敏者、活動性消化性潰瘍患者禁用。

【規格】膠囊劑：每粒含對乙酰氨基酚 250mg、金剛烷胺 100mg、牛磺酸 10mg、咖啡因 15mg、馬來酸氯苯那敏 2mg×10（快克，泰克）。

美息偽麻　Composite Pseudoephedrine

【應用】用於治療和減輕感冒引起的發熱、頭痛、周身四肢酸痛、打噴嚏、流涕、鼻塞、咳嗽、咽痛等症狀。

【用法】白天每 6h 服 1～2 片白片，臨睡前服 1～2 片夜片。

【注意】對其中任一種成分的藥物有過敏史者禁用。

【規格】片劑：325mg×24（白加黑），500mg×10（日夜百服寧[進]）。

酚咖片

【應用】用於減輕或解除中度疼痛及因感冒等引起的發熱症狀。

【用法】po，1～2 片，qd～tid。

【注意】對咖啡因、對乙醯氨基酚過敏者禁用。

【規格】片劑：每片含對乙醯氨基酚 500mg，咖啡因 65mg（加合百服寧）。

散利痛　Saridon

【應用】用於頭痛、牙痛、神經痛、月經痛、肌肉痛及發熱等。

【用法】po，1～2 片，qd～tid。

【注意】避免同時服用降壓藥、抗抑鬱藥、單胺氧化酶抑制劑，避免飲酒。

【規格】片劑：500mg × 100, 400, 1000。

時美百服嚀

【應用】嬰幼兒因感冒及其他上呼吸道過敏疾病引起的多種症狀。

【用法】個體化劑量。

【注意】偶見口乾、胃部不適、皮疹。高血壓、心臟病、糖尿病、甲狀腺疾病、青光眼、哮喘患者及對非甾體抗炎藥過敏者慎用。用於發熱勿超過 3 日。

【規格】滴劑：15ml。每 0.8ml 滴劑含對乙醯氨基酚 80 mg，鹽酸偽麻黃鹼 7.5mg。

泰諾感冒糖漿

【應用】用於普通感冒、花粉症及其他上呼吸道過敏引起的鼻黏膜充血水腫、咳嗽等症狀。

【用法】6～11 歲 10ml，2～5 歲 5ml，po，q4～6h。

【注意】不良反應包括胃腸道不適，嗜睡。青光眼、心臟病、高血壓、甲亢症、糖尿病、哮喘患者以及對麻黃鹼藥理作用敏感者慎用。

【規格】口服溶液：100ml。每 5ml 口服溶液含對乙酰氨基酚 160mg，鹽酸偽麻黃鹼 15mg，氫溴酸右美沙芬 5mg，馬來酸氯苯那敏 1mg。

力克舒

【應用】用於發熱頭痛，喉痛及鼻咽部卡他症狀。

【用法】2 粒，po, tid。7～14 歲兒童減半。飯後服用。

【注意】對製劑中任何一種成分過敏者禁用。孕婦和哺乳期婦女慎用。服用本品後如出現紅斑或水腫症狀，應立即停藥。不良反應：部分人有口渴的感覺；極少數人有嗜睡感。

【規格】複方膠囊：（含對乙酰氨基酚 150mg，咖啡因 12.5mg，鹽酸麻黃鹼 5mg，馬來酸氯苯那敏 1.25mg，鹽酸氯哌丁 6mg，鳳梨蛋白酶1.55 萬 U）×12，24。

小兒速效感冒沖劑
（小兒速效感冒靈，小兒氨酚黃那敏顆粒）

【應用】抗感冒藥。用於傷風引起的鼻塞、噴嚏、頭痛、咽喉痛、發熱等。

【用法】沖服劑：1～4 歲 3g，6～9 歲 6g，溫開水沖服，tid。

【規格】顆粒劑：6g×10（每包含乙酰氨基酚 0.125g、撲爾敏 0.0015g、咖啡因 0.0075g、人工牛黃 0.005g）。

小兒退熱栓

【應用】用於小兒發熱，驚悸不安，咽喉腫痛及肺熱痰多咳嗽。

【用法】直腸給藥。1～3歲小兒1次1粒，3～6歲1次1粒，bid。

【注意】對本品過敏者禁用，肝腎功能不全者應慎用。出現皮疹、蕁麻疹等過敏反應時，應立即停止使用。

【規格】栓劑：（含對乙醯氨基酚150mg，人工牛黃5mg）×10。

聯邦傷風素

【應用】傷風感冒引起的卡他症狀，咽痛、頭痛發熱及全身酸痛。

【用法】成人：1～2粒，bid～tid。2～12歲兒童：1/3～3/4粒，bid～tid。

【注意】主要不良反應為口乾、鼻乾、輕度嗜睡等，停藥後可自行恢復。服藥期間勿飲用含酒精飲料，超量服藥可致倦睡，此時勿駕車或操縱機器。12歲以下兒童、孕婦及哺乳期婦女應慎用。

【規格】膠囊：350mg×12（含鹽酸吡咯吡胺HCI 1.2mg，偽麻黃鹼30mg，對乙醯氨基酚200mg，水楊酰胺100mg，咖啡因15mg）。

複方氨基比林（安痛定） Compound Amin ophenzone

【應用】解熱鎮痛藥。用於發熱、頭痛、關節痛、神經痛、月經痛等。

【用法】2ml, sc or im, tid；小兒用量為0.06ml／kg。

【注意】對肝腎有一定損害，可產生過敏反應。重視病因治療，切忌連續使用。

【規格】注射劑：每 2ml 含氨基比林 0.1g，安替比林 0.04g，巴比妥 0.018g。

索密痛（去痛片） Somedon

【應用】有解熱、鎮痛、抗風濕的功能。用於發熱、頭痛，活動性風濕病及類風濕性關節炎等。

【用法】1 片，痛時服。

【注意】長期、連續使用可引起間質性腎損害及肝損害。

【規格】片劑：0.5g×100（含 0.15g 非那西汀、0.05g 咖啡因、0.015g 苯巴比妥和 0.15g 氨基比林）。

吲哚美辛（消炎痛） Indometacin

【應用】解熱鎮痛藥。一般不作首選藥物，僅用於對其他藥物不能耐受或療效不顯著的病例。

【用法】25mg, po, bid or tid。風濕性關節炎：100～150mg/d, po，分 3～4 次服。控釋片：75mg, po, qd。或 25mg, po, bid。

【注意】與阿司匹林有交叉過敏性。潰瘍病、帕金森氏症、精神病、癲癇、支氣管哮喘、腎功能不全患者忌用。用藥期間應定期隨訪檢查血象及肝、腎功能。長期應用者應警惕角膜沉著、視網膜改變。孕婦，哺乳期婦女禁用。

【規格】腸溶片：25mg。膠囊劑：25mg。膠丸：25mg。栓劑：25mg, 50mg, 100mg。控釋膠囊：25mg, 75mg。乳膏劑：100mg/10g。

舒林酸（硫茚酸） Sulindac

【應用】用於風濕、類風濕性關節炎、痛風等。

【用法】0.15～0.2g，po，bid，與流質或食物同時進食。

【注意】哮喘患者慎用。對阿司匹林或其他非甾體類抗炎藥可引起哮喘急性發作和蕁麻疹或鼻炎的患者、活動性胃腸道出血患者、除幼年類風濕性關節炎以外的其他兒童、孕婦和哺乳期婦女禁用。

【規格】片劑：0.15g, 0.2g（奇諾力）。

萘丁美酮 Nabumetone

【應用】用於類風濕性關節炎、骨關節炎。

【用法】0.1g，睡前服。

【注意】孕婦禁用，潰瘍病、肝病患者慎用。

【規格】片劑：0.5g×10（瑞力芬）。膠囊劑：0.25g。

布洛芬（異丁苯丙酸） Ibuprofen

【應用】用於風濕、類風濕性關節炎、骨關節炎、輕至中度疼痛（包括痛經）及各種原因引起的發熱。

【用法】止痛：0.2～0.4g, po, tid～qid。抗風濕：0.4～0.8g, po, tid～qid。

【注意】對阿司匹林過敏者，胃、十二指腸潰瘍，心、腎功能不全者慎用。本品對血小板聚集有抑制作用，可使出血時間延長。與肝素、雙香豆素等抗凝藥同用，有增加出血危險。

【規格】片劑：0.1g, 0.2g。控釋片：0.2g, 0.3g。緩釋膠囊（芬必得[合]）：0.3g×20。混懸液：1.2g / 60ml（托恩），2.0g / 100ml（美林[合]）。

臣功再欣　Cuccess

【應用】具有解熱、鎮痛、消炎、抗過敏及緩解全身症狀的作用。

【用法】3 歲以下，每次半包或酌減；3～5 歲每次半包；6～14 歲，每次 1 包；14 歲以上，每次 1～2 包。tid，用溫開水沖服。兒童每日最大量不超過 3 包，成人每日最大量不超過 6 包，或遵醫囑。

【注意】肝病者慎用；活動性消化性潰瘍者不用。

【規格】複方顆粒劑：含葡萄糖酸鋅 100mg、布洛芬 150mg、撲爾敏 2mg。

氟比洛芬　Flurbiprofen

【應用】主要用於風濕性關節炎。

【用法】1d 150～200mg，分次服用。

【注意】類似布洛芬。

【規格】片劑：50mg, 100mg。針劑：50mg / 5ml（凱紛）。

洛索洛芬　Loxoprofen（Loxonin）

【應用】苯丙酸類非甾體抗炎藥。用於慢性類風濕性關節炎、變形性關節瘤、腰痛病、頸肩腕綜合徵及手術後外傷、拔牙後的消腫、疼痛。

【用法】po, 60mg, tid；或 60～120mg 頓服。可根據年齡、症狀增減。

【注意】孕婦、哺乳期婦女、消化性潰瘍、血液病、肝腎功能不全及對本藥過敏者禁用。

【規格】片劑：60mg × 20（樂松[進]）。

金諾芬（金蘭諾芬）　Auranofin（Ridaura）

【應用】含金的抗類風濕關節炎藥。

【用法】po，成人，6mg／d，早飯後頓服或早、晚飯後各服 3mg，如服用 6 個月後療效不顯著，劑量可增加至 1 次 9mg，tid。

【注意】本藥不適用於非類風濕性關節炎。壞死性小腸結腸炎、肺纖維化、剝脫性皮炎、骨髓再生障礙、進行性腎病、孕婦、哺乳期婦女及對金過敏者禁用。

【規格】片劑：3mg × 60（瑞得）。

雙氯芬酸　Diclofenac

【應用】急性關節炎症和痛風發作、慢性關節炎症等。

【用法】成人：75mg, po, qd or bid。兒童和老年人服用該藥應在醫生的嚴格指導下進行。

【注意】該藥應空腹（餐前）隨足量飲水服用。常見的副反應為胃腸道不適，已知對雙氯芬酸鈉、乙酰水楊酸、布洛芬和本藥的其他成分過敏者，胃和十二指腸患者，有胃腸道炎性疾病（潰瘍性結腸炎、克羅恩病）、黑便或不明原因的血液病病史者禁用。

【規格】雙釋放腸溶膠囊：75mg×10（戴芬，迪克樂克）。

利百素凝膠

【應用】由炎症、退行性病變及創傷引起的局部腫脹；痛性脊柱疾病。

【用法】塗一薄層凝膠於患處，每日 1 次或多次。

【注意】避免觸及潰瘍面，不能用於黏膜組織。

【規格】凝膠：20g（每 100g 凝膠含七葉皂甙 1g，二乙胺

水楊酸 5g）。

丁苯羥酸（舒夫林，皮炎靈，丁苯乙肟） Bufexamac

【應用】適用於類風濕性關節炎及髖關節炎等。

【用法】0.75g～1.5g / d, po，分次服用。5％軟膏或霜劑可用以治療各種皮膚病、瘙癢及牛皮癬。

【注意】口服可刺激胃腸道，潰瘍病患者尤為明顯。使用霜劑可能產生局部疼痛及燒灼感。肝病患者避免使用。

【規格】霜劑：0.25g（5g）；0.5g（10g）。片劑：0.25g。

奧沙普秦（奧丙嗪，噁丙秦） Oxaprozin

【應用】風濕性關節炎、類風濕性關節炎、骨關節炎、強直性脊椎炎、頸肩腕綜合徵、肩周炎、痛風及外傷和手術後的消炎鎮痛。

【用法】0.4g, po, qd，極量 0.6g / d。

【注意】消化道潰瘍、嚴重肝腎功能損害、對本品過敏及支氣管哮喘患者禁用。有胃腸道反應及頭暈、困倦、皮疹等。

【規格】膠囊：0.2g × 14（諾碧松）。

阿西美辛 Acemetacin

【應用】用於類風濕性關節炎，強直性脊椎炎，骨關節炎，銀屑病關節炎，急性痛風性關節炎。

【用法】緩釋膠囊：90～180mg, po, qd。膠囊：30～60mg, po, tid。

【注意】造血功能障礙者，對阿西美辛和吲哚美辛過敏者，妊娠及哺乳婦女禁用。胃及十二指腸潰瘍或有該病史者慎用。不推薦用於兒童。

【規格】緩釋膠囊：90mg × 10（高順松，優妥〔進〕）。膠囊劑：30mg（優妥〔進〕）。

依託芬那酯　Etofenamate

【應用】用於骨骼肌肉和軟組織勞損。

【用法】每次塗 5～10cm 長的霜劑在疼痛部位，並輕輕按摩，tid～qid。

【注意】對依託芬那酯、氟滅酸和其他非甾體類抗炎藥過敏者禁用，孕婦、哺乳期婦女和嬰幼兒慎用。

【規格】霜劑：40g（優邁〔進〕）。

乙氧苯柳胺　Etofesalamide

【應用】慢性濕疹及神經性皮炎。

【用法】0.25～2g，塗於患處，tid，4 週為 1 療程。

【注意】不良反應為局部反應，接觸性皮炎。

【規格】軟膏：500mg /10g, 1g /20g（艾迪特）。

萘普生（甲氧萘丙酸，消痛靈）
Naproxen（Anaprox, Naprosine）

【應用】用於類風濕性關節炎、骨關節炎、痛經等。

【用法】0.2～0.3g, po, bid or tid。開始每日劑量 0.5～0.75 g，維持量 0.375～0.75g / d，早晚 2 次服用，日劑量不得超過 1.25g。im, 0.1～0.2g / 次，qd。栓劑直腸給藥，0.25g / 次，0.5g / d。

【注意】對阿司匹林過敏者對本品也常過敏。孕婦及哺乳期婦女不宜應用。對伴有消化性潰瘍或有消化性潰瘍病史者慎用。

【規格】片劑：0.1g, 0.125g, 0.25g。膠囊劑：0.125g, 0.2g, 0.25g。注射劑：0.1g / 2ml, 0.2g / 2ml。栓劑：0.25g（宮術安）。緩釋膠囊：0.5g（帕諾丁）。

吡羅昔康（炎痛喜康） Piroxicam

【應用】用於風濕性及類風濕性關節炎，有明顯鎮痛、抗炎、消腫作用。

【用法】抗風濕：20mg / d, po；抗痛風：40mg / d，連用4～6d。10～20mg, im, qd。

【注意】飲酒或與其他抗炎藥同用可增加其胃腸道不良反應。增加雙香豆素的抗凝血作用，使出血傾向明顯。如需長期服用應注意血象及肝、腎功能。

【規格】片劑（膠囊劑）：10mg, 20mg。注射劑：20mg / 2ml。搽劑：0.5g / 50ml（喜適康）。

美洛昔康 Meloxicam

【應用】用於類風濕性關節炎的對症治療和疼痛性骨關節炎的對症治療。

【用法】7.5～15mg, po, qd。

【注意】有胃腸道病史和正在使用抗凝劑治療的病人慎用。活動性消化性潰瘍、嚴重肝功能不全、15歲以下患者、孕婦及哺乳婦女禁用。

【規格】片劑：7.5mg（莫比可[進]）。

氯諾昔康 Lornoxicam

【應用】非甾體抗炎鎮痛藥。片劑用於各種急性輕度至中度疼痛。針劑用於急性中度手術後疼痛及與急性腰坐骨神經痛

相關的疼痛。

【用法】po, 8mg，每日劑量一般不超過 16mg。

【注意】消化性潰瘍、肝功能不全、血液病患者、孕婦、哺乳期婦女及對本藥過敏者禁用。

【規格】片劑：8mg×10（可塞風^{〔進〕}）；注射劑：8mg。

塞來昔布　Celecoxib

【應用】用於治療急性或慢性骨關節炎和類風濕關節炎的症狀和體徵。

【用法】骨關節炎：0.2g, po, qd；類風濕關節炎：0.1～0.2g, po, bid。

【注意】可見腹痛、腹瀉、消化不良、嘔吐等消化道及眩暈、皮疹等不良反應。哮喘病人、重度肝腎功能損害、18 歲以下兒童、妊娠婦女及對本藥過敏者禁用。

【規格】膠囊劑：0.2g×6（西樂葆^{〔進〕}）。

羅非昔布　Rofecoxib

【應用】用於骨關節炎症狀和體徵的短期和長期治療，緩解疼痛，治療原發性痛經。

【用法】骨關節炎：12.5～25mg, po, qd；急性疼痛及原發性痛經：25～50mg, po, qd。

【注意】可出現下肢水腫、高血壓、消化不良、上腹不適、噁心、腹瀉等不良反應。可增加氨甲喋呤的毒性及減弱血管緊張素轉換酶抑制劑的降壓作用。肝腎功能不全、心臟代償功能不足、嚴重脫水、急性哮喘發作、發燒的病人以及孕婦、哺乳期婦女、兒童慎用。

【規格】片劑：25mg（萬絡^{〔進〕}）。

尼美舒利（尼蒙舒） Nimesulide

【應用】主要用於類風濕性關節炎和骨關節炎、痛經、手術後痛和發燒等。

【用法】100mg，餐後口服，bid。

【注意】禁用於活動期消化性潰瘍病、中重度肝功能不全、嚴重的腎功能障礙等患者以及對該藥存在高度敏感性的患者和孕婦。

【規格】片劑：100mg×10（力美松，美舒寧）。乳膏劑：（力美松）。

保泰松（布他酮） Phenylbutazone（Butazolidin）

【應用】吡唑酮類消炎鎮痛藥，用於風濕與類風濕性關節炎及痛風等。

【用法】po, 100mg, tid～qid。維持劑量，100～200mg／d。

【注意】水腫、肝腎損害、高血壓、潰瘍病、骨質疏鬆、對本品過敏者及兒童禁用。

【規格】片劑：0.1g, 0.2g。膠囊劑：0.1g。

非普拉宗（戊烯松，戊烯保泰松） Feprazone

【應用】吡唑酮類鎮痛抗炎藥。用於風濕性及類風濕性關節炎等。

【用法】po, 0.2g, bid，維持量，0.1～0.2g／d。

【注意】腎功能不全者慎用。對吡唑酮類藥物過敏、肝功能不全及出血性疾病患者禁用。

【規格】片劑：0.1g × 20, 12。

帕歌斯[進]　Pagosid

【應用】鎮痛、抗炎。用於骨性關節炎所致的關節疼痛、腫脹、活動受限、膝軟無力等症。

【用法】飯前口服，820mg, tid。

【注意】嚴重胃痛、消化道潰瘍及嚴重膽囊病病人慎用。

【規格】片劑：410mg × 21。

雙黃蓮

【應用】辛涼解表，清熱解毒。用於外感風熱引起的發熱，咳嗽，咽痛。

【用法】雙黃連顆粒（沖劑）開水沖服：每次 10g, tid。po：每次 4 片，tid。po：每次 20 毫升，tid。每日 1～2 支，間隔 0.5h 吸入 1 次，每次吸入 10～15 噴；兒童每次吸入 5 噴。

【注意】如有輕微沉澱，服前請搖勻，不影響療效。本品含蔗糖，糖尿病患者不宜服用。

【規格】片劑：0.5g。糖漿：100ml。氣霧劑：6ml。注射液：20ml。

白芍總苷

【應用】類風濕性關節炎。

【用法】po，1 次 0.6g（2 粒），bid～tid，或遵醫囑。

【注意】偶有軟便，不需特殊處理，可自行消失。

【規格】膠囊：300mg × 36（帕夫林）。

辣椒風濕膏

【應用】本品為急性軟組織扭挫傷類非處方藥藥品。用於關節疼痛，腰背酸痛，扭傷瘀腫及慢性關節炎和未潰破的凍瘡。

【用法】外用，貼於患處。

【注意】皮膚破傷處不宜使用。皮膚過敏者停用。敷貼後若有不適，應停止敷貼。

【規格】7cm×10cm。

辣椒創口貼

見其他科室。

松節油

【應用】本品具有增進局部血液循環，緩解腫脹和輕微止痛作用。用於減輕肌肉痛、關節痛、神經痛以及扭傷。

【用法】外用，用脫脂棉蘸取少量，用於塗搽患處並搓揉。

【注意】避免接觸眼睛和其他黏膜。塗布部位如有灼燒感、瘙癢、紅腫等情況，應停止用藥，並將局部藥物洗淨。

【規格】500ml。

正清風痛寧

【應用】祛風除濕，活血通絡，消腫止痛。用於風寒濕痹證。

【用法】1～4片，po, tid，飯前服。1～2ml, im, bid。

【注意】如出現皮疹，或少數患者發生白細胞減少等副作用時，停藥後即可消失。

【規格】片劑：20mg×24。注射劑：25mg/1ml，50mg/2ml。

魚腥草

【應用】抗菌消炎藥。用於上呼吸道感染，慢性支氣管炎、肺炎等，並用於各類婦科炎症。

【用法】50ml, iv。

【規格】針劑：20mg / 10ml, 200mg / 100ml。

丙磺舒（羧苯磺胺） Probenecid

【應用】用於慢性痛風。

【用法】0.25g, po, bid～qid，1 週後可增強至 1 次 0.5～1g, bid。

【注意】本品無抗炎、鎮痛作用，對急性痛風無效。磺胺過敏、腎功能低下者禁用。不宜與水楊酸類、氫氯噻嗪、吲哚美辛及口服降糖藥同服。加服碳酸氫鈉，可防止尿酸鹽在泌尿道沉積形成尿結石。

【規格】片劑：0.25g × 100。

別嘌醇（別嘌呤醇） Allopurinol

【應用】用於痛風、痛風性腎病。

【用法】痛風：0.1～0.2g, po, bid～tid, 1d 最大用量不超過 0.8g。小兒限用於惡性腫瘤繼發。高尿酸血症：6 歲以內 50 mg，6～12 歲 0.1g, po, tid。

【注意】用藥前 4～8 週內可與小劑量秋水仙鹼合用。服藥期間大量飲水，以利尿酸排泄。不宜與氯化鈣、維生素 C、磷酸鹽等同服。忌與呋噻米、氫氯噻嗪等利尿藥及吡嗪醯胺等抗結核藥同服，以避免血中尿酸濃度升高。可引起過敏性肝壞死、肝肉芽腫形成伴膽囊炎、剝脫性皮炎等，常見於用藥 3～4 週時，應予注意。

【規格】片劑：0.1g × 36（塞來力）。

苯溴馬隆（痛風利仙） Benzbromarone

【應用】用於原發性和繼發性高尿酸血症，以及各種原因引起的痛風。

【用法】40～80mg, po, qd，劑量漸增，連用 3～6 個月。

【注意】與阿司匹林及水楊酸製劑、吡嗪酰胺同用，藥效降低。腎功能損害者及孕婦慎用。出現持續性腹瀉應停用。治療期間加服碳酸氫鈉，加大飲水量。

【規格】片劑：50mg×10（立加立仙〔進〕），100mg。

秋水仙鹼 Colchicine

【應用】緩解痛風急性發作時的疼痛。

【用法】1mg, po，以後每 2h 服 0.5mg，至劇痛緩解為止，1d 總量不超過 6mg。

【注意】治療急性痛風，每 1 療程間應停藥 3 日，以免蓄積中毒。孕婦、腎功能不全者禁用。骨髓造血功能不全、心臟病、胃腸疾病患者慎用。

【規格】片劑：0.5mg × 50, 100；1mg × 50。

第四章　抗帕金森氏症藥

卡比多巴（α – 甲基多巴肼，肼甲多巴） carbidopa

【應用】為外周多巴脫羧酶抑制劑。與左旋多巴合用（比例為 1：10）治療帕金森氏症。

【用法】開始劑量，卡比多巴 1 次 12.5mg，左旋多巴 1 次 125mg, po, tid；1 週後，每隔 3～4d 增加卡比多巴 12.5mg，左旋多巴 125mg，直至達到有效劑量。

【注意】可減少左旋多巴在外周組織的濃度，但劑量不宜

過大，藥物遞增速度不宜過快。不宜與金剛烷胺、苯海索、苯紮托品、丙環定合用。妊娠期間避免使用本藥，青光眼、嚴重精神病、黑色素瘤患者禁用。

【規格】片劑：12.5mg，25mg。

苄絲肼（羥苄絲肼，苄斯拉肼，絲氯酰肼，沙拉肼）Benserazide

【應用】為外周多巴脫羧酶抑制劑。作用類似卡比多巴。

【用法】卡比多巴～左旋多巴片劑：0.11g, po, tid。每隔 3～7d 增加劑量，直至 1d 劑量增至 2.2g 為限。

【注意】孕婦及骨質疏鬆者慎用。嚴重神經官能症、嚴重心血管病、器質性腦病、內分泌系統病患者禁用。

【規格】1 號片，含卡比多巴 10mg，左旋多巴 100mg。心寧美片（25 / 100），含卡比多巴 25mg，左旋多巴 100mg。心寧美片（25 / 250），含卡比多巴 25mg，左旋多巴 250mg。息寧[進]片（50 / 200），× 30，含卡比多巴 50mg，左旋多巴 200mg。多巴絲肼（美多巴[進]）：× 40，100；含苄絲肼 500mg，左旋多巴 200mg。

恩他卡朋　Entacapone

【應用】用於治療以上藥物不能控制的帕金森病及劑末現象（症狀波動）。

【用法】每次服用左旋多巴／多巴脫羧酶抑制劑時給予 0.2 g，最大推薦劑量為 2g / d。

【注意】常見有運動障礙、噁心、尿色異常等不良反應。兒童、妊娠及哺乳期婦女慎用。

【規格】片劑：0.2g × 30（珂丹[進]）。

溴隱亭（溴麥角隱亭，溴麥亭，溴麥角環肽）
Bromocriptine

【應用】預防和制止生理性泌乳及伴隨的閉經或不排卵，亦可用於抗帕金森氏症。

【用法】帕金森氏症：初始 1.25mg, po, bid，2～4 週內 1d 增加 2.5mg 以找到最佳療效的最小劑量。用於垂體瘤：7.5～25mg / d, po，分次口服。帕金森氏症：15～30mg / d 或 20～40mg / d, po, tid。閉經、溢乳症：從 1.25mg / d 開始，逐漸增大劑量直至 7.5mg / d, tid，睡前或進餐時服。肢端肥大症：從 1.25mg / d 開始，一般增至 15～20mg / d, bid～qid。

【注意】本品可產生短期療效。對本品過敏者、嚴重心臟病、周圍血管性疾病、妊娠期者禁用。

【規格】片劑：2.5mg×30。

二氫麥角隱亭 Dihydroergocriptine

【應用】用於帕金森氏症。

【用法】帕金森氏症：初始 5mg, po, bid。漸增至 60mg / d 維持，亦可增至 120mg / d。頭痛、偏頭痛：起始 10mg, qd，睡前服。維持量 10mg, bid。高泌乳素血症：起始 5mg, bid。維持 10～20mg, bid。抑制泌乳：5mg, bid，5～10d 即可。

【注意】兒童、妊娠、哺乳期婦女禁用。

【規格】片劑：20mg × 20（克瑞帕）。

金剛烷胺（三環葵胺） Amantadine（Symmetrel）

【應用】治療帕金森氏症。

【用法】po, 0.1g, qd～bid，最大劑量 0.4g / d。1～9 歲小兒每日 3mg / kg，最大用量不超過 0.15 / d，可連用 3～5d，最多

10d。

【注意】久用可見皮膚青斑、踝部水腫，老年患者耐受率低，可出現幻覺、譫忘等。1d 劑量大於 300mg，可致失眠、精神不安、運動失調等。精神病、腦硬化、癲癇、哺乳婦女慎用。

【規格】片劑：0.1g × 100, 24。

培高利特（硫丙麥角林） Pergolide（permax, celance）

【應用】抗震顫麻痺作用強，時間久，常與左旋多巴合用。

【用法】0.05mg / d，連用 2d，然後每隔 3d 每日增加 0.1～0.15mg，可連用 12d，而後 1 日增加 0.25mg（間隔 3d）直至滿意效果。平均劑量 3mg / d，分 3 次服用。

【注意】常見不良反應：不自主運動、幻覺、直立性低血壓、困倦、意識模糊。

【規格】片劑：0.05mg×12, 30；0.25mg×30（協良行 [進]）。

苯海索（安坦） Trihexyphenidyl（Benzhexol, Artane）

【應用】具有中樞抗膽鹼作用。用於輕症及不能耐受左旋多巴的帕金森氏症及帕金森綜合徵。初始 1～2mg / d，漸增至 5～10mg / d，分次服用。對藥物引起的錐體外系反應，開始 1mg / d，漸增至 5～15mg / d, po，極量 20mg / d。

【用法】口服第 1d1～2mg，以後每 2～5d 增加 1～2mg，至獲得滿意療效，分 3～4 次服用。極量：20mg / d。老年人：用量酌減，每日總量小於 10mg。

【注意】常見不良反應有口乾、便秘、尿瀦留、瞳孔散大、視力模糊等。青光眼患者禁用。

【規格】片劑：2mg × 100。

吡貝地爾（雙哌嘧啶）　Piribedil（Trastal）

【應用】多巴胺受體激動劑。

【用法】帕金森氏症：單用，150～250mg / d，分 2～3 次口服，與左旋多巴合用，50～150mg / d，分 1～3 次口服。其他病症：50mg / d，餐後服，嚴重者 100mg / d，分 2 次服。

【注意】可引起體位性低血壓，過量有催吐作用。循環衰竭及急性心肌梗塞者禁用。

【規格】片劑：50mg × 15（泰舒達[進]）。

司來吉蘭（左旋丙炔苯丙胺）　Selegiline（Jumaxel）

【應用】選擇性單胺氧化酶抑制劑。用於早期帕金森氏症。尤其適用於治療運動波動的病例。

【用法】10mg / d，早一次頓服；或 5mg，早晚兩次服用。

【注意】為增強左旋多巴效應所引起，噁心、嘔吐、精神障礙、興奮、幻覺、直立性低血壓和不自主運動等。禁與哌替啶及阿片類藥物合用。

【規格】片劑：5mg，10mg（思吉甯，優麥克斯）。

第五章　抗癲癇藥

苯妥英（大侖丁，二苯乙內醯脲）　Phenytoin

【應用】能有效地防治癲癇大發作和局限性發作，常為其首選藥。Ib 類抗心律失常藥。

【用法】用於抗癲癇：成人 50～100mg, po, bid or tid；極量，0.5g / d，0.3g / 次。小兒 5～10mg /（kg・d），分 2～3 次服用；用於癲癇持續狀態：以 0.15～0.2g 加 5% 葡萄糖注射液 20～40ml，於 6～10min 內緩慢靜滴，1 日總量不超過 0.5g。心

律失常：0.1～0.2g, po, bid～tid。極量，0.3g, 0.5g / d。0.125～0.25g, iv，緩慢注入，總量不超過 0.5g / d。

【注意】長期應用要定期查血象。本品可加速維生素 D 代謝。嚴重心衰、心動過緩、低血壓、嚴重房室傳導阻滯者禁用。

【規格】片劑：0.05g×100，0.1g×100。注射劑：0.125g，0.25g。

苯巴比妥

參見鎮靜藥、催眠藥及抗驚厥藥。

卡馬西平（痛痙寧，又顛寧，痛可寧） Carbamazepine

【應用】具抗癲癇作用，能減輕精神異常。

【用法】抗癲癇：0.1g, po，開始 bid，以後 tid。三叉神經痛：0.1g, bid，第 2d 後每隔 1d 增加 0.1～0.2g，療程最短 1 週，最長 2～3 個月。尿崩症：單用時 0.3～0.6g / d, po。抗躁狂症：0.3～0.6g / d，分 2～3 次服用，最大劑量 1.2g / d。抗心律失常：0.3～0.6g / d，分 2～3 次服。

【注意】常見的不良反應為複視、視力模糊及胃腸不適；較高劑量會出現困倦，可致甲狀腺功能減退，大劑量可致房室傳導阻滯。心、肝、腎功能不全者及孕婦、哺乳婦女忌用。青光眼、心血管嚴重疾患及老年患者慎用。

【規格】片劑：0.1g × 24, 100；0.2g（得理多[進]）。

奧卡西平 Oxcarbazepine

【應用】作用類似卡馬西平。可用於對卡馬西平過敏患者。

【用法】0.3g / d, po，漸增至 0.6～2.4g / d，以達到滿意療效。

【注意】本品可影響其他抗癲癇藥物的代謝，慎用於肝功能損害、孕婦和哺乳期婦女。服藥期間避免飲酒。可使激素類避孕藥的作用喪失。

【規格】片劑：0.15g × 50（曲萊）[進]，0.2g（確樂多）。

丙戊酸（二丙乙酸鈉，α－丙基戊酸鈉，敵百痙）
Valproate

【應用】為一廣譜抗癲癇藥，對各型癲癇均有一定療效。

【用法】成人：0.2～0.4g, po, bid or tid。小兒：20～30mg /（kg・d），分3～4次服用。

【注意】常見不良反應為噁心、嘔吐、厭食等胃腸道反應，孕婦慎用。

【規格】片劑：0.1g, 0.2g × 100。控釋片：0.5g × 30（德巴金[進]）。糖漿劑：50mg / ml（德巴金[進]）。注射劑：0.4g（德巴金[進]）：丙戊酸鎂緩釋片：0.25g。

乙琥胺　Ethosuximide

【應用】為琥珀酰胺類藥，首選用於小發作、失神性發作、肌痙攣性癲癇、兒童點頭癲癇及其他藥物無效的癲癇樣發作。

【用法】口服，開始量：6歲以下兒童1次0.25g, qd，6歲以上兒童及成人1次0.25g, bid；之後根據病情漸增至6歲以下兒童1g / d，6歲以上兒童及成人1.5g / d。

【注意】常誘發大發作，需和苯妥英鈉或苯巴比妥合用。對本品過敏者禁用。孕婦及哺乳期婦女慎用。

【規格】膠囊劑：0.25g；糖漿劑：5%。

托吡酯　Topiramate

【應用】用於伴有或不伴有繼發性全身發作的部分性癲癇發作的加用治療。

【用法】0.1～0.2g, po, bid。

【注意】可出現頭暈、嗜睡、共濟失調等。苯妥英鈉和卡馬西平可降低本藥的血漿濃度，加用時，可能需要調整劑量。腎功能不全應降低劑量。

【規格】片劑（妥泰[進]）：25mg × 60, 100mg × 60。

拉莫三嗪　Lamotrigine

【應用】單藥治療 12 歲以上兒童及成人癲癇。

【用法】初始劑量 25mg, ρo, qd，連服兩週，之後 50mg, qd，連服兩週，此後每隔 1～2 週增加劑量，最大增加量為 50～100mg，直至達到最佳療效，通常最佳療效的維持劑量為 100～200mg / d，分 1～2 次給藥。

【注意】可出現頭痛、疲倦、皮疹、噁心、頭暈、嗜睡和失眠等不良反應。對本品過敏者、妊娠早期婦女禁用。哺乳期婦女慎用。

【規格】片劑：25mg, 50mg × 30（利必通）[進]。

加巴噴丁　Gabapentin

【應用】對常規治療無效的某些部分性癲癇發作可用作輔助治療。

【用法】第 1d 300mg，睡前服，第 2d 600mg，分 2 次服，第 3d 900mg，分 3 次服，以後可根據療效增至 1.8g / d。兒童按體重給藥。

【注意】常見嗜睡、噁心等不良反應。腎功能不良者需減

量。停藥需漸停。

【規格】膠囊劑：0.1g × 50（派汀）。

香草醛 Vanillin

【應用】可用於治療各型癲癇，尤適於小發作。

【用法】0.1～0.2g, po, tid。

【注意】個別有頭昏等反應，孕婦及哺乳期婦女禁用，肝腎功能不良者慎用。

【規格】片劑：0.2g。

地西泮

見抗焦慮藥。

氯硝西泮

見抗焦慮藥。

第六章　鎮靜藥、催眠藥及抗驚厥藥

咪達唑侖 Midazolam

見麻醉藥一節。

苯巴比妥（魯米那） Phenobarbital

【應用】為長效巴比妥類，具有鎮靜、催眠、抗驚厥作用，並可抗癲癇。

【用法】15～30mg, po, tid。抗驚厥：0.1～0.2g, im，必要時4～6h 後重複 1 次。麻醉前給藥：術前 0.5～1h, im, 0.1～0.2g。

【注意】可出現頭暈、困倦、皮疹等反應。長期用於治療

癲癇時，不可突然停藥。

【規格】片劑：15mg × 100, 30mg × 100, 0.1g。注射劑：50 mg, 0.1g, 0.2g。

天麻素

【應用】用於神衰、腦外傷性綜合徵、眩暈症、神經痛、用於頭痛。

【用法】100mg～200mg, im, qd～bid。

【注意】不良反應輕微，有少數病人出現口鼻乾燥、頭昏、胃不適等症狀。

【規格】注射液：0.2g / 2ml（天眩清）。

三溴合劑

【應用】用於治療神經衰弱、癔病、神經性失眠、精神興奮狀態。

【用法】10ml, po, tid。

【注意】不宜用於浮腫和少尿及癲癇病人。

【規格】溶液：含溴化鉀 3%、溴化鈉 3%、溴化銨 3%。

唑吡坦　Zolpidem

【應用】為咪唑吡啶類催眠劑。用於偶發性、暫時性及慢性失眠症的短期治療。

【用法】10mg，睡前頓服。

【注意】可產生眩暈、嗜睡、噁心、頭痛、記憶減退、視覺障礙等症狀，孕婦、哺乳期婦女、15 歲以下兒童禁用。

【規格】片劑：10mg × 20（思諾思[進]）。

佐匹克隆（憶夢返，唑吡酮） Zopiclone

【應用】為環吡咯酮類速效催眠藥。用於各種因素引起的失眠。

【用法】7.5mg，睡前頓服。

【注意】嚴重肝腎功能不全者應降低劑量。用藥期間不宜駕車和機電操作。呼吸衰竭、重症肌無力、孕婦及 15 歲以下兒童禁用。

【規格】片劑：7.5mg × 5, 10（奧貝舒新[進]）。

紮來普隆 Zaleplon

【應用】適用於入睡困難的失眠症的短期治療。

【用法】5～10mg，睡前服用或入睡困難時服用。

【注意】嚴重肝腎功能不全者、睡眠呼吸暫停綜合症患者、重症肌無力患者及嚴重呼吸困難或胸部疾病患者禁用。長期服用本品可產生藥物依賴性。孕婦、哺乳期婦女，18 歲以下兒童禁用本品。

【規格】片劑：5mg × 14（安維得）。

水合氯醛（水化氯醛，含水氯醛） Chloral Hydrate

【應用】有催眠、抗驚厥作用，多用於神經性失眠、伴有顯著興奮的精神病及破傷風痙攣、士的寧中毒等。

【用法】0.5～1.5g, po 或灌腸，極量，2g／次，4g／d。抗驚鎮靜：多用灌腸給藥，將 10%溶液 15～20ml 稀釋 1～2 倍後一次灌入。

【注意】本品刺激性強，必須稀釋應用。嚴重心、肝、腎功能不全者慎用。消化性潰瘍及胃腸炎患者須慎用或禁用。長期服用有成癮性和耐受性。有撤藥綜合症。

【規格】溶液：6％。

地西泮
見抗焦慮藥。
艾司唑侖
見抗焦慮藥。
丁螺環酮
見抗焦慮藥。

第七章　抗精神失常藥

一、抗精神病藥

氯丙嗪（冬眠靈，可樂靜）　Chlorpromazine
【應用】係吩噻嗪類代表藥，具安定、抗精神病、降溫及強大的鎮吐作用。
【用法】精神病：起始 25～50mg / d，分 2～3 次口服，逐增到 0.3～0.45g / d，症狀減輕後再減至 0.1～0.15g / d。鎮吐：12.5～25mg, po, bid～tid。
【注意】有過敏史、肝腎功能不全、貧血者慎用，嚴重心、肝、腎及中樞神經系統疾病，有癲癇病史者及中樞抑制藥致昏迷者禁用。
【規格】片劑：25mg × 100。注射劑：10mg / ml, 25mg / ml，50mg / 2ml。冬眠合劑一號：氯丙嗪、異丙嗪各 50mg，哌替啶 100mg 及 5％葡萄糖液 250ml 配成。用於一般冬眠療法，多採用 iv. drip，用量視病情而定。

奮乃靜　Perphenazine

【應用】用於急、慢性精神分裂症,症狀性精神病等。

【用法】30～60mg / d,分次服;5～10mg, im。用於焦慮和嘔吐:6～12mg / d po;5mg, im。

【注意】不良反應似氯丙嗪,但錐體外系反應較其多見。

【規格】片劑:2mg × 100。

氟奮乃靜　Fluphenazine

【應用】適用於妄想、緊張型精神分裂症。

【用法】1～10mg, po, 10～20mg / d. 長效製劑,每 2～4 週 25mg, im。

【注意】錐體外系反應多見,可立即注射東莨菪鹼或口服安坦、阿托品。

【規格】片劑:2mg × 100, 5mg × 100。注射劑:2mg / ml, 5mg / 2ml。

三氟拉嗪　Trifluoperazine

【應用】用於急、慢性精神分裂症,尤其對緊張型、妄想型較好。

【用法】5～10mg, po, tid。用於鎮吐:1～2mg, po, bid。

【注意】不良反應以錐體外系反應為主,心、肝、腎功能不全及有驚厥史者慎用。

【規格】片劑:5mg × 100。

硫利達嗪　Thioridazine

【應用】用於急性精神分裂症、躁狂症。

【用法】開始 25～100mg, po, tid。病情重者可達 0.8g / d。

用於神經衰弱，30～200mg／d。

【注意】久用可見口乾、心動過速、直立性低血壓、血細胞減少等。

【規格】片劑：25mg × 100。

氟哌啶醇（氟哌丁苯，氟哌醇） Haloperidol

【應用】用於各種急、慢性精神分裂症：是控制興奮躁動的首選藥物。

【用法】控制興奮躁動：4～60mg／d, po，開始時 1 次 1～2mg。治療兒童行為障礙、活動過多及多發性抽動穢語綜合徵：從 1d2mg 開始，po，最大量可達 8mg／d，分 3 次服。用於焦慮性神經官能症、嘔吐及頑固性呃逆：0.5～1.5mg／d。

【注意】錐體外系反應多見且較重，心功能不全者禁用。孕婦、哺乳期婦女忌用。

【規格】片劑：2mg×100。注射劑：5mg/ml。

氟哌利多（氟哌啶，噠羅哌丁苯，噠哌啶醇） Droperidol

【應用】與氟哌啶醇基本相同。

【用法】治療精神分裂症：10～30mg／d, im，分 1～2 次。神經安定鎮痛：每 5mg 加芬太尼 0.1mg，在 2～3min 內緩慢 iv，5～6min 內如未達一級淺麻醉狀態，可追加半倍至 1 倍量。麻醉前給藥：手術前 0.5h 2.5～5mg, im。

【注意】同氯丙嗪。

【規格】注射劑：5mg／1ml。

氯普噻噸（泰爾登） Chlorprothixene（tardan）

【應用】適用於伴有焦慮或抑鬱症的精神分裂症、更年期

抑鬱症等。

【用法】75～200mg / d, po，必要時可用至 400mg / d。治療焦慮性神經衰弱：5～25mg, tid。

【注意】有口乾、乏力、直立性低血壓及輕度錐體外系反應。大劑量可引起癲癇大發作。

【規格】片劑：12.5mg×100, 25m×100。注射劑：30mg / ml。

氯哌噻噸　Clopenthixol

【應用】適用於各種類型精神分裂症、躁狂症、抑鬱症，尤其適合老年人及心功能不全者。

【用法】起始劑量 10mg/d, po, qd。維持劑量為 10～40mg/d。

【注意】主要是錐體外系反應。有驚厥史、肝腎功能不良、孕婦、哺乳婦女慎用。駕駛員禁用。

【規格】片劑：10mg。

氟哌噻噸　Flupentixol

【應用】急慢性精神分裂症、憂鬱症、憂鬱性神經衰弱等。

【用法】用於急慢性精神分裂症、憂鬱症：開始 5mg, po, qd。以後可增至 40mg / d，維持量為 5～20mg / d。用於憂鬱性神經衰弱：1mg, bid，最大劑量 1d 3mg。

【注意】常見有錐體外系反應，本品不宜用於興奮躁狂病人。嚴重肝腎損傷、心臟病患者、妊娠頭 3 個月者禁用。

【規格】片劑：0.5mg, 3mg, 5mg。

舒必利（硫苯醯胺，止吐靈，消嘔寧）　Sulpiride

【應用】治療精神分裂症、老年期精神障礙、抑鬱症、酒精中毒性精神病及智力發育不全伴人格障礙。

【用法】開始 0.3～0.6g / d, po, 1 週內增至 0.6～1.2g。0.2
～0.6g / d, im，分兩次注射。

【注意】可見輕度錐體外系反應。高血壓、嗜鉻細胞瘤者
及幼兒禁用。心血管疾病、肝功能不全者慎用。出現皮膚過敏
應停藥。

【規格】片劑：0.1g × 100, 0.05g × 100（都格馬替爾）。
注射劑：50mg / 2ml, 100mg / 2ml。

氯氮平（氯紮平）　Clozapine

【應用】治療急、慢性精神分裂症。

【用法】開始 25～75mg / d，分 2～3 次口服，漸增至 0.2
～0.6g / d，維持量 0.1～0.2g / d。

【注意】可見嗜睡、流涎、便秘、胃腸道反應。偶可致粒
細胞減少症，故治療期間應定期查血象，一旦發現粒細胞減少
立即停藥。

【規格】片劑：25mg × 100, 50mg × 100。

五氟利多　Penfluridol

【應用】主用於慢性精神分裂症的維持治療。

【用法】30～40mg, po，每週 1 次，少數病人可增至每週
120mg。

【注意】主要不良反應為錐體外系反應。

【規格】片劑：5mg, 20mg。

硫必利（泰必利，泰必樂）　Tiapride

【應用】具抗精神病、安定、鎮靜作用外，還具有鎮痛、
鎮吐、興奮胃腸平滑肌等作用。

【用法】治療舞蹈症及抽動穢語綜合徵：開始 0.15～0.3g /
d, po，分 3 次服用，可漸增至 0.3～0.6g / d，分 3 次服用，維持
量為 0.15～0.3g / d。老年性精神運動障礙：0.2～0.4g / d, im。
各種疼痛：0.2～0.4g / d，連服 3 日，嚴重病例 0.2～0.4g / d,
im，連續 3d，維持量 1 次 50mg, tid。急、慢性酒精中毒：急
性，開始 24h 內 0.6～1.2g, im 或 iv，每 4～8h 注射 1 次，3～4
日後減量，0.15～0.8g / d 維持治療；慢性，0.15g / d, po，嚴重
者可靜注，平均劑量 1d 0.4g，隨後改為口服。

【注意】較常見的不良反應為嗜睡、消化道反應及頭暈、
乏力等。

【規格】片劑：0.1g × 48, 100。注射劑：0.1g / 2ml。

利培酮（利司培通）　Risperidone（Risperdal）

【應用】選擇性單胺能拮抗劑。治療急、慢性精神分裂症。

【用法】起始劑量為 1 次 1mg, po, bid，逐漸增量，最適劑
量為 1 次 2～4mg, bid。老年及腎病、肝病患者劑量減半。

【注意】常見失眠、焦慮、頭痛等不良反應。對本品過敏
者及 15 歲以下兒童禁用。孕婦及哺乳期婦女不宜使用。使用本
品應避免駕車或進行機械操作。

【規格】片劑：1mg × 20（維思通⁽進⁾），2mg × 20。口服
液：30ml（維思通⁽進⁾）。

喹硫平　Quetiapine

【應用】是一種不典型抗精神病藥物，對多種神經遞質受
體有相互作用。用於治療精神分裂症。

【用法】初始劑量 50mg / d, po, bid，倍增至 300mg / d 後控
制在 300～450mg / d，老人、肝腎功能損害患者酌減。

【注意】本品常見困倦等不良反應。心腦血管疾病患者、孕婦和哺乳期婦女及兒童慎用。

【規格】片劑：100mg×30（舒思）；25mg，100mg，200mg×20（思瑞康）[進]。

奧氮平（奧蘭紮平） Olanzapine（Zyprexa）

【應用】治療精神分裂症。

【用法】起始劑量為5～10mg, po, qd，調整劑量至少應在1週後才能進行。最大劑量為20mg／d。

【注意】常見的不良反應為嗜睡和體重增加等。18歲以下兒童、孕婦、哺乳期婦女不宜使用。窄角性青光眼及對本品過敏者禁用。

【規格】片劑：5mg×28（再普樂[進]，悉敏）。

二、抗焦慮藥

地西泮（苯甲二氮䓬，安定） Diazepam

【應用】用於焦慮症及各種神經官能症，失眠。

【用法】焦慮症及各種神經官能症：2.5～5mg, po, tid。失眠，5～10mg，睡前服。癲癇：5～7.5mg, po, tid。10mg, iv。驚厥，2.5～10mg, po, bid～qid。

【注意】常見不良反應為嗜睡、頭暈、乏力等。久用可致耐受與依賴性，突然停藥有戒斷症狀出現。新生兒、有青光眼病史者、重症肌無力者、孕婦和肝功能不全者禁用。

【規格】片劑：2.5mg×24, 100；5mg。注射劑：10mg／2ml。

奧沙西泮（去甲羥基安定，舒寧） Oxazepam

【應用】用於神經衰弱、失眠及癲癇的輔助治療，適用於老年人及腎功能不良者。

【用法】15～30mg, po, tid～qid。

【注意】參見地西泮。

【規格】片劑：15mg, 30mg。

氯硝西泮（利福全，氯硝安定） Clonazepam

【應用】本品的抗癲癇作用在苯二氮䓬類藥物中最為突出，對各種類型癲癇均有效。

【用法】抗癲癇：成人開始 1mg / d，分 2～3 次服用，每 2～3d 增加 0.5～1mg，極量為 20mg / d，維持量為 3～12mg / d；兒童開始 0.01～0.03mg /（kg·d），極量為 0.05mg/（kg·d），維持量為 0.01～0.02mg /（kg·d）。癲癇持續狀態。1.0～4.0mg，iv，注射速度為 0.1mg / s。

【注意】最常見的不良反應為嗜睡、共濟失調及行為紊亂等。久用（1～6 月）可產生耐受性。肝腎功能不全者、有呼吸道疾病者慎用，青光眼患者禁用。

【規格】片劑：0.5mg, 2mg×100。注射劑：1mg / ml。

蘿拉西泮（氯羥安定，氯羥二氮，洛拉酮） Lorazepam

【應用】作用與地西泮相似，但抗焦慮作用比地西泮強，誘導入睡作用顯著，且持續時間長。

【用法】焦慮症：2～6mg / d，po，分 2～4 次服用。失眠；常用量為睡前服 2～4mg。癲癇持續狀態：1～4mg, im 或 iv。

【注意】參見地西泮。

【規格】片劑：0.5mg×20, 100（羅拉[進]），1mg, 2mg。

注射劑：2mg／2ml, 4mg／2ml。

艾司唑侖（三唑氯安定，憂慮定） Estazolam

【應用】鎮靜、催眠。用於失眠、焦慮及癲癇。

【用法】失眠及焦慮：1～2mg，睡前服；或 1～2mg, bid～tid。癲癇：2～4mg, tid。麻醉前用藥：2～4mg，術前 1h 服。

【注意】偶見疲乏、無力、昏睡，一般可自行消失。老、幼、體弱者應酌減用量。

【規格】片劑：1mg × 20（舒樂安定）。

丁螺環酮（布斯呱隆，布斯帕） Buspirone

【應用】適用於各種類型的焦慮症。

【用法】5mg, po, tid；有效劑量為 20～30mg／d，分 3 次服。老年人一般 1d 不宜超過 15mg。

【注意】常見胃腸道不適症狀。嚴重肝、腎功能不全及青光眼、重症肌無力者禁用。18 歲以下兒童暫不使用。不宜與中樞抑制藥合用。

【規格】片劑：5mg × 20（奇比特），50mg × 60（奇比特）。

氯美紮酮（氯甲噻酮，氯苯甲酮） Chlormezanone

【應用】能抗憂慮、緩和精神緊張。

【用法】鎮靜安眠：睡前服 0.2～0.4g；解除憂慮和止痛：0.2g, tid；緩解疲勞、抗暈車船：適時服 0.2g。

【注意】有嗜睡、潮紅、藥疹和胃部不適等反應。停藥後症狀消失。不宜與氯丙嗪、單胺氧化酶抑制劑等合用。孕婦和哺乳期婦女慎用。

【規格】片劑：0.2g × 24（碧星，芬那露）。

三、抗躁狂和抑鬱症藥

曲唑酮　Trazodone

【應用】適用於各種類型的抑鬱症。

【用法】初始用藥 150mg / d，分次服用，每 3～4 天可增加 50mg。門診病人的最高劑量不得超過 400mg / d。住院病人不得超過 600mg / d。

【注意】應於飯後或點心後立即服用。

【規格】50mg × 20（美舒鬱）。

氯米帕明（氯丙米嗪，海地芬）　Clomipramine

【應用】對所有抑鬱症候群具有廣泛的作用。用於各種原因所致抑鬱症、強迫症。

【用法】開始 25mg, po, bid～tid，1 週內可漸增至 100～150 mg / d，症狀好轉後，改為維持量 50～100mg / d。或開始 25～50mg, im，以後增至 1 日 100～150mg，症狀好轉後，改為口服維持量。或 25～75mg, iv, qd。

【注意】嚴重心臟病、循環障礙、急性心肌梗塞、低血壓、青光眼、排尿困難、白細胞過低、對本品過敏者禁用。癲癇患者、孕婦慎用。服用本品期間，不宜飲酒或飲含酒精飲料，不得與單胺氧化酶抑制劑合用。

【規格】片劑：10mg, 25mg × 30（安拿芬尼）[進]，50mg, 100mg。緩釋片：75mg。注射劑：25mg / 2ml。

阿米替林（阿密替林，依拉維）　Amitriptyline

【應用】用於各類型抑鬱症。

【用法】25mg, po, bid，以後遞增至 150～300mg／d。維持量 50～150mg／d。治療遺尿症：6 歲以下兒童，睡前服 10mg。6 歲以上兒童，睡前服 25mg。

【注意】不良反應似丙米嗪，但少而輕。嚴重心臟病、青光眼、排尿困難者禁用。忌與單胺氧化酶抑制劑合用。

【規格】片劑：10mg, 25mg。注射劑：25mg／2ml。

多塞平（多慮平） Doxepin

【應用】為三環類抗抑鬱藥，其抗抑鬱作用較丙米嗪弱，抗膽鹼、抗焦慮作用較強。用於治療焦慮性抑鬱症或神經性抑鬱症。

【用法】25～50mg, po, tid。

【注意】青光眼、肝功能不全、嚴重心血管疾病及癲癇患者慎用。

【規格】片劑：25mg×100。注射劑：25mg／ml。

馬普替林（麥普替林） Maprotiline

【應用】適用於各種抑鬱症及以焦慮、煩躁為特徵的其他抑鬱性情緒障礙。

【用法】開始 75mg／d，分 2～3 次服用，後增至 150～225 mg／d；60 歲以上老年患者開始 75mg／d，並酌增至 150mg／d。最高劑量不宜超過 300 mg／d，維持量為每次 25～50mg, tid。

【注意】與三環類抗抑鬱藥丙米嗪、阿米替林相似，不良反應少而輕，以抗膽鹼症狀最常見。其餘參見上兩藥。

【規格】片劑：25mg×30（路滴美）。注射劑：25mg／5 ml。

氟西汀（氟苯氧苯胺） Fluoxetine

【應用】治療伴有焦慮的各種抑鬱症，尤宜用於老年抑鬱症。

【用法】20mg, po, qd～bid，病情需要時可增至 80mg／d。

【注意】不良反應輕，大劑量時耐受性較好。與卡馬西平、三環類抗抑鬱藥合用，可提高它們的血藥濃度，因此應減量並定期監測血藥濃度。對患者服藥後可能出現的自殺意圖應高度重視。

【規格】膠囊劑：20mg×14（奧麥倫[進]），20mg×28（百憂解[進]、優克）。

帕羅西汀（氟苯哌苯醚） Paroxetine

【應用】適合治療伴有焦慮症的抑鬱症患者。

【用法】開始 20mg, po, qd，連續用藥 3 週。以後根據臨床反應增減劑量，1 次增減量 10mg，間隔不得少於 1 週，最高 50 mg／d。

【注意】不良反應輕微而短暫，嚴重肝、腎功能不全者應降低劑量。有癲癇或躁狂病史者慎用，妊娠和哺乳期婦女不宜使用。

【規格】片劑：20mg × 10（賽樂特[進]）。

西酞普蘭 Citalopram

【應用】具有抗抑鬱作用，不影響心臟傳導系統、血壓及血液和肝腎系統。適用於抑鬱性精神障礙。

【用法】開始 20mg／d, po, qd，最高可加至 60mg。超過 65 歲的病人劑量減半。

【注意】不宜與單胺氧化酶抑制劑合用。警惕病人的自殺

傾向。

【規格】片劑：20mg×14（喜普妙﹝進﹞）。

氟伏沙明（氟戊肟胺） Fluvoxamine（floxytral）

【應用】治療各種抑鬱症，尤其是有明顯自殺企圖和有強迫症的病人。

【用法】50～100mg，睡前 1 次服用。最大劑量為 300mg／d，分次服用。

【注意】同帕羅西汀。

【規格】片劑：50mg×30（蘭釋﹝進﹞）。

舍曲林（氯苯萘胺） Sertraline

【應用】為一種新型抗抑鬱藥，無抗膽鹼作用。預防或治療抑鬱症。

【用法】50mg～100mg／d，早晨或晚上 1 次服用，最大劑量 200mg／d。

【注意】不宜與單胺氧化酶抑制劑合用。對本品高度敏感者、嚴重肝功能不良者禁用。腎功能不良、孕婦、哺乳期婦女不宜使用。有癲癇病史者慎用。

【規格】片劑：50mg×14（左洛復﹝進﹞）。

米氮平（米氮紥平） Mirtazapine

【應用】本品為四環類抗抑鬱藥。治療抑鬱症。

【用法】睡前服 15mg，逐漸加大劑量至獲得最佳療效。有效劑量為 15～45mg／d。

【注意】禁與單胺氧化酶抑制劑合用。避免與乙醇、苯二氮草類藥及其他中樞神經抗抑鬱藥聯用。孕婦及哺乳期婦女不

宜使用。

【規格】片劑：30mg × 10（瑞美隆[進]）。

文拉法辛（凡拉克辛） Venlafaxin

【應用】為一新型抗抑鬱藥。治療各種抑鬱症。

【用法】開始劑量為 75mg / d，分 2～3 次服用。需要時劑量可逐漸增至 225mg / d，重症者可至 350mg / d。

【注意】常見的不良反應為噁心、嗜睡、失眠、頭暈、盜汗等。1d 量超過 200mg 時可致高血壓，服藥時需定期查血壓。

【規格】片劑：25mg × 16（博樂欣），75mg × 14（怡諾思[進]）。

噻奈普汀 Tianeptine

【應用】適用於治療輕、中或重度抑鬱症。

【用法】推薦劑量於餐前服用 12.5mg, tid。年齡超過 70 歲或存在腎功能不全者劑量減少。

【注意】15 歲以下兒童禁用。妊娠、哺乳期婦女避免服用本藥。避免與非選擇性 MAOI 合用，有出現休克甚至死亡的危險。

【規格】片劑：12.5mg×30（達體朗[進]）。

第八章　促智藥

吡拉西坦（乙酰胺吡咯烷酮，腦復康） Piracetam

【應用】新型促思維記憶藥，適用於腦動脈硬化及腦血管意外、一氧化碳中毒等所致記憶與思維障礙、兒童器質性癡呆及低智慧。

【用法】0.8～1.6g, po, tid，3～6 週為 1 療程，兒童用量減半。

【注意】孕婦、新生兒、肝腎功能不良者慎用。

【規格】片劑：0.4g×100。注射劑：2g / 10ml。po 液：0.4g / 10ml, 0.8g / 10ml。

奧拉西坦（奧拉醯胺，羥氧吡醋胺） Oxiracetam

【應用】主要用於早老性癡呆及腦器質性綜合徵等的思維記憶能力減退。

【用法】400～800mg, po, bid or tid，2～3 個月為 1 療程。

【注意】常見有焦慮不安、瘙癢、皮疹、噁心、胃痛等不良反應，停藥後可自行消退。對其過敏及腎功能不全者禁用。

【規格】片劑：400mg×24（健朗星），800mg；注射劑：0.4g（倍清星）。

吡硫醇（腦復新） Pyritinol（Neuroxin）

【應用】用於腦外傷後遺症、腦炎、腦膜炎後遺症等症狀的改善。

【用法】成人 0.1～0.2g，小兒 1 次 50～100mg，po，tid。

【注意】少數病人服藥後出現皮疹、噁心，停藥後可恢復。孕婦慎用。

【規格】片劑：0.1g×100。膠囊劑：0.1g。注射劑：0.1g, 0.2g。

甲氯芬酯（氯酯醒，遺尿丁） Meclofenoxate

【應用】用於外傷性昏迷、酒精或一氧化碳中毒所致的精神障礙、新生兒缺氧症、老年性精神病、動脈硬化或癲癇所致

意識障礙等。

【用法】成人：0.1～0.2g, po, tid～qid，至少服 1 週，兒童：0.1g, tid。或成人：0.1～0.25g, im 或 iv, bid or tid，兒童：60～100mg, bid。

【注意】水溶液易水解，宜臨用前配製，高血壓病人慎用，精神過度興奮病人禁用。

【規格】片劑：0.1g, 0.25g。膠囊劑：0.1g。注射劑：0.1g（維瑙健），0.2g（和雪），0.25g（腦瑞蘇，健瑙靈）。

胞磷膽鹼（胞二磷膽鹼，尼古林） Citicoline（CDPC）

【應用】用於急性顱腦外傷和腦手術、腦卒中後遺症所引起的意識障礙。

【用法】0.2～0.3g/d, iv. drip，5～10d 為 1療程。0.2g/d, im。

【注意】可見一過性低血壓、噁心、皮疹、驚厥等。腦內出血急性期，不宜用大劑量。

【規格】注射劑：0.2g/2ml, 0.5g/100ml（億丹）。

醋谷胺（乙酰谷酰胺） Aceglutamide（Acetyglutamide）

【應用】用於腦外傷昏迷、肝昏迷、偏癱、高位截癱、脊髓灰質炎後遺症、神經性頭痛、腰痛。

【用法】0.1～0.6g（用 5%葡萄糖溶液稀釋後緩慢滴注），im or iv. drip，小兒劑量酌減。

【注意】可能引起血壓下降。

【規格】注射劑：0.1g/2ml, 0.25g/5ml。粉針劑：0.1g（福益），0.2g（訊博）。

尼麥角林（麥角溴煙酯，腦通） Nicergoline

【應用】用於改善腦梗塞後遺症引起的意欲低下和情感障礙及急性和慢性周圍循環障礙。

【用法】10～20mg, po, tid。2～4mg, im or iv, qd～bid。

【注意】可有低血壓、頭昏等不良反應。注射給藥後宜平臥數分鐘，以避免暫時性直立性低血壓及眩暈。慎用於高尿酸血症和有痛風史的病人。對本品過敏者禁用。

【規格】片劑：5mg × 24（樂喜林），10mg（思爾明［進］），30mg。注射劑：4mg。

複方麥角異鹼 Compound Dihydroergocriptine

【應用】主要用於缺血性腦血管病及腦供血不足。

【用法】2～4ml, po, bid。

【注意】可產生頭痛、消化系統不適和腹瀉。過量服用可導致嘔吐。

【規格】口服液：50ml（每 4ml 含甲磺酸雙氫麥角隱亭 4 mg，無水咖啡因 40mg）（洛斯寶［進］）。

腦蛋白水解物 Cerebroprotein Hydrolysate

【應用】用於顱腦外傷及腦血管疾病後遺症伴有記憶減退及注意力集中障礙的症狀改善。

【用法】10～30ml, iv. drip, qd，連續使用 10～14d 為 1 療程。1～3 片, po, tid。

【注意】老年人使用本藥時如發現排尿量過多，且 2～3 天內不能自行緩解者應停止使用。孕婦及哺乳期婦女慎用。對本品過敏者、癲癇、嚴重腎功能不全及孕婦禁用。

【規格】注射劑：2ml（腦多肽），5ml（奧利達），10ml

（麗珠賽樂，腦活素[進]），500ml。粉針劑：60mg（捷療素）。片劑：13mg（新古立西）。複方吡拉西坦腦蛋白水解物片：吡拉西坦 0.2g、腦蛋白水解物 0.12g、谷氨酸 20mg、硫酸軟骨素 20mg、維生素 B_1 0.5mg、維生素 B_2 0.5mg、維生素 B_6 0.25mg、維生素 E 2mg（全威康寧，天龍康腦靈）。

素高捷療　Solcoseryl

【應用】用於腦動脈硬化、腦出血、腦供血不足；腦功能不全、器質性精神綜合徵；顱腦外傷及顱腦手術之恢復。

【用法】急性患者，10～20ml, iv. drip，連續 2 週，也可 5～10ml 靜脈推注。病情改善後改為 2～5ml, im。慢性病變、病程較長者，推薦 2～5ml, im, qd or qod。

【注意】本品為高滲液，少數患者出現注射部位疼痛和靜脈炎。靜注宜慢。

【規格】注射劑：2ml, 5ml, 10ml。輸液：10%, 20%（250 ml）。

小牛血去蛋白提取物

【應用】適用於腦血管疾病、癡呆、周圍血管閉塞性疾病，並能促進各類傷口的癒合。

【用法】初期 5～20ml / d, iv or im，每星期數次。然後 20～50ml / d, iv. drip。2 片，po, tid。

【注意】本品是高滲液，血管內輸注時要嚴防藥液外漏。

【規格】注射劑：2ml, 5ml, 10ml（愛維治，奧德金）。輸液：50ml, 250ml（20%）；25ml, 250ml（10%）。糖衣片：0.2g。水凝膠劑：80mg / g。

石杉鹼甲　Huperzine A

【應用】用於治療和改善中老年記憶功能減退。

【用法】100～200μg, po, bid；或 30μg, im, bid。

【注意】可出現噁心、頭暈、出汗、腹痛、視力模糊，停藥後消失。心動過緩、支氣管哮喘者慎用。

【規格】片劑：50mg × 48（哈伯因）。注射劑：30mg。

阿米三嗪－蘿巴新　Almitrine and Raubasine

【應用】用於治療老年人認知和慢性感覺神經損害的有關症狀。

【用法】1 片，po，bid，維持量，1 片 / d。

【注意】有輕微的胃腸不適、失眠、心悸、焦慮、頭暈和罕見的體重下降等。口服過量可引起心動過速、低血壓、呼吸急促與呼吸性鹼中毒。

【規格】片劑：× 30（都可喜[進]）（含阿米三嗪30mg，阿嗎鹼 10mg）。

丁咯地爾（活腦靈）　Buflomedil

【應用】用於腦部供血不足，外周末梢血管疾病如雷諾病等。

【用法】150～200mg, po, bid or tid；100～400mg/d, iv 或 im；200～400mg, iv. drip。

【注意】不良反應有胃腸不適、眩暈、消化不良及皮膚瘙癢等。大劑量應用所致急性中毒可致肌肉痙攣、焦慮不安以及周圍血管擴張、竇性心動過速及驚厥。分娩後的產婦和嚴重動脈出血的病人禁用。腎功能衰竭和血液透析的病人慎用。

【規格】片劑：150mg × 10（弗斯蘭[進]），300mg；注射

劑：50mg / 5ml（弗斯蘭[進]）；0.1g（瑞立達）。

醒腦靜

【應用】用於輕、中度肝昏迷及中樞神經系統感染、腦血管病變所致昏迷。

【用法】4～16ml / d, iv，病情急重者可先用本品 20ml 加 50％葡萄糖注射液 20～40ml 靜注，然後再用本品 20ml 加入 5％或 10％葡萄糖溶液 250ml 中靜滴。

【規格】注射劑：2ml, 5ml, 10ml。

單唾液酸四己糖神經節苷脂 GM-1

【應用】可改善帕金森氏症所致的行為障礙。適用於腦脊髓創傷、腦血管意外。

【用法】20～40mg / d, im 或 iv.drip，1 次或分次。急性期：100mg / d, iv. drip，2～3 週後改為維持量，20～40mg / d，一般療程為 6 週。

【注意】對本品過敏者、神經節苷脂累積病、肝腎功能嚴重障礙者禁用。

【規格】注射劑：20mg / 2ml（申捷，施捷因[進]），100 mg / 5ml（施捷因[進]）。

卡巴拉汀　Rivastigmine

【應用】用於治療輕、中度阿茲海默型癡呆，即可疑阿茲海默病或阿茲海默病。

【用法】起始劑量：1.5mg, po, bid；維持劑量：1.5～6mg, po, bid。

【注意】病竇綜合徵或伴嚴重心律失常患者慎用。已知對

本品、其他氨基甲酸衍生物或劑型成分過敏者禁用。

【規格】膠囊劑（艾斯能[進]）：1.5mg × 28, 3mg × 28, 4.5mg × 28。

多奈哌齊　Donepezil

【應用】用於輕、中度阿茲海默型癡呆症狀的治療。

【用法】5mg, po, qd，於晚上睡前服用。

【注意】用藥過量可引起膽鹼能危象。對本品、哌啶衍生物或製劑中賦形劑過敏的病人禁用。妊娠婦女禁用。

【規格】片劑：5mg×7（思博海）；5mg×28, 30（安理申[進]），10mg × 28（安理申[進]）。

賴氨酸　Lysine

【應用】適用於顱腦損傷綜合症、腦血管病、記憶力減退等。

【用法】3g, po, tid, 10～15d 為 1 療程。10ml, iv. drip, qd, 20d 為 1 療程。

【注意】高血氧、酸中毒、腎功能不全者慎用。

【規格】注射劑：1g（郎德，舒朗），1.5g（來司通），3g（L- 鹽酸賴氨酸氯化鈉）。

第六篇

主要作用於循環系統的藥物

第一章　鈣拮抗藥

維拉帕米（凡拉帕米，戊脈安，異博定） Verapamil
【應用】鈣通道阻滯劑。
【用法】40～120mg, po, tid or qid；緩釋片：240mg, qd。
0.075～0.15mg / kg 緩慢 iv or iv. drip，稀釋藥液。
【注意】可有眩暈、噁心等不良反應。低血壓、傳導阻滯
及心源性休克患者禁用，心力衰竭者慎用或禁用，支氣管哮喘
者慎用。
【規格】片劑：40mg × 30, 80mg, 120mg。緩釋片劑：120
mg × 30, 240mg × 10。注射劑：5mg / 2ml, 25mg / 2ml。

硝苯地平（硝苯吡啶，心痛定） Nifedipine
【應用】為鈣通道阻滯劑。
【用法】5～10mg, po, tid。急用時可舌下含服 10mg。緩釋
片：20mg, po, bid。噴霧劑：噴霧 1.5～2mg（約 3～4 下）。對
慢性心力衰竭：20mg, po, q6h。
【注意】嚴重主動脈瓣狹窄、低血壓和孕婦禁用。

【規格】片劑：5mg×100, 10mg×100（心痛定）、×50（得高寧）、×48（得高寧）。緩釋片：10mg×16、30, 20mg×10、30（艾克迪平）。控釋片：30mg, 60mg×7（拜新同）〔進〕。膠囊劑：5mg, 10mg。噴霧劑：100mg。

尼群地平（硝苯甲乙吡啶） Nitrendipine

【應用】為選擇性血管平滑肌鈣通道阻滯劑。

【用法】10mg, po, tid。

【注意】少數可見頭痛、眩暈和心悸等，停藥可消失。

【規格】片劑：10mg×100。

非洛地平（二氯苯吡啶） Felodipine

【應用】為鈣通道阻滯劑。

【用法】開始劑量為 2.5mg / d, po，常用維持劑量為 5～10 mg / d，必要時可調整劑量。

【注意】大劑量時可出現頭暈、頭痛、心悸、疲乏等。孕婦忌用。

【規格】片劑：2.5mg×10（波依定〔合〕），5mg×10（波依定，康寶得維）。

氨氯地平（阿莫洛地平，安洛地平） Amlodipine

【應用】為二氫吡啶類鈣通道阻滯劑，對血管的選擇性強於硝苯地平。

【用法】開始時 5mg po, qd，以後可根據情況增加至最大劑量 10mg / d。

【注意】不良反應與硝苯地平相似，但較少。肝功能不全者禁用。

【規格】片劑：5mg×14、28（安內真）、×7（絡活喜[合]，壓氏達）。左旋氨氯地平片：2.5mg×14（施慧達）。

地爾硫䓬（硫氮䓬酮） Diltiazem

【應用】為苯噻氮類鈣拮抗劑。

【用法】30～60mg, po, tid or qid。處理高血壓急症時，5～15μg／（kg·min），iv. drip。

【注意】可見胃部不適、食慾不振、便秘或腹瀉等不良反應，如出現頭暈、頭痛、心動過緩、疲乏等症狀時應減少劑量或停用。有Ⅱ度以上房室阻滯或竇房阻滯患者及孕婦。

【規格】片劑：30mg×50（合心爽[合]）。膠囊劑：90mg×5（奧的鎮）、×10（合貝爽）[合]。注射劑：10mg, 50mg。

桂利嗪（肉桂苯哌嗪，桂益嗪，腦益嗪） Cinnarizine

【應用】為哌嗪類鈣拮抗劑。

【用法】25～50mg, po, tid。20～40mg, iv，緩慢注入。

【注意】靜注可使血壓短暫下降。

【規格】片劑（膠囊劑）：25mg×50（使腦力新）。注射劑：20mg／20ml。

氟桂利嗪（氟腦嗪，腦靈） Flunarizine

【應用】為哌嗪類鈣拮抗劑。

【用法】5～10mg, po, 10mg／d，可於晚上頓服。

【注意】常見不良反應有嗜睡、無力。

【規格】片劑：6mg。膠囊劑：5mg×20（西比靈）。

利多氟嗪（利多福心，立得安，利多福拉嗪） Lidoflazine

【應用】僅對血管的 Ca^{2+} 內流有阻滯作用，而心臟的鈣通道幾無作用。

【用法】60～120mg, po, tid。

【注意】偶見頭痛、眩暈、耳鳴和視力模糊。

【規格】片劑：60mg。

尼卡地平（硝苯苄胺啶，佩爾地平） Nicardipine

【應用】為鈣通道阻滯劑。

【用法】20mg po, tid。

【注意】不良反應與硝苯地平相似。顱內出血、顱內壓增高患者及孕婦、哺乳期婦女禁用。

【規格】片劑：10mg, 20mg, 40mg。注射劑：2mg / 2ml（佩爾[進]），10mg / ml（佩爾[進]），10mg / 100ml（丹頤），20mg / 100ml（卡榮）。膠囊：40mg × 10、30（佩爾[進]）。

尼莫地平（硝苯甲氧乙基異丙啶） Nimodipine

【應用】為選擇性腦血管平滑肌鈣通道阻滯劑。

【用法】40～60mg / d, po，分 2～3 次服。

【注意】不良反應同硝苯地平。

【規格】片劑：20mg × 20（尼膜同[進]），30mg × 20（尼膜同[進]）。注射劑：10mg / 50ml（尼膜同[進]），2mg / 10ml，4mg / 20ml（愛邦，普樂康）。

拉西地平 Lacidipine

【應用】為二氫吡啶類鈣通道阻滯劑。

【用法】開始 4mg, po, qd，必要時可增至 6mg, qd。肝功能

不全患者開始時需減半量。

【注意】不良反應與硝苯地平相似。

【規格】片劑：2mg, 4mg×7（樂息平[進]）。

伊拉地平　Isradipine

【應用】為鈣通道阻滯藥。

【用法】2.5mg, po, bid，並可根據病情增至 1 次 5～10mg。

【注意】不良反應輕微，常見頭痛、眩暈、心悸、便秘等。老年和肝功能受損的患者初始劑量減半。

【規格】片劑（膠囊劑）：2.5mg。

哌克昔林（沛心達，心舒寧，冠心寧，雙環己哌啶）Perhexilline

【應用】抑制 Ca^{2+} 內流，直接擴張冠狀動脈和周圍小動脈。

【用法】0.1g, po, bid，最大劑量 0.6g / d。

【注意】輕微不良反應有噁心、頭暈、嘔吐、昏睡等症狀，嚴重不良反應可見周圍神經炎、共濟失調、肝損害、低血糖等。

【規格】片劑：0.1g，0.2g。

貝尼地平（苄尼地平）　Benidipine

【應用】用於治療高血壓和心絞痛。

【用法】2～4mg, po, qd，早飯後服。可按需要增量至 8mg, qd。

【注意】嚴重肝功能不全者慎用，心源性休克者禁用，孕婦禁用。

【規格】片劑；2mg, 4mg×7（可力洛[進]），8mg。

第二章　治療慢性心功能不全的藥物

洋地黃毒苷（狄吉妥辛）　Digitoxin（Digotin）

【應用】為洋地黃的提純製劑。

【用法】po，必要時 im or iv。全效量，成人 0.7～1.2mg，在 48～72 h 內分次服用；小兒 2 歲以下 0.03～0.04mg / kg，2 歲以上 0.02～0.03mg / kg。維持量：成人 0.05～0.10mg / d，小兒為全效量的 1 / 10, qd。

【注意】可見噁心、嘔吐、黃視等不良反應。有顯著心動過緩、完全房室傳導阻滯和心絞痛頻發患者禁用。

【規格】片劑：0.1mg。注射劑：0.2mg / 1ml。

地高辛（狄戈辛，狄高辛）　Digoxin（Lanoxin）

【應用】為中效強心苷，排泄較快而蓄積較小。

【用法】po，嚴重心力衰竭者則採用 iv。全效量：成人 1.0～1.5mg, po；小兒 2 歲以上 0.04～0.06mg / kg，2 歲以下 0.06～0.08mg / kg。維持量：成人 0.125～0.5mg / d，分 1～2 次服用；小兒為全效量的 1 / 4。用量為 0.25～0.50mg, iv，極量為 1mg。

【注意】不良反應有胃腸反應、中樞神經系統反應、視覺障礙及各種心律失常。

【規格】片劑：0.25mg × 30、100, 50 μ g。注射劑：0.5mg / 2ml。粉劑：1g。

甲地高辛（甲基狄戈辛，β－甲基地高辛）　Metildigoxin

【應用】見地高辛。

【用法】0.1～0.2mg, po or iv, bid or tid，2～3d 後改用維持

量，維持量，0.05～0.1mg, po, bid。0.2～0.3mg / d iv。

【注意】洋地黃中毒、血鈣過高、電復律前、低血鉀、房室傳導紊亂、嚴重心動過緩、室性心動過速和肥厚性梗阻性心肌病時，禁用強心苷。肝、腎功能不全者慎用。

【規格】片劑：0.1mg × 30。注射劑：0.2mg / 2ml。

去乙酰毛花苷（毛花強心丙，西地蘭 D） Deslanoside

【應用】作用與毛花苷丙相同。

【用法】0.4～0.8mg, iv or im。在 24h 內給予全效量 1～1.6 mg，分次注射。兒童 20～40μg /（kg·d），分 1～2 次給藥。

【注意】不良反應可有噁心、食慾不振、嘔吐、頭痛等。嚴重心肌損害和腎功能不全者慎用。

【規格】注射劑：0.2mg / ml, 0.4mg / 2ml。

毒毛花苷K（毒毛旋花子苷K，毒毛苷K，毒毛旋花素 K） Strophanthin K

【應用】為常用速效強心苷。

【用法】首劑 0.125～0.25mg, iv, 1～2d 後重複 1 次，總量為 0.25～0.5mg / d。小兒 0.007～0.01mg / kg iv。

【注意】1～2 週內用過洋地黃製劑者不宜應用，以免中毒。其他參見洋地黃毒苷。

【規格】注射劑：0.25mg / ml。

三磷腺苷（腺三磷） Adenosine Triphosphate（ATP）

【應用】為一種輔酶，是體內能量的主要來源。

【用法】20mg, im or iv, qd～tid。

【注意】靜注宜緩慢。腦出血初期忌用，有過敏史者不宜

使用。

【規格】注射劑：20mg / 2ml。注射用三磷腺苷：20mg，另附磷酸緩衝液 2ml, 32mg（美利欣）。

毛花苷C（毛花洋地黃苷，西地蘭） Lanatoside C

【應用】為一種速效強心苷，作用快於洋地黃、地高辛，但比毒毛花苷K 稍慢。

【用法】緩慢全效量，0.5mg, po, qid。維持量 1d 1mg，分兩次服。成人常用全效量 1～1.2mg, iv，首次劑量 0.4～0.6mg, 2～4h 後給予 0.2～0.4mg，均稀釋後緩慢注射。

【注意】過量時有食慾不振、噁心、頭痛、心動過緩、黃視等不良反應。

【規格】片劑：0.5mg。注射劑：0.4mg / 2ml。

米力農（甲氰吡酮，米利酮） Milrinone

【應用】為磷酸二酯酶抑制劑強心藥，兼有正性肌力和血管擴張作用。

【用法】2.5～7.5mg po, qid。12.5～75 μg /（kg・min）iv. drip。開始 10min 用 50 μg / kg，然後以 0.375～0.75 μg /（kg・min）維持。最大劑量不超過 1.13mg /（kg・d）。

【注意】過量時可有心動過速、低血壓。心肌梗塞急性期忌用。低血壓、心動過速患者慎用。

【規格】片劑：2.5mg, 5mg。注射劑：5mg / 5ml（魯南力康）10mg / 10ml。

氨力農（氨雙吡酮，氨吡酮） Amrinone

【應用】為一種磷酸二酯酶抑制劑強心藥。

【用法】0.1～0.2g, po, tid，最大量為 0.6g / d。0.5～3mg / kg, iv. drip，滴速為 5～10μg /（kg・min），最大量不超過 10mg /（kg・d）。

【注意】大劑量長期使用時可減少血小板。快速 iv 可致室性期前收縮、室性心動過速。有嚴重主動脈或肺動脈瓣膜疾病患者禁用。

【規格】片劑：100mg。注射劑：50mg / 2ml, 100mg / 2ml。

紮莫特羅　Xamoterol

【應用】選擇性作用於 β_1 受體，興奮心臟作用大於增加心率作用。

【用法】0.1～0.2g, po, bid。

【注意】偶見胃腸道不適、頭痛、頭暈和心悸。

【規格】片劑：0.2g。

輔酶Q10　Ubidecarenone
（泛癸利酮，能氣朗）
見酶類及其他生化製劑。

第三章　抗心律失常藥

奎尼丁　Quinidine

【應用】屬 I a 類抗心律失常藥。

【用法】第 1d 0.2g, po, q2h，連續 5 次；第 2d 增至 0.3g，第 3d 0.4g, q2h，連續 5 次。1d 總量不超過 2g。恢復正常心律後，0.2～0.4g / d 維持。

【注意】用於糾正房顫、房撲時，應先給洋地黃飽和量，

以免導致心力衰竭。靜注常引起嚴重低血壓，有較大的危險性，須注意。嚴重心肌損害、心力衰竭、完全性房室傳導阻滯和特異質病人及孕婦忌用。

【規格】片劑：0.2g。注射劑：0.5g / 10ml。

普魯卡因胺（普魯卡因酰胺） Procainamide

【應用】為 I a 類抗心律失常藥。

【用法】0.5～0.75g, po, tid～qid，心律正常後逐漸遞減至0.25mg, 2～6 次 /d。用於病情緊急的病人可 0.5～1g，iv.drip，24h 內總量不超過 2g。

【注意】長期應用可出現紅斑狼瘡反應。當其血藥濃度超過 12μg / ml，可發生竇性早搏、房室阻滯、室性期前收縮，甚至室顫。嚴重心力衰竭、低血壓、完全性傳導阻滯、束支傳導阻滯及肝腎功能嚴重損害者忌用。

【規格】注射劑：0.1g / ml, 0.2g / 2ml, 0.5g / 5ml, 1g / 10ml。片劑：0.125g。

丙吡胺（雙異丙吡胺，吡二丙胺） Disopyramide

【應用】為 I a 類抗心律失常藥，延長不應期、抑制傳導，作用強於奎尼丁。

【用法】0.1～0.2g po, tid，最大劑量為 0.8g / d。1～2mg / kg iv，且 1 次最大量不超過 0.15g，1 次 0.1～0.2g iv. drip，稀釋後 gtt，滴速為 20～30mg / h。

【注意】血藥濃度超過 4μg / ml 可降低血壓。重度房室傳導阻滯、病態竇房結綜合徵及青光眼忌用。

【規格】片劑：0.1g。注射劑：50mg / 2ml, 100mg / 2ml。膠囊劑：0.1g。

利多卡因　Lidocaine

【應用】為 I b 類抗心律失常藥。

【用法】1～2mg / kg, iv，繼以 0.1％溶液 iv. drip, 1h 不超過 100mg。也可 4～5mg / kg, im, 60～90min 重複 1 次。

【注意】常見的不良反應有頭暈、嗜睡、噁心、嘔吐等。劑量過大可引起驚厥與心跳驟停。嚴重房室傳導阻滯、室內傳導阻滯者禁用。

【規格】注射劑：0.1g / 5ml, 0.4g / 20ml。

苯妥英　Phenytoin

見中樞神經系統。

美西律（慢心律，脈律定，脈舒律）　Mexiletine

【應用】為 I b 類抗心律失常藥，具有抗心律失常、抗驚厥及局麻作用。

【用法】50～200mg, po, tid。初始劑量 100mg iv，稀釋後在 3～5min 內緩慢 iv。如無效，可在 5～10min 後再給 50～100 mg。然後以 1.5～2mg / min iv. drip，3～4h 後減至 0.75～1mg / min，維持 24～48h。

【注意】不良反應有噁心、嘔吐、嗜睡、眩暈等。血藥濃度大於 2 μg / ml 時，可引起心動過緩、低血壓、傳導阻滯等症狀。

【規格】片劑：50mg × 100, 100mg × 100, 250mg。膠囊劑：50mg, 100mg, 400mg。注射劑：100mg / 2ml。

莫雷西嗪（乙嗎噻嗪，嗎拉西嗪，安脈靜）　Moracizine

【應用】為 I 類抗心律失常藥。

【用法】首次劑量為 0.3g，維持量為 0.6g / d，一般 0.2～0.3g, po, tid。對陣發性心動過速，2.5％溶液 4ml 緩慢 iv。

【注意】嚴重低血壓及肝、腎功能不全者忌用。

【規格】片劑：25mg, 50mg × 40。注射劑：50mg / 2ml。

普羅帕酮（丙胺苯丙酮，心律平）　Propafenone

【應用】為 I 類抗心律失常藥。

【用法】0.1～0.2g, po, tid～qid。治療量，0.3～0.9g / d，分 4～6 次服用。維持量，0.3～0.6g / d，分 2～4 次服用。70mg, iv or iv. drip, q8h，總量不超過 0.35g / d，須嚴密監護。

【注意】嚴重心力衰竭和心動過緩、房室傳導阻滯、病寶綜合徵、明顯低血壓和電解質紊亂、嚴重阻塞性肺部疾病患者禁用。

【規格】片劑：50mg × 50, 100mg, 150mg。注射劑：17.5mg / 5ml, 35mg / 10ml, 35mg, 70mg。

胺碘酮（乙胺碘呋酮，安律酮）　Amiodarone

【應用】為 III 類抗心律失常藥。

【用法】開始 0.2g, po, tid, pc。3 日後用維持量 0.2g, qd～bid。以 5～10mg / kg iv，稀釋後緩慢 iv。

【注意】長期應用可影響甲狀腺功能及發生肺浸潤性病變和肺纖維化。房室傳導阻滯、心動過緩、碘過敏者和甲狀腺功能障礙者禁用。

【規格】片劑：0.2g × 10（可達龍[合]）、30。膠囊劑：0.1g，0.2g。注射劑：0.15g/3ml（可達龍[合]）。

門冬氨酸鉀鎂　Potassium Magnesium Aspartate

【應用】電解質補充藥。適用於低血鉀症，改善洋地黃中毒引起中毒症狀、心肌炎後遺症、慢性心功能不全等各種心臟病，亦可用於肝病等輔助治療。

【用法】iv. drip：10～20ml／次，qd。po：1支／次，tid。

【注意】高鈣和高鉀血症、嚴重房室傳導阻滯和嚴重腎功能障礙者禁用。

【規格】注射劑：10ml，含鉀鹽及鎂鹽各 0.5g, 1g（益樂，聖益格，護天保）。片劑：0.14g×50（潘南金）。

雙氫奎尼丁　Dihydroquinidine

【應用】作用與奎尼丁相同，但療效強。

【用法】早晚各 0.3g, po。如心律失常未完全控制，可早晚各服 0.6g。

【注意】同奎尼丁，奎尼丁過敏、未裝起搏器的低位房室傳導阻滯和竇房結功能不全、束支傳導阻滯、心功能不全、肌無力及洋地黃中毒患者禁用或慎用本品。

【規格】膠囊劑：0.3g（賽利可）。

托西溴苄胺（甲苯磺酸溴苄乙胺）　Bretylium Tosilate

【應用】為Ⅲ類抗心律失常藥，是一種腎上腺阻滯藥。

【用法】3～5mg／kg，稀釋後緩慢（10～20min）iv，必要時 4～6h 後再用。在 iv 出現療效後，可用 im 維持。治療銻劑引起的阿斯綜合徵：0.1g, po, tid，並逐級遞增至有效量維持，但總量不超過 1.5g／d。

【注意】主動脈狹窄、嚴重低血壓者禁用。

【規格】糖衣片：0.1g。注射劑：0.25g／2ml。

阿普林定（安搏律定，茚滿丙二胺） Aprindine

【應用】屬 I b 類抗心律失常藥，減慢 O 相上升速度及傳導。

【用法】首次 0.1g, po，必要時 0.2g，其後每 6h 50～100 mg，24h 總量不超過 0.3g，第 2～3 日各 0.1～0.15g，分 2～3 次服。維持量，50～100mg / d，分 2 次服。急症病例應在心電圖監護下將藥量增至 10～15mg / min，或在輸液時將含本藥 20mg 的 2ml 溶液注入輸液管中，於 0.5～1min 內注入靜脈，每隔 1～2min 注入 1 次，總量以 0.2g 為限。

【注意】竇性心動過緩，中、重度房室傳導阻滯患者忌用。

【規格】片劑：25mg, 50mg。注射劑：100mg / 10ml。

普拉馬林（丙基緩脈靈，新緩脈靈，N– 丙基西蘿芙木鹼） Prajmaline

【應用】抑制房室傳導速率，延長功能性不應期，提高興奮閾值。

【用法】20mg, po, tid～qid。預防發作：20mg, bid。維持量：10mg, qd～tid。

【注意】II 度房室傳導阻滯、嚴重心動過緩和低血壓者及孕婦忌用，肝腎功能不全、哺乳期婦女慎用。

【規格】片劑：20mg。

依地酸二鈉（依地鈉） Disodium Edetate（EDTA–Na）

【應用】與鈣離子結合成可溶的絡合物而減少血鈣濃度。

【用法】1～3g, iv，稀釋成 20～40ml 溶液注射。4～6g, iv. drip，稀釋成 500ml 溶液在 1～3h 內滴完。

【注意】心律失常被糾正後，須口服鉀鹽維持療效。

【規格】注射劑：1g / 5ml。

蝙蝠葛鹼（北豆根鹼，利心） Dauricine

【應用】可抑制 K^+、Na^+、Ca^{2+}跨膜離子流，其電生理效應似奎尼丁。

【用法】0.3g, po, tid，維持量為 0.15～0.6g / d。

【注意】肝病患者禁用。

【規格】片劑：0.15g。

腺　苷

【應用】主要用於 QRS 波不寬的室上速。

【用法】首劑以腺苷6mg 經周圍靜脈快速注射 (1～2s 內)，然後用生理鹽水沖洗，以在心臟達到較高濃度。

【注意】禁用於 II 度以上房室傳導阻滯及病竇綜合徵（安裝起搏器者除外）、禁用於對腺苷過敏者。

【規格】注射劑：6mg；預裝注射器：6mg，12mg。

第四章　抗心絞痛藥

硝酸甘油 Nitroglycerin

【應用】直接鬆弛血管平滑肌，降低心排血量，減輕心臟負荷，使心肌氧耗減少。

【用法】舌下含服片，0.3mg or 0.6mg。軟膏，塗於前臂或胸部 1.5cm × 3cm / 次。貼劑，1 貼，qd～bid。噴霧劑，發作時噴霧於口腔黏膜或舌上 1～2 次，每次 0.4mg。針劑，稀釋後 iv. drip，起始速度為 5 μg / min，然後逐漸增加，最快滴速為 200 μg / min，用藥時應監測心率、血壓和肺楔壓。

【注意】低血壓、青光眼、休克、梗阻性肥厚型心肌病、

主動脈瓣及二尖瓣狹窄和高鐵蛋白血症患者禁用。

【規格】片劑：0.3mg, 0.5mg×50, 0.6mg×25（耐較嚀〔進〕）。緩釋片：2.5mg。注射劑：1mg / ml, 2mg / ml, 5mg / ml, 10mg / ml。噴霧劑：0.4mg / 每次噴霧。貼膜：25mg, 0.5mg（舌下含用）。軟膏（2%）：1g, 3g, 20g, 30g, 60g。

戊四硝酯（硝酸戊四醇酯，長效硝酸甘油）
Pentaerithrityl Tetranitrate

【應用】與硝酸甘油相似，但慢而持久。

【用法】10～30mg, po, tid～qid。

【注意】不良反應有頭痛、噁心、視力紊亂、昏睡等。青光眼、低血壓、休克患者禁用。

【規格】片劑：10mg, 20mg。膠囊：30mg, 60mg。複方戊四酯片（複硝片、複方硝酸甘油片、Nitropent. Co.）：每片含戊四硝酯 20mg，硝酸甘油 0.5mg。1 片，po 或口含，tid。為求速效，可嚼碎服下。

硝酸異山梨酯（硝異梨醇，消心痛，長效消心痛）
Isosorbide Dinitrate

【應用】作用與硝酸甘油相似，但持久，可維持 4h 以上。

【用法】緩解心絞痛，舌下含服 1 次 5mg。預防心絞痛，5～10mg, po, bid or tid。緩釋片，10mg, bid。外用乳膏，0.6g，均勻塗抹在心前區約 5cm × 5cm, qd。噴霧吸收，1.25～3.75mg。

【注意】不良反應有頭痛、面部潮紅、胃部不適、噁心等。青光眼、休克、低血壓、急性循環衰竭和心肌梗塞伴心室充盈壓低者及妊娠前三個月者禁用。

【規格】片劑：2.5mg, 5mg × 100, 10mg × 100。緩釋片：

10mg, 20mg × 30。乳膏：1.5g / 10g。注射劑：10mg / 10ml, 5ml
（愛倍）。噴霧劑：0.25g / 200 次（培欣）。

單硝酸異山梨酯（安心脈，長效心痛治 -20）
Isosorbide Mononitrate

【應用】硝酸異山梨酯的活性代謝產物。

【用法】20mg, po, bid or tid。緩釋片：40mg, bid。長效膠囊：
1 粒，qd。pc 服，不宜嚼碎。

【注意】與硝酸異山梨酯相同。

【規格】片劑：10mg × 50, 20mg × 48（麗珠欣樂，魯南欣
康），40mg × 24（魯南欣康），60mg。緩釋片：20mg × 100
（易順脈），40mg × 20（史達寧），50mg × 10、20（異樂定），
60mg × 7（依姆多，索尼特）。膠囊：20mg × 20（易順脈），
50mg。注射劑：20mg / 5ml（魯南欣康），25mg / 100ml（格芬
達）。噴霧劑：15ml（易順脈），17g / 20ml（易順脈）。

雙嘧達莫（雙嘧哌胺醇，哌醇定） Dipyridamole

【應用】擴張冠狀血管，增加冠脈流量。

【用法】25～100mg, po, tid, ac 1h 服。在症狀改善後，50～
100mg / d，分 2 次服。10～20mg，深部 im or iv, qd～tid。30mg /
d, iv. drip。

【注意】不良反應可有頭痛、眩暈、面部潮紅和胃腸道反
應。

【規格】片劑：25mg×100（潘生丁）。注射劑：10mg / 2ml。

亞硝酸異戊酯（亞硝戊酯） Amyl Nitrite

【應用】作用與硝酸甘油相似，但更快。防治心絞痛的急

性發作和氰化物中毒。

【用法】將盛藥小安瓿裹在手帕內拍破吸入。

【注意】與硝酸甘油相同。

【規格】吸入劑：0.2ml。

曲匹地爾（樂可安） Trapidil（Locorunal, Recornal）

【應用】選擇性擴張冠狀動脈，用於心絞痛。

【用法】0.15～0.3g / d, po。0.1～0.15g / d, iv。

【注意】可引起血壓下降等不良反應。

【規格】片劑：50mg × 30, 50。注射劑：50mg / 5ml, 100mg / 5ml。

曲美他嗪 Trimetazidine

【應用】抗心絞痛作用較強，起效較硝酸甘油慢，但作用持續時間長。

【用法】20mg, po, tid。

【注意】偶見胃腸不適。

【規格】片劑：20mg × 30（萬爽力[進]）。

二磷酸果糖（果糖 –1，6– 二磷酸鈉）
Fructose–Diphosphate（FDP）

【應用】提高細胞內三磷酸腺苷和磷酸肌酸的濃度，促進鉀內流，抑制氧自由基和組織胺釋放。

【用法】靜脈給藥：10g, bid；片劑 0.5～1g, po, tid；口服液，1～2g, bid or tid。

【注意】高磷酸鹽血症、高鈣血症及嚴重腎功能不全者禁用。

【規格】針劑：5g。片劑：155mg × 20（長天欣平），250 mg。口服液：1g / 10ml（里安吉），5g / 50ml, 10g / 100ml（博維赫），100ml / 10mg, 5g, 7.5g, 10g（佛迪）。

川芎嗪　Ligustrazine

【應用】有抗血小板聚集和解聚作用，能擴張小動脈，改善微循環和腦血流，溶血栓。

【用法】80～120mg, iv, qd～bid；50～100mg, po, tid。

【注意】腦出血及有出血傾向患者忌用；對少量出血與閉塞性腦血管病鑒別診斷困難時慎用。

【規格】片劑：50mg×100。注射劑：40mg / 100ml（興佑），80mg / 100ml（濟復德）。80mg / 100ml（利川）。針劑：40mg / 2ml。

地奧心血康膠囊

見第十九篇中藥製劑。

環常綠黃楊鹼 D（黃楊寧）　Dyclovirobuxine D

【應用】能降低心肌氧耗，輕度增加冠脈血流量，增強心肌收縮力。

【用法】1～2mg, po, bid or tid。

【注意】少數患者有輕微四肢麻木、頭暈、胃腸道反應、皮疹等。

【規格】片劑：0.5mg × 48。

醋柳黃酮（心達康）　Hippophe Flavone

【應用】有清除氧自由基的作用。可增強心收縮力，降低

心耗氧量。

【用法】10mg, po, tid。

【規格】片劑：5mg × 50。

薯蕷皂苷　Giosponin

【應用】有增加冠脈流量，減少心肌耗氧，抗心肌缺血作用。

【用法】80～160mg, po, tid。

【注意】空腹服用時偶有胃腸道不適。

【規格】片劑：80mg × 24（絡欣寧），15（維奧欣）。

複方丹參

【應用】活血化瘀，理氣止痛。用於胸中憋悶，心絞痛。

【用法】3片，po, tid。

【規格】片劑：60片 × 60。

香　丹

【應用】用於心絞痛，亦可用於心肌梗塞等。

【用法】2ml, im, qd or bid。1次 10～20ml，iv. drip。

【規格】注射劑：10ml。

丹參酮ⅡA

【應用】可用於冠心病、心絞痛、心肌梗塞，也可用於室性早博。

【用法】40～80mg, im or iv, qd。40～80mg, iv. drip, qd。

【注意】對本品過敏者禁用。

【規格】注射劑：2ml：10mg（諾新康）。

紅 花

【應用】用於治療閉塞性腦血管疾病，冠心病，脈管炎。

【用法】閉塞性腦血管疾病：15ml, iv. drip, qd，15～20 次為 1 療程。冠心病：5～20ml, iv. drip, qd, 10～14 次為 1 療程，療程間隔為 7～10 日。脈管炎：2.5～5ml, im, qd～bid。

【注意】過敏性體質者應慎用。

【規格】注射劑：20ml／支。

銀杏葉

【應用】擴張血管，改善微循環。用於缺血性心腦血管疾病，冠心病，心絞痛，腦栓塞等。

【用法】2～4ml, im, qd～bid。5ml／d, iv. drip。

【規格】注射液：5ml（含總黃酮醇甙 4.2mg；含銀杏內酯 A0.30mg）（舒血寧）。

銀杏葉提取物　Ginkgo Bilola Extract

【應用】主要用於腦部、周邊和冠狀血流循環障礙。

【用法】片劑：1～2 片，po, tid，飯時服用。滴劑：0.5～2ml, po, bid～tid。注射劑：10～20ml, qd～bid。

【注意】孕婦忌用。

【規格】片劑：銀杏葉提取物 40mg × 20（金納多[進]），×15（達納康[進]），30（天保寧）。滴劑：40mg／1ml。注射液：17.5mg／5ml（金納多[進]）。

銀杏達莫

【應用】適用於預防和治療冠心病、血栓栓塞性疾病。

【用法】10～25ml／次，iv. drip, bid。

【注意】肝素、雙香豆素等抗凝藥同用時，易引起出血傾向。孕婦慎用。

【規格】注射液：5ml, 10ml（杏丁）。

杏靈顆粒

【應用】於血瘀引起的胸痹、眩暈、冠心病、心絞痛、腦動脈硬化等。

【用法】1 袋，用溫開水沖服，tid。6 週為 1 療程。

【注意】孕婦及心力衰竭者慎用。

【規格】顆粒劑：1g × 12，含銀杏酮酯 40mg（銀杏總黃酮 17.6mg、內酯 2.4mg）。

參 麥

【應用】治療氣陰兩虛型之休克、冠心病、病毒性心肌炎、慢性肺心病、粒細胞減少症。

【用法】2～4ml, im, qd。10～60ml, iv. drip。

【注意】不宜與中藥藜蘆或五靈脂同時使用，不宜與其他藥物在同一容器內混合使用。

【規格】注射劑：10ml。

刺五加

【應用】用於肝腎不足所致的短暫性腦缺血發作。

【用法】300～500mg, iv. drip, qd～bid。

【注意】個別出現皮疹、頭暈、甚者過敏休克不良反應。對本品過敏或有嚴重不良反應者禁用。

【規格】注射劑：100ml（含總黃酮 300mg，氯化鈉 0.9g）。

環磷腺苷　CAMP

【應用】改善心肌缺氧、增強心肌收縮力，用於心絞痛、急性心肌梗塞的輔助治療。

【用法】20mg, im or iv, bid。40mg, iv. drip, qd。

【注意】偶見發熱、皮疹。

【規格】注射劑：20mg（美心力）。

第五章　周圍血管擴張藥

煙酸（尼古丁酸）　Nicotinic Acid（Niacin）

【應用】擴張周圍血管作用較強，預防和治療煙酸缺乏症、糙皮病。

【用法】50～200mg, po, tid～qid, pc。10～50mg, im or iv, qd～tid。用於腦血管疾病，50～200mg，稀釋後 iv. drip, qd。

【注意】潰瘍病患者禁用。

【規格】片劑：50mg × 100, 100mg。注射劑：20mg / 2ml，50mg / ml, 100mg / 2ml, 50mg / 5ml, 50mg / 2ml。

氫麥角鹼　Dihydroergotoxine

見第五篇主要作用於中樞神經系統的藥物 第八章促智藥。

煙酸肌醇酯（煙肌酯）　Inositol Nicotinate

【應用】在體內水解為煙酸和肌醇，具有二者的藥理作用，作用緩和而持久。

【用法】0.2～0.6g, po, tid，連續服用 1～3 個月。

【注意】不良反應有輕度噁心、發汗、瘙癢感。

【規格】片劑：0.2g。

己酮可可鹼（己酮可可豆鹼） Pentoxifylline

【應用】擴張外周血管及支氣管，改善腦和四肢的血液循環。

【用法】0.1～0.2g, po, tid。每次 0.1～0.2g，靜注須緩慢。1d 0.1～0.4g, iv. drip，稀釋後在 90～180min 內滴完。

【注意】心肌梗塞、冠脈硬化合併高血壓患者及孕婦禁用。

【規格】片劑（腸溶片）：0.1g, 0.2g（舒力奇）。注射劑：0.1g / 5ml, 30mg（循能泰）。緩釋片劑：400mg × 20。

罌粟鹼（怕怕非林） Papaverine

【應用】抑制磷酸二酯酶，增加 cAMP 含量，鬆弛血管、支氣管、胃腸道和膽管等平滑肌。

【用法】30～60mg, po, tid；極量 0.2g，0.6g / d。30mg, im or iv. drip, tid～qid，總量不超過 0.3g / d。

【注意】過量可引起房室傳導阻滯、心房顫動甚至死亡。注射給藥應充分稀釋並緩慢注入。

【規格】片劑：30mg。注射劑：30mg / ml。

地芬尼多（二苯哌丁醇，眩暈停） Difenidol

【應用】擴張痙攣的血管，增加錐基底動脈血流量，調節前庭系統，抑制嘔吐中樞，改善眼球震顫。

【用法】25～50mg, po, tid。

【注意】青光眼患者慎用。

【規格】片劑：25mg × 30。

倍他司汀（培他啶，甲胺乙吡啶，抗眩啶） Betahistine

【應用】為組織胺類藥，作用較組織胺持久。

【用法】4～8mg, po, bid～qid。2～4mg, im, bid。

【注意】消化性潰瘍、支氣管哮喘及嗜鉻細胞瘤患者慎用。

【規格】片劑：4mg×40（培他啶），5mg, 6mg × 30, 100（敏使朗）。注射劑：2mg / 2ml, 4mg / 2ml。

燈盞細辛

【應用】使血管擴張、動脈血流量增加，外周血管阻力降低，並有對抗垂體後葉素所致心肌缺血缺氧作用。

【用法】20～40ml, iv, qd ；4ml, im, bid～tid；穴位注射：每穴 0.5～1ml，多穴總量 6～10ml。

【注意】注意勿與 pH 過低的液體或藥物配伍，腦出血急性期慎用。

【規格】針劑：9mg / 2ml, 45mg / 10ml。

前列地爾　Alprostadil

【應用】慢性動脈閉塞症引起的四肢潰瘍，及微小血管循環障礙引起的四肢靜息疼痛。

【用法】1～2ml, iv, qd。

【注意】嚴重心衰、妊娠禁用。一般心衰，眼壓亢進，既往胃潰瘍，間質性肺炎患者慎用。

【規格】針劑：5 μg / 1ml, 10 μg / 2ml（凱時），20 μg（保達新）。

胰激肽釋放酶　Kallidrein（TPK）

【應用】治療心腦血管疾病，改善腦血管循環，降低血液黏度。

【用法】56～112U, po, tid。若效果不顯著，可增加到每次

112～224U。

【注意】本品口服安全，尚未見不良反應。

【規格】片劑：56U × 60（怡開）。

肌氨肽苷（心血通）

【應用】用於腦血管意外引起的癱瘓、腦動脈硬化症、心絞痛、心肌梗死等。

【用法】2ml, im, qd～bid。10ml, iv, qd，2 週為 1 療程。

【注意】對血液病或有出血傾向者、特異體質者禁用。

【規格】注射劑：44mg / 2ml（安肽，凱達通欣），110mg / 5ml。

第六章　抗高血壓藥

一、交感神經抑制藥

可樂定（氯壓定，血壓得平）　Clonidine

【應用】降低血壓。

【用法】0.075～0.15mg, po, tid，維持劑量為 0.2～0.8mg / d，極量為 0.6mg，稀釋後緩慢 iv。用於重度高血壓：0.15～0.3mg。預防偏頭痛：0.05mg, po, bid，第 4 週後可增至 0.15 mg / d，8 週為 1 療程。治青光眼，用 0.25％液滴眼。

【注意】不良反應多為口乾、嗜睡、乏力、心動過緩等。突然停藥，可引起「停藥症狀」。

【規格】片劑：0.075mg × 100（110 降壓片），0.15mg。注射劑：0.15mg / ml。滴眼劑：12.5mg / 5ml。貼片：× 4。

甲基多巴（甲多巴） Methyldopa

【應用】抑制外周交感神經，降低血壓，作用中等偏強。

【用法】0.25g, po, tid。

【注意】不良反應可有口乾、嗜睡、眩暈、腹脹等。長期應用突然停藥時，可引起「停藥症狀」。不宜與利血平、帕吉林合用。

【規格】片劑：0.25g。

利血平（血安平，蛇根鹼） Reserpine

【應用】阻滯交感神經衝動的傳導，使血壓降低、心率減慢、心肌收縮力減弱。

【用法】0.25～0.5mg / d, po，作為安定藥，0.5～5mg / d。可 im or iv。

【注意】不良反應有鼻塞、乏力、嗜睡、腹瀉等。妊娠期使用可增加胎兒呼吸合併症。有潰瘍病和精神症狀患者禁用。

【規格】片劑：0.25mg。注射劑：1mg / ml。

烏拉地爾（優匹敵，利喜定，壓寧定） Urapidil

【應用】降低延腦心血管調節中樞的交感回饋而降低血壓。

【用法】開始 60mg, po，早晚各 1 次，維持量為 30～180 mg / d。一般劑量為 25～50mg, iv, 50mg 應分 2 次給藥，其間隔為 5min。將 250mg 稀釋後 iv. drip，開始滴速為 6mg / min，維持量為 120mg / h。

【注意】孕婦、哺乳期婦女禁用。主動脈峽部狹窄或動靜脈分流患者禁用 iv。

【規格】緩釋膠囊劑：30mg × 20, 60mg。注射劑：25mg / 5ml，50mg / 10ml。

哌唑嗪（脈寧平） Prazosin

【應用】選擇性阻滯突觸後 α_1 受體，鬆弛血管平滑肌，降低外周阻力，降低血壓。

【用法】開始 0.5～1mg, po, tid，以後逐漸增至 6～15mg / d，分次服用。維持量為 4～20mg / d，分次服用。

【注意】常見不良反應有「首劑現象」，低鈉飲食與合用 β 受體阻滯劑的患者較易發生。對本品過敏者、主動脈瓣狹窄、肺栓塞和縮窄性心包炎所致的心衰患者禁用。

【規格】片劑：0.5mg, 1mg × 100, 2mg, 5mg。

酚妥拉明（甲苄胺唑啉，菲妥明） Phentolamine

【應用】為 α 受體阻斷藥。

【用法】用於外周血管痙攣性疾病：5mg, im or iv, qd～bid，必要時 20～30min 後可重複給藥。診斷嗜鉻細胞瘤：5mg, iv，為陽性結果；治療室性早搏：開始兩日 50mg, po, qid。

【注意】常見不良反應有直立性低血壓、腹痛、腹瀉、噁心等。低血壓、嚴重動脈硬化、器質性損害和腎功能減退者禁用。

【規格】片劑：25mg × 6。注射劑：5mg / ml, 10mg/ml（立其丁）。

酚苄明（氧苯苄胺，氧苄胺，酚苄胺）

Phenoxybenzamine

【應用】治療血管痙攣性疾患。

【用法】初始 10mg, po, bid，隔日增加 10mg，最大量 240 mg / d，分 2～4 次服用。維持量 20mg，bid。治療早洩：10mg, po, tid；0.5～1mg /（kg・d），iv。抗休克：0.5～1mg /（kg・d），不超過 2mg /（kg・d），iv. drip，稀釋後在 2h 內滴完。

【注意】不良反應有直立性低血壓、心悸、鼻塞、胃腸刺激症狀、中樞神經抑制症狀。腦血管病及腎、冠脈功能不全患者慎用。

【規格】片劑：10mg×24。注射劑：10mg／ml。

萘哌地爾　Naftopidil

【應用】選擇性 α_1 受體拮抗劑。

【用法】起始劑量 25mg, po, bid。兩週後，根據病人血壓下降程度調整劑量。推薦範圍為 25～50mg, bid。

【注意】可有輕度頭暈、頭痛、心悸、上腹不適，血 ALT 輕度升高，停藥後可消失。

【規格】片劑：25mg×10（再暢），×20（博帝）。

特拉唑嗪（四嗎唑嗪，高特靈，降壓寧）　Terazosin

【應用】選擇性阻斷突觸後 α_1 受體，舒張血管，降低血壓。

【用法】初始劑量不超過 1mg, po, qd，以後逐漸增量，一般為 8～10mg／d，最大劑量為 20mg／d。用於前列腺肥大劑量為 5～10mg／d。

【注意】不良反應常見頭暈、頭痛、乏力直立性低血壓，其他同哌唑嗪，「首劑現象」較少。喹唑林過敏者、嚴重肝腎功能不全患者、12 歲以下兒童、孕婦及哺乳期婦女禁用。

【規格】片劑：0.5mg, 1mg, 2mg×14（可派），5mg, 10mg。膠囊劑：2mg×12。

普萘洛爾（萘心安）　Propranolol

【應用】為 β 受體阻斷藥。

【用法】高血壓：5mg, po, qid，以後可增至 100mg／d。治療各種心律失常：10～30mg／d，分 3 次服。用於嗜鉻細胞瘤：

手術前 3d 服藥，60mg / d，分 3 次服。治療心絞痛：40～80mg / d，分 3～4 次服，靜滴應慎用，稀釋後 1 次 2.5～5mg，滴速 1mg / min。

【注意】不良反應有乏力、嗜睡、噁心等。哮喘、過敏性鼻炎、竇性心動過緩、低血壓、重度房室傳導阻滯、心源性休克、已洋地黃化且心臟高度擴大以及心率不平穩的病人忌用。

【規格】片劑：10mg×100（心得安）。注射劑：5mg / 5 ml。

索他洛爾（甲磺胺心定） Sotalol

【應用】為 β 受體阻斷藥。

【用法】高血壓：初始劑量為 80mg / d, po，分 2 次服；必要時增至 160～600mg / d。用於心律失常和心絞痛：160mg po，清晨 1 次服下。

【注意】同普萘洛爾。

【規格】片劑：20mg, 40mg, 80mg×24, 28（施泰可），160mg, 200mg。

艾司洛爾 Esmolol

【應用】選擇性阻斷 β_1 受體。

【用法】50～150 μ g / kg, iv. drip。也可用於迅速控制術後高血壓，第 1min 以 300 μ g / kg 滴注，然後以 50 μ g / （kg・min）滴注維持。

【注意】不良反應多見低血壓狀態。

【規格】注射劑：0.1g / 10ml, 2.5g / 10ml。

美托洛爾（美多心安，美他新） Metoprolol

【應用】為 β_1 受體阻斷藥。

【用法】高血壓：初期 0.1g, po, qd，維持量為 0.1～0.2g, qd，必要時增至 0.4g / d，早晚分服。快速型心律失常：0.1g / d, po，分 2 次服。心律失常：初期 5mg，速度為 1～2mg / min iv，隔 5min 重複注射，直至生效，一般總量為 10～15mg。治療心絞痛：0.1～0.3g / d, po，早晚兩次服。

【注意】低血壓、Ⅱ 及 Ⅲ 度房室傳導阻滯、嚴重竇性心動過緩、孕婦及對洋地黃無效的心衰病人禁用。

【規格】片劑：25mg × 20（倍他樂克[合]），50mg × 20（倍他樂克[合]）。緩釋片：0.1g, 0.2g。膠囊劑：50mg。注射劑：5mg / 5ml（倍他樂克[合]）。

比索洛爾　Bisoprolol

【應用】為 β_1 受體阻斷藥。

【用法】5～20mg, po，於早餐前或早餐時 1 次服用。

【注意】不良反應可有乏力、眩暈、頭痛、失眠等。代償失調的心功能不全、心動過緩、低血壓、支氣管哮喘、晚期周圍血流障礙等患者及妊娠期和哺乳期婦女禁用。

【規格】片劑：5mg × 10（康可[進]，博蘇），10mg。

阿替洛爾（氨酰心安）　Atenolol

【應用】選擇性阻斷 β_1 受體，對心臟有較大選擇性，而對血管及支氣管的影響較小。

【用法】高血壓：50～100mg, po, qd～bid。心絞痛：100 mg, po, qd，或 25～50mg, bid。心律失常：100mg, po, qd。

【注意】個別人出現心動過緩。嚴重竇性心動過緩、心力衰竭患者、房室傳導阻滯及孕婦禁用。

【規格】片劑：25mg × 20, 50mg × 100, 100mg。

噻嗎洛爾（噻嗎心安） Timolol

【應用】參見用法。

【用法】用於高血壓、心絞痛、心動過速的治療：5～10 mg, po, bid～tid。用於青光眼：滴眼，1 滴（0.25％眼藥水），bid。

【注意】不良反應有心動過緩、支氣管痙攣。心功能不全、竇性動過緩、房室傳導阻滯和哮喘患者忌用。滴眼時，不宜與其他 β 受體阻斷藥合用。哮喘和心力衰竭者慎用，對過敏者及心動過緩者忌用。

【規格】片劑：5mg, 10mg。滴眼劑：0.25％, 0.5％（按鹽計）。

倍他洛爾（倍他索洛爾） Betaxolol

【應用】降壓。

【用法】高血壓：20mg, po, qd，必要時增至 40mg / d，一般在 7～14d 達到良效。老年患者起始劑量以 10mg / d 為宜。用於開角型青光眼：以 0.5％溶液滴眼，bid。

【注意】不良反應有低血壓、心動過緩、房室傳導阻滯及支氣管痙攣。心源性休克、嚴重心動過緩、尚未控制的充血性心力衰竭者禁用。

【規格】片劑：20mg。滴眼劑：0.25％, 0.5％, 1％。

拉貝洛爾 Labetalol

【應用】各種類型的高血壓急症，伴有冠狀動脈疾病或急性心肌梗塞高血壓和手術後高血壓。

【用法】開始 100mg, po, bid～tid。通常對輕、中、重度高血壓的每日劑量相應為 300～800mg、600～1200mg、1200～2400mg。也可 25～100mg / 次，iv。

【注意】溢血、心動過緩、傳導阻滯及支氣管哮喘患者用。兒童、孕婦及哮喘、腦溢血病人忌用靜注。不良反應：常見有眩暈、乏力、幻覺、胃腸道障礙等。心絞痛病人不能突然停藥。給藥期間患者應保持仰臥位，用藥後要平臥 3hr，以防體位性低血壓發生。

【規格】注射液：50mg / 10ml。

阿羅洛爾　Arotinolol

【應用】原發性高血壓（輕、中度），心絞痛，心動過速性心律失常，原發性震顫。

【用法】10 mg bid～tid。原發性震顫：10 mg qd～tid。

【注意】禁忌：明顯竇性心動過緩，房室傳導阻滯（Ⅱ，Ⅲ度），竇房傳導阻滯，糖尿病性酮症，代謝性酸中毒，有可能出現支氣管哮喘或支氣管痙攣者，心源性休克，肺高壓所致的右心衰竭，充血性心力衰竭，未治療的嗜鉻細胞瘤病人。孕婦。不良反應：心力衰竭，心動過緩，胸痛，胸部不適感，眩暈等。

【規格】片劑：10mg×10（阿爾馬爾[進]）。

卡維地洛　Carvedilol

【應用】見用法。

【用法】用於有症狀的充血性心力衰竭：推薦開始劑量為 qd～bid，每次 3.125mg，若耐受好，可每間隔 2 週增加一倍劑量，直至 qd～bid，每次 25mg。用於原發性高血壓：成人推薦開始 2d 劑量為 qd，每次 12.5mg，以後每次 25mg，必要時可增至 50mg qd。

【注意】禁用於Ⅳ級失代償性心衰需使用靜脈正性肌力藥物的患者，哮喘或伴有支氣管痙攣的慢性阻塞性肺疾病，肝功

能異常，II～III度房室傳導阻滯，嚴重心動過緩，心源性休克，病竇綜合徵以及嚴重低血壓。

【規格】片劑：6.25mg×10（達利全[進]），10mg×28（金絡），25mg×10（達利全[進]）。

二、血管緊張素轉換酶抑制劑與血管緊張素 II 受體阻滯劑抗瘧藥

卡托普利（甲巰丙脯酸，甲丙酰脯） Captopril

【應用】血管緊張素轉化酶抑制劑。

【用法】25～30mg, po, tid, ac，劑量由小到大逐漸遞增，最大量為 0.45g / d。兒童開始 1mg /（kg・d），最大 6mg /（kg・d），分 3 次服。

【注意】不良反應有噁心、眩暈、味覺減退及皮疹等。老年人對本品的降壓作用敏感。腎功能不全者、孕婦、哺乳期婦女慎用。

【規格】片劑：12.5mg, 25mg×100, 50mg, 100mg。注射劑：50mg / 2ml（開富林）。

依那普利（恩納普利，苯丁酯脯酸，苯酯丙脯酸） Enalapril

【應用】為不含巰基的強效血管緊張素轉化酶抑制劑。

【用法】5～10mg, po, qd，劑量可增至 40mg / d。

【注意】不良反應偶見胃腸道反應、肝功能異常、口渴等。與留鉀利尿藥合用時，應注意血清鉀的升高。對本品過敏者和手術前 24h 禁用。嚴重腎功能障礙者、高空作業和汽車駕駛者慎用。

【規格】片劑：5mg×10、30（悅寧定，怡那林），10mg

×14, 16（靈廣俐），20mg。膠囊劑：5mg×20。

貝那普利（苯那普利） Benazepril

【應用】為不含巰基的強效、長效血管緊張素轉化酶抑制劑。

【用法】po：用於降壓，初始劑量為 10mg，qd，以後可增至 40mg／d，1 或 2 次服用；用於充血性心力衰竭，2.5～20mg／d。嚴重腎功能不全、心衰或服用利尿劑患者，初始劑量為 5mg／d。

【注意】不良反應同依那普利，但少而輕。冠狀動脈硬化、腦動脈硬化、心衰及腎動脈狹窄者慎用。

【規格】片劑：5mg×7、×14（洛汀新〔合〕），10mg×7、×14（洛汀新〔合〕），20mg。

培哚普利（哌林多普利，普吲哚酸） Perindopril

【應用】為不含巰基的強效、長效血管緊張素轉化酶抑制劑，在體內代謝為有活性的培哚普利拉而起作用。

【用法】4mg, po, qd，必要時增至 8mg／d。老年人和腎功能低下患者酌情減量。

【注意】與依拉普利相同。

【規格】片劑：2mg, 4mg×10、30（雅施達〔進〕）。

西拉普利 Cilazapril

【應用】為含巰基的血管緊張素轉化酶抑制劑，在體內代謝為活性產物而起作用。

【用法】2.5～5mg, po, qd。

【注意】同依那普利。腎功能低下時宜減量。

【規格】片劑：2.5mg × 16, 28（一平蘇[合]），5mg。

賴諾普利（苯丁賴脯酸）　Lisinopril

【應用】為依那普利的賴氨酸衍生物，具有緩慢而長效的降壓作用。

【用法】5～20mg, po, qd，最多不超過 80mg / d。

【注意】同依那普利。

【規格】片劑：5mg, 10mg × 14, 28（捷賜瑞[合]），20mg。

福辛普利（磷諾普利）　Fosinopril

【應用】為長效、強效血管緊張素轉化酶抑制劑。

【用法】5～40mg, po, qd，最大劑量為 80mg / d。

【注意】同依那普利。肝、腎功能不全及老年患者不需減量。

【規格】片劑：10mg × 14（蒙諾）[合]，20mg。

咪達普利（依達普利）　Imidapril

【應用】為強效的 ACEI，在體內代謝為有活性的代謝物，阻止血管緊張素 I 轉換成血管緊張素 II，使外周血管舒張，降低血管阻力。

【用法】5～10mg, po, qd。

【注意】同前。

【規格】片劑：5mg×10（達爽[合]），10mg×10（達爽[合]）。

雷米普利　Ramipril

【應用】為強效 ACEI，最大降壓效果出現於口服後 3～8h，$T_{1/2}$ 長。

【用法】用於高血壓，開始 2.5mg, po, qd，如有必要，間

隔 2～3 週後劑量加倍。一般維持量為 2.5～5mg, qd，允許服用最大量為 10mg。用於充血性心力衰竭，開始 1.25mg, po, qd，如增加劑量，間隔 1～2 週再加。如 qd 需服 2.5mg 或更多，可一次服用或分兩次服用。一次允許最大服用量為 10mg。

【注意】不良反應同前。與降糖藥合用，應注意血糖可能過度降低。

【規格】片劑：1.25mg, 2.5mg × 14（瑞素坦），5mg × 7, 14（瑞泰[進]）。

氯沙坦（洛沙坦） Losartan

【應用】為新型非肽類血管緊張素 II 受體 AT1 的拮抗劑。

【用法】25～100mg, po, qd；一般維持量 50mg, qd，劑量增加，抗高血壓效果不再增加。

【注意】使用期間可能出現血容量不足或肝功能損害，此時宜減量；腎功能損害也可能發生，停藥後可恢復。伴隨使用保鉀利尿劑、補鉀劑或含鉀的鹽代用品可以導致高血鉀。

【規格】片劑：50mg × 7（科素亞[合]），0.1g × 7（科素亞[合]）。複方片劑：氯沙坦鉀 50mg / 氫氯噻嗪12.5mg × 7（海捷亞[合]）。

纈沙坦 Valsartan

【應用】非肽類血管緊張素 II 受體拮抗劑，可競爭性、高選擇性拮抗 AT_1 受體而無激動作用，還可抑制 AT 介導的醛固酮的釋放，用於高血壓。

【用法】80mg, po, qd，也可用至 160mg。

【注意】血容量不足，肝腎功能不全者慎用。

【規格】膠囊：80mg × 7（代文[合]）。

伊貝沙坦（厄貝沙坦） Irbesartan

【應用】減輕血管緊張素Ⅱ的縮血管和促增生作用。

【用法】150mg, po, qd。必要時可加至300mg或合用利尿劑。

【注意】可有頭痛、頭暈和疲倦，餘同氯沙坦。

【規格】片劑：150mg×7（安博維[合]）。複方片劑：厄貝沙坦150mg／氫氯噻嗪12.5mg×7（安博諾[合]）。

替米沙坦 Telmisartan

【應用】特異性血管緊張素Ⅱ受體拮抗劑。可致血醛固酮水平下降。

【用法】80mg, po, qd。輕或中度肝功能不全的病人1d量不超過40mg。

【注意】嚴重肝、腎功能不良者禁用；不良反應有腹瀉和血管性水腫。

【規格】片劑：40mg, 80mg×7（美卡素[進]）。

坎地沙坦 Candesartan

【應用】治療原發性高血壓。

【用法】8～32mg, po，中度原發性高血壓病人服用本品其舒張壓下降最為明顯的為1d 16～32mg。

【注意】禁忌：①對本製劑的成分有過敏史的患者。②妊娠或可能妊娠的婦女。③嚴重肝、腎功能不全或膽汁淤滯患者。

【規格】片劑：4mg, 8mg×7（必洛斯）。

三、血管舒張藥

硝普鈉 Sodium Nitroprusside

【應用】為強效、速效的血管擴張劑。

【用法】$1\sim3\mu g$ / （kg‧min），iv. drip。滴速先快後慢，但對於心力衰竭、心源性休克，開始宜慢，以 10 滴 / min 為宜。總量不超過 $500\mu g$ / kg，用藥不宜超過 72h。

【注意】常見不良反應有嘔吐、出汗、頭痛、皮疹等。多與滴速過快有關。用藥期間應監測血壓、心率情況。孕婦禁用。腎功能不全及甲狀腺功能低下者慎用。

【規格】粉針劑：50mg。

二氮嗪（氯甲苯噻嗪，降壓嗪） Diazoxide

【應用】直接鬆弛動脈血管平滑肌，降低血壓。

【用法】臨用時將本品溶於專用溶劑，$0.2\sim0.4$g 在 20s 內快速 iv。搶救高血壓危象時，可在 $0.5\sim$3h 內再注射 1 次，總量不超過 1.2g / d。兒童劑量為 5mg / kg。

【注意】不良反應有靜脈灼痛、高尿酸血症及高糖血症，充血性心力衰竭、糖尿病、腎功能不全的重型高血壓及哺乳期婦女禁用。

【規格】粉針劑：0.3g（附專用溶劑 20ml）。

米諾地爾（長壓定，敏樂啶） Minoxidil（Ioniten）

【應用】直接鬆弛血管平滑肌，降低血壓。

【用法】開始 2.5mg, po, bid，以後逐漸增至 $5\sim$10mg, bid$\sim$tid。

【注意】不良反應有心動過速、鈉瀦留、多毛症。腎功能不全者需加用利尿劑。嗜鉻細胞瘤患者禁用。心絞痛、慢性充血性心力衰竭、肺原性心臟病及嚴重肝功能不全者慎用。

【規格】片劑：2.5mg, 5mg。酊劑：3g / 60ml。

四、其他血管舒張藥

吲達帕胺（吲達胺，吲滿胺，吲滿速尿） Indapamide
【應用】強效、長效降壓藥，具有利尿和鈣拮抗作用。

【用法】2.5mg, po, qd。維持量為 2.5mg, qod，早餐後服用。可長期應用。

【注意】個別有上腹不適、噁心、頭痛、皮疹等不良反應。高劑量時利尿作用增強，出現低血鉀和血尿酸略高。對本藥過敏者及活動性肝臟疾病患者禁用。嚴重肝、腎功能不全者慎用。

【規格】片劑：2.5mg × 10（鈉催離[進]），1.5mg × 10（鈉催離[進]）。

硫酸鎂 Magnesium Sulfate
【應用】降壓及抗心律失常。

【用法】抗高血壓：4～10ml, iv. drip or im。心律失常：治療急性心律失常時，總量不超過 6～10g / d；治療慢性心律失常時，以 25％硫酸鎂注射液 10ml 加入 10％葡萄糖注射液 500ml 中滴注。

【注意】注意觀察病人意識、脈搏、血壓、呼吸、肌張力和膝腱反射，並作心電監護和血鎂測定。嚴重低血壓、腎功不全、呼吸衰竭、高鎂血症及中樞神經系統抑制時禁用。

【規格】注射劑：25％。

地巴唑 Dibazol
【應用】適用於輕度高血壓、腦血管痙攣、胃腸平滑肌痙攣。也可用於妊娠後高血壓綜合徵。

【用法】高血壓、胃腸痙攣：10～20mg, po, tid。神經疾

患：5～10mg, po, tid。

【注意】大劑量時可引起多汗、面部潮紅、輕度頭痛、頭暈，噁心等。

【規格】片劑：10mg × 100, 20mg, 30mg。

降壓樂

【應用】適用於高血壓症。

【用法】1～2 片，qd，重症可增至 3～4 片 qd。

【注意】禁用於腎功能衰竭，胃十二指腸潰瘍。精神抑鬱症患者慎用。

【規格】複方片劑：甲氯噻嗪 2.5mg / 脫甲氧利血平 125 μg × 48。

複方羅布麻

【應用】降壓藥。用於高血壓病。

【用法】2 片, po, tid。維持量 1d 2 片。

【注意】用藥期間出現明顯抑鬱症狀，應立即減量或停藥。

【規格】複方片劑：×100。

複方降壓片

【應用】用於早期和中期高血壓病。

【用法】1～2 片，po, tid。

【注意】常見的不良反應有鼻塞、胃酸分泌增多，及大便次數增多等副交感神經功能佔優勢現象。對本品過敏者，胃及十二指腸潰瘍患者禁用。

【規格】複方製劑：× 100。

多沙唑嗪　Doxazosin

【應用】適用於原發性高血壓，良性前列腺增生。

【用法】1mg, po, qd，1～2 週後根據臨床反應和耐受情況調整劑量；首劑及調整劑量時宜睡前服。維持量為 1～8mg，qd，但超過 4mg 易引起體位性低血壓。最大使用劑量至 16mg / d。

【注意】不良反應：頭暈、頭痛、倦怠不適。對喹唑啉類（如哌唑嗪，特拉唑嗪）過敏者及服用本品後發生嚴重低血壓禁用。老年高血壓者須減少每日維持量。

【規格】片劑：2mg, 4mg × 10（可多華[合]）。

心腦靈　Senionta

【應用】適用於高血壓、心肌梗塞、腦血管硬化、精神抑鬱和老年性衰老症。

【用法】5～10mg, po, bid or tid。

【注意】可出現噁心、嘔吐，偶見心率加快。

【規格】複方片劑：5mg × 20。

第七章　抗休克的血管活性藥

腎上腺素（副腎素）　Adrenaline

【應用】使心肌收縮力加強，心率加快，皮膚、黏膜及內臟小血管收縮，冠狀血管和骨骼肌血管擴張。

【用法】過敏性休克：0.5～1mg, ih、im or 緩慢 iv，必要時用 4～8mg 稀釋於 500ml 溶液中 iv. drip。心臟驟停：心腔內 0.25～0.5mg, iv。支氣管哮喘：0.25～0.5mg, ih，必要時可重複 1 次。一般 3～5min 起效，維持 1h。麻醉期間：在局麻藥中濃度為 1：200000～500000，總量不超過 1mg；在蛛網膜下腔阻滯

時為 1：10000，總量以 0.3mg 為限。

【注意】大劑量可致血壓急驟升高而引發腦溢血。高血壓、甲狀腺功能亢進、糖尿病、洋地黃中毒、妊娠、青光眼以及老年患者慎用。

【規格】注射劑：1mg / 1ml。

去甲腎上腺素（正腺素）　Norepinephrine

【應用】主要激動 α 受體，使全身血管收縮，外周阻力升高、血壓上升。

【用法】臨用前稀釋，以 4～10 μg / min iv. drip。治療消化道出血，1～3ml（1～3mg）注射液，po, tid，加冷鹽水服下。

【注意】常見不良反應有心悸、頭痛等。過量時可出現抽搐、高血壓、心律失常等反應。滴速過快可引起室性、室上性早搏。高血壓、動脈硬化、無尿者禁用。閉塞性血管病、血栓性疾病及嚴重缺氧的患者和孕婦慎用。

【規格】注射劑：2mg/ml, 10mg/2ml（以重酒石酸鹽計）。

去氧腎上腺素（苯腎上腺素，新交感酚，新福林）
Phenylephrine

【應用】主要激動 α 受體而收縮血管。

【用法】2～5mg, im；10～20mg, iv. drip，稀釋後緩慢滴注。極量，10mg, im；0.1mg / min iv. drip。用於散瞳檢查，以 2%～5%溶液滴眼。

【注意】高血壓、甲亢、動脈粥樣硬化、心動過緩、器質性心臟病及糖尿病患者慎用。

【規格】注射劑：10mg / ml。滴眼劑：2%～5%。

異丙腎上腺素（喘息寧，治喘靈）　Isoprenaline

【應用】見用法。

【用法】抗休克：0.2～0.4mg 加入 5％葡萄糖注射液 200ml 中，以 0.5～2ml / min 速度 iv. drip。心臟驟停：0.5～1mg iv。房室傳導阻滯（AVB）：Ⅱ度 AVB 時，舌下含片 10mg / 次；Ⅲ度 AVB 時，若心率低於 40 次 /min, 0.5～1mg, iv. drip。支氣管哮喘：用 0.25％噴霧劑，1 次吸入 1～2 下，2～4 次 / d；舌下含服 1 次 10～15mg，bid～tid，極量 20mg / 次，60mg / d。

【注意】心律失常伴心動過速、心絞痛、冠狀動脈供血不足、糖尿病、高血壓、甲狀腺功能亢進、洋地黃中毒所致的心動過速患者慎用。

【規格】片劑：10mg。注射劑：1mg / 2ml。氣霧劑：50mg / 20ml, 100mg / 20ml。

間羥胺（阿拉明）　Metaraminol

【應用】中等程度加強心臟收縮。

【用法】10～20mg, im；10～40mg, iv. drip，稀釋後緩慢靜滴。極量，100mg, 0.2～0.4mg / min, iv. drip。局部鼻充血可用 0.25％～0.5％的等滲緩衝液（pH 值＝6）2～3 滴 / h 滴鼻或同量噴入，1d 不超過 4 次，1 療程為 7d。

【注意】不良反應有因升壓過快而致的肺水腫、心搏驟停，過量則出現抽搐、血壓過高、嚴重心律失常。

【規格】注射劑：10mg / 1ml, 50mg / 5ml。

多巴胺（3- 羥酪胺，兒茶酚乙胺）　Dopamine

【應用】主要激動 β 受體。

【用法】20mg, iv. drip，一般滴速為 20 滴 / min（75～100

μg / min），極量為 20 μg /（kg・min）。

【注意】長期大劑量用於外周血管者，可見手足疼痛或手足發冷，甚至局部壞死和壞疽。使用前應補充血容量及糾正酸中毒。

【規格】注射劑：20mg / 2ml。

多巴酚丁胺（杜丁胺） Dobutamine

【應用】用於心肌梗塞後或心臟外科手術時心排血量低的休克患者。

【用法】250mg, iv. drip，滴速 2.5～10 μg /（min・kg）。

【注意】劑量大時可出現收縮壓增加，心率加快。肥厚性心肌病、房顫、高血壓患者禁用。

【規格】注射劑：250mg / 5ml。

甲氧明（甲氧胺，美速胺，美速克新命，凡索昔）
Methoxamine

【應用】見用法。

【用法】10～20mg, im；5～10mg, iv；20～60mg，稀釋後緩慢靜滴。極量：20mg, im, tid；10mg, iv。急症病例或收縮壓 ≤ 8kPa（60mmHg）：緩慢 5～10mg, iv，並可繼續 im 15mg 維持。室上性心動過速：緩慢 10～20mg, iv. drip or 10mg，稀釋後 iv。心肌梗塞的休克：開始 15mg, im，然後 60mg 緩慢 iv. drip 本品的稀釋溶液，滴速不超過 20 滴 /min。

【注意】動脈硬化、甲狀腺功能亢進、嚴重高血壓及器質性心臟病患者禁用。

【規格】注射劑：10mg / ml, 20mg / ml。

阿托品　Atropine

【應用】見用法。

【用法】感染中毒性休克：成人 1～2mg，小兒 0.03～0.05 mg / kg, iv，每 15～30min 1 次。銻劑引起的阿～斯綜合徵：發現嚴重心律紊亂時，立即 iv 含 1～2mg 本品的稀釋液 10ml，並 1mg, im or ih, 15～30min 後再 1mg, iv。有機磷農藥中毒：輕度中毒，0.5～1mg, ih，間隔 30～120min；中度中毒，1～2mg, ih，間隔 15～30min；重度中毒，立即 2～5mg, iv，以後 1～2mg，間隔 15～30min。緩解疼痛，0.5mg, ih。

【注意】嚴重時可出現瞳孔散大、心悸、皮膚潮紅。青光眼和前列腺肥大病人禁用。

【規格】片劑：0.3mg × 100。注射劑：0.5mg / ml, 1mg / 2 ml, 5mg / ml, 50mg / 5ml。硫酸阿托品滴眼劑：1%。

山莨菪鹼　Anisodamine

【應用】見用法。

【用法】感染中毒性休克：成人 10～40mg，小兒 0.3～2mg / kg, iv，必要時 10～30min 後重複給藥。腦血栓：30～40mg / d，稀釋後 iv. drip。血栓閉塞性脈管炎：10～15mg, iv, qd。嚴重三叉神經痛：5～20mg, im。5～10mg, po, tid。

【注意】青光眼患者和腦出血急性期忌用。

【規格】注射劑：5mg / ml, 10mg / ml, 20mg / ml。片劑：5 mg × 100, 10mg × 100。

丁溴東莨菪鹼（溴化丁基東莨菪鹼，解痙靈）
Scopolamine Butylbromide

【應用】用於治療胃腸痙攣、蠕動亢進、膽絞痛、腎絞痛

等。

【用法】20～30mg, iv. drip。或 10～20mg, po, tid。

【注意】青光眼、前列腺肥大、嚴重心臟病、麻痹性腸梗阻患者禁用。不宜用於胃張力低下、胃瀦留及胃－食管反流所引起的腹痛、灼心等症狀。

【規格】膠囊劑：10mg。注射液：20mg / 1ml（安丁靈）。

東莨菪鹼　Scopolamine

【應用】用於全身麻醉前給藥、暈動病、震顫麻痹等。

【用法】0.3～0.6mg, po, bid or tid；0.3～0.5mg, ih；極量：0.5mg, sc, 1.5mg / d。

【注意】不良反應：口乾、皮膚潮紅、視物模糊。青光眼、前列腺肥大者忌用。

【規格】片劑：0.3mg。注射劑：0.3mg / 1ml, 0.5mg / 1ml。貼片劑：1.5mg。眼膏劑：0.5％～1％（氫溴酸鹽）。

複方樟柳鹼

【應用】用於缺血性視神經、視網膜、脈絡膜病變。

【用法】患側顳淺動脈 ih, 2ml / 次（急、重症者可加球旁注射，qd），qd，14 次為 1 療程。據病情需要可注射 2～4 療程。

【注意】不良反應：少數患者注射後輕度口乾，15～20min 消失。

【規格】2mg / 2ml。

第八章　調節血脂藥及抗動脈粥樣硬化藥

氯貝丁酯（氯苯丁酯，安妥明）　Clofibrate
【應用】抑制甘油三酯和膽固醇的合成，增加固醇類的排泄，降低甘油三酯作用尤為明顯。
【用法】0.25～0.5g, po, tid, pc。
【注意】嚴重肝、腎功能不全患者及孕婦禁用。糖尿病人慎用。
【規格】膠囊劑：0.125g, 0.25g, 0.5g。

非諾貝特（苯酰降酯丙酯，普魯脂芬）　Fenofibrate
【應用】顯著降低膽固醇和甘油三酯。
【用法】0.1g, po, bid or tid。
【注意】孕婦及哺乳婦女禁用；肝、腎功能不全者慎用。
【規格】膠囊（片）劑：0.1g × 25, 0.2g × 10, 0.3g。

苯紮貝特　Benzafibrate
【應用】降血脂作用較強。
【用法】200mg, po, tid；腎功能減退者 200mg, qod。
【注意】嚴重肝腎功能不全者禁用。
【規格】片劑：200mg × 20（阿貝他）。

吉非貝琪（吉非羅齊）　Gemfibrozil
【應用】降低 TG、TC、VLDL 和 LDL 含量，增加 HDL 含量。
【用法】1.2g / d, po，分 2 次於早、晚餐前 30min 服用。

【注意】不良反應輕，可見胃腸道反應、皮疹、乏力。肝、腎功能不全者禁用。

【規格】片劑：0.6g × 50。膠囊劑：0.3g。

阿西莫司（吡莫酸，氧甲吡嗪，樂脂平） Acipimox

【應用】用於 II～IV 型高脂蛋白血症。

【用法】0.25g, po, bid or tid。

【注意】可出現紅斑、熱感和瘙癢。腎功能不全者酌情減量；孕婦及哺乳期婦女慎用；消化性潰瘍者禁用。

【規格】膠囊劑：0.25g。

洛伐他汀 Lovastatin

【應用】為 HMG～CoA 還原酶抑制劑。降低膽固醇，減少 LDL、TC、VLDL 和 TG，增加 HDL。

【用法】初始劑量 20mg, qd，晚餐時服。最大劑量為 80 mg / d, 1 次或 2 次服。

【注意】持續肝功能異常者、孕婦及哺乳期婦女禁用。

【規格】片劑：10mg, 20mg, 40mg。膠囊劑：20mg。

辛伐他汀（斯伐他汀） Simvastatin

【應用】同洛伐他汀。

【用法】10mg, po, qd，晚餐時服，必要時可在 4 週內增至 40mg, qd。

【注意】不良反應有肌酸磷酸激酶（CPK）一過性輕度升高。有肝病歷史和／或大量飲酒的病人慎用，有活動性肝病或無法解釋的轉氨酶升高者禁用。

【規格】片劑：5mg、10mg × 10（舒降之[合]），20mg × 7

(舒降之^{〔合〕})。膠囊劑：5mg。

普伐他汀　Pravastatin

【應用】同洛伐他汀。明顯降低膽固醇，但對甘油三酯幾乎無降低作用。

【用法】5mg, po, bid，並可根據情況調至 20mg／d。

【注意】不良反應可見肌酸磷酸激酶、尿酸升高及尿隱血。其他注意事項同洛伐他汀。

【規格】片劑：5mg×7, 10mg×7, 20mg×5（普拉固^{〔合〕}，美百樂鎮）。

氟伐他汀　Fluvastatin

【應用】同洛伐他汀，同時直接抑制動脈平滑肌細胞增殖，延緩內膜增厚的功能。

【用法】20mg, po, qn。

【注意】可有胃腸道不適，肌酸磷酸酶水平顯著升高者需停藥。定期檢查肝功。孕期、哺乳期婦女及肝功能持續異常者禁用。

【規格】膠囊：20mg×7, 40mg×7（來適可^{〔合〕}）。

阿托伐他汀　Atorvastatin

【應用】同洛伐他汀。

【用法】10mg, po, qd，最大劑量不超過 80mg／d。

【注意】同其他他汀類。

【規格】片劑：10mg×7（阿樂，立普妥^{〔合〕}）。

考來烯胺（消膽胺，消膽胺脂） Colestyramine

【應用】見用法。

【用法】用於 II 型高血脂症、動脈粥樣硬化，4～5g 粉劑，po, tid。也用於肝硬化、膽石病引起的瘙癢，開始 6～10g / d，維持量 3g / d，分 3 次服用。

【注意】適當補充維生素 A、維生素 D、維生素 K 等及鈣鹽。不可加大劑量，以免引起胃腸道反應。

【規格】散劑：5g。

彈性酶（胰酞酶E） Elastase

【應用】增加脂蛋白脂酶的活性，並有 β - 脂蛋白酶的作用。

【用法】10～20mg, po, tid；15mg, im, qd，1 療程 2～8 週。

【規格】片劑或腸溶丸：10mg。注射用彈性酶：15mg。

藻酸雙酯鈉（多糖硫酸酯，破栓開塞，PSS）
Alginic Sodium Diester

【應用】降低血漿中膽固醇、甘油三酯、LDL、VLDL 水平，升高 HDL 水平。

【用法】50～100mg, po, tid。1～3mg / kg, iv. drip, qd，稀釋後緩慢滴注，一療程 10～14d。

【注意】禁用 iv 或 im。嚴重肝、腎功能不全者和有出血史者禁用。

【規格】片劑：50mg × 100。注射劑：100mg / 2ml（賽泰欣，西木生），75mg（海那）。

糖酐酯（右旋糖酐硫酸酯鈉，甘糖酯）　Dextran Sulfate

【應用】有降低血中膽固醇、活化組織及血液中脂蛋白酯酶、增強纖維蛋白溶解活性、防治纖維蛋白沉積、改善血管壁通透性等作用。

【用法】150～450mg, ac po, tid。重症患者 qd 可增至 1350 mg，連服 4 週停 2 週。

【注意】有出血傾向者慎用。

【規格】片劑：150mg。

脂必妥膠囊

見第十九篇中藥製劑。

ω–3 脂肪酸 Omega　（ω）–3 Fatty Acid

【應用】調整血脂。

【用法】1～3 粒，po, bid～tid。飯後服可減少異味。

【注意】大劑量可有消化道不適等。有出血性疾患者禁用。

【規格】丸劑：0.25g × 60、62（魚油降脂丸），0.3g, 0.45g × 60（多烯康），1g, 1.2g。

多烯酸乙酯　Ethyl Polyenoate

【應用】具有降低血清甘油三酯和總膽固醇的作用，用於高血脂症。

【用法】1～2 粒，po，tid。

【注意】大劑量時可有消化道不適等。有出血性疾患者禁用。

【規格】膠囊：0.25g（二十碳五烯酸乙酯和二十二碳六烯酸乙酯總和）×60。

亞油酸　Linoleic Acid

【應用】降低膽固醇。亦可降低甘油三酯，維持血脂代謝的平衡。並可減少膽固醇在血管壁上的沉積。

【用法】0.2～0.4g, po, tid, pc。

【注意】不良反應有噁心、腹脹、食慾減退、大便次數增多，減量後即消失。

【規格】丸劑：0.2g：含亞油酸：（50%）0.2g，醋酸維生素 E 0.667mg（益壽寧）。

月見草油　Evening Primrose Oil

【應用】能降血膽固醇和甘油三酯，能抑制血小板聚集。

【用法】1.5～2.0g, po, tid。

【注意】服藥後有噁心、便秘等反應，繼續用藥後可減輕。

【規格】膠囊：0.3g × 40。

脈　通

【應用】用於防治動脈粥樣硬化、心肌梗塞、心力衰竭、心絞痛及脂肪肝、肝硬變等的輔助治療。

【用法】1～2 片（粒），飯後服，tid。

【注意】孕婦忌服。

【規格】複方片劑：×100。

脂必泰

【應用】主治痰瘀互結、血氣不利所致的高血脂症。

【用法】1 粒，po, bid。

【注意】服藥期間及停藥後應儘量避免高脂飲食。孕婦及哺乳期婦女禁用。

【規格】膠囊：每粒裝 0.24g × 10。

硫酸軟骨素　Chondroitine Culfate A

【應用】用於動脈粥樣硬化、冠心病心絞痛，在較大劑量下，對供血不足的心電圖有明顯改善，血脂亦有所降低。

【用法】600mg, po, tid。40mg, im, bid。療程均為 3 個月。

【規格】片劑：120mg, 300mg。針劑：40mg / 1ml（安譜諾欣），40mg / 2ml（息亭舒，軟靈之），80mg / 2ml。

第九章　用於心血管疾病的其他藥物

米多君　Midodrine

【應用】由提高血管肌的正常張力和預防末梢血管的血液積蓄而改善低血壓症。

【用法】2.5mg, po, bid。

【注意】劑量較大時可能有頭、頸部雞皮疙瘩或排尿不盡感。長期服用應作腎功能檢查。

【規格】片劑：2.5mg × 20（管通 [進]）。

羥苯磺酸　Dobesilate

【應用】防止血栓形成，增加淋巴的引流從而減少水腫。

【用法】0.5g, po, bid or tid。

【注意】偶有胃腸道的不適，應酌情減量。

【規格】膠囊劑：0.5g × 20（多貝斯）。

磷酸肌酸（護心通）　Creatine Phosphate

【應用】用於橫紋肌活性不足；加入心臟停搏液中作為對

心臟手術的保護手段之一。

【用法】①用於心臟手術：在手術前 2d, 2g / d，緩慢 iv，連用 2d，然後在主動脈被鉗前，1g / h iv. drip，直到應用停搏液為止。進行手術時，加入心臟停搏液中，每千克停搏液加 2.5g，在 4℃溫度，輸入冠狀動脈。開始劑量為 15ml / kg，然後每 30 min 以 10ml / kg 的劑量輸注，直至主動脈鉗夾期結束。手術完成後，當主動脈去鉗夾後，連續輸注 48h，8g / d，40ml / h。

②用於心臟衰竭：首 14d, bid，每次 iv 1g。第 15～44d，可視情況 0.5～1g / d, iv，或 500mg im，連續使用 30d。

③用於心肌梗塞：第 1d，先靜注 2g 作為起始劑量，2h 後 5g, iv. drip，1h 內滴完。第 2～5d，5g / d, iv. drip，連續使用 4d。必要時可滴加劑量至 10g。

【注意】每克磷酸肌酸鈉的靜脈推注時間應超過 2min，否則可能引發輕度低血壓。

【規格】靜脈用劑型：1g（里爾統）；肌注用劑型：0.5 g。

地奧司明　Diosmin

【應用】治療靜脈淋巴功能不全相關的各種症狀及急性痔發作有關的各種症狀。

【用法】對靜脈功能不全和慢性痔瘡，2 片 /d，於午餐和晚餐時服用。痔瘡急性發作，前 4d 6 片 / d，後 3d 4 片 / d，維持量 2 片 / d。

【注意】有輕微胃腸道反應及植物神經功能紊亂，但不需停止治療。用本藥治療不能替代處理其他肛門疾病所需的特殊治療。

【規格】片劑：500mg × 20（愛脈朗 R[進]）。

第七篇
主要作用於呼吸系統的藥物

第一章　祛痰藥

溴己新（溴己銨，必消痰，溴苄環己銨）　Bromhexine

【應用】適用於各種有白色黏痰不易咯出的患者，但膿痰者需加用抗菌藥。

【用法】po：成人 8～16mg／次，tid；兒童 4mg／次，tid。iv：4mg／次，qd～bid。iv. drip：8mg／次。im：4～8mg／次，bid。霧化吸入：0.2％的溶液，2ml／次，bid～tid。

【注意】胃潰瘍患者慎用。

【規格】注射液：4mg／2ml（必漱平）。片劑：4mg, 8mg×100。霧化劑：0.2％。

氨溴索（安普索，溴環己胺醇，氨溴醇）　Ambroxol

【應用】適用於急性和慢性帶有過多黏液分泌物的呼吸道疾病。

【用法】成人：治療初期 30mg／次，tid，後可減至 30mg／次，bid；兒童：5～12 歲 15mg／次，tid，長期服用可減至 bid；2～5 歲 7.5mg／次，bid；2 歲以下按 1.2mg～1.6mg／（kg・d），

分 2 次服用。

【注意】不良反應有呼吸道乾燥、流涎、鼻溢、便秘、排尿困難等。孕婦（3 個月內）不宜使用。

【規格】片劑：30mg × 10（安普索，樂舒痰），30mg × 20, 50（沐舒坦〔合〕），75mg × 10（百沫舒）。針劑：15 mg（沐舒坦〔合〕），30mg（蘭蘇）。糖漿劑：3mg / ml, 6mg / ml（沐舒坦〔合〕）。氣霧劑：15mg / 2ml

舍雷肽酶（沙雷肽酶，中性蛋白酶） Serrapeptase

【應用】適用於支氣管炎、支氣管哮喘、肺結核等排痰困難及手術後、外傷後的腫脹等。

【用法】5～10mg / 次，po, tid, pc。

【注意】不良反應有皮疹、噁心等。服用抗凝血藥和凝血機能不全及嚴重肝腎功能障礙者慎用。

【規格】片劑：5mg, 10mg × 10, 20（釋炎達片，曲坦）。

羧甲司坦（羧甲半胱氨酸，強利靈，強利痰靈，S–CMC） Carbocisteine

【應用】適用於慢性支氣管炎、支氣管哮喘等疾病引起的痰液黏稠、咯痰困難等。

【用法】po, 成人 0.5g/ 次，1.5g/d；兒童 30mg/（kg‧d）。

【注意】有消化道潰瘍病史者慎用，孕婦不宜使用。

【規格】片劑：0.25g。口服液：0.2g / 10ml, 0.5g / 10ml。糖漿劑：20mg / ml。沖劑：0.5g。

乙酰半胱氨酸（痰易淨，易咳淨，莫咳粉，NAC）
Acetylcysteine

【應用】適用於手術後、急慢性支氣管肺炎引起的痰液黏稠、咯痰困難、痰阻氣管等。

【用法】噴霧吸入 10% 溶液，1～3ml／次，bid～tid。急救時以 5% 溶液直接滴入氣管內，1～2ml／次，2～6 次／d。

【注意】可引起咳嗆、支氣管痙攣、噁心等不良反應。本品直接滴入呼吸道可產生大量痰液，需用吸痰器排痰。支氣管哮喘者禁用。

【規格】泡騰片：0.6g × 4、20（富露施）[進]；噴霧劑：0.5g, 1g。顆粒劑：0.1g, 0.2g。

強力稀化黏素　Gelomyrtol forte

【應用】用於急慢性支氣管炎、急慢性鼻竇炎、支氣管擴張、肺結核、矽肺等。

【用法】成人，300mg／次，po, tid～qid；慢性病患者，300 mg／次，po, bid；4～10 歲兒童服用兒童裝型，用法同上。

【注意】膠囊不可打開或嚼破後服用。

【規格】膠囊劑：成人裝，300mg 桃金娘樹葉提取物 × 10（吉諾通）[進]；兒童裝，120mg 桃金娘樹葉提取物×10（吉諾通）[進]。

第二章　鎮咳藥

可待因（甲基嗎啡）　Codeine

【應用】用於胸膜炎伴有胸痛的劇烈乾咳。

【用法】成人：15～30mg, po or hypo, tid，極量 100mg, 250

mg／d；兒童：止痛，0.5～1.0mg／kg, po, tid，鎮咳為鎮痛劑量的 1／3～1／2。

【注意】長期使用產生耐受性、成癮性。多痰者、呼吸功能不全和呼吸衰竭患者禁用。孕婦及哺乳期婦女慎用。

【規格】片劑：15mg × 20, 30mg × 20。注射劑：15mg／ml, 30mg／ml。糖漿劑：0.5％。複方糖漿：每 5ml 含磷酸可待因 5mg，鹽酸吡咯吡胺 700 μg，鹽酸麻黃素 7mg 和愈創木酚磺酸鉀 70mg（泰洛其[合]）；每 5ml 含磷酸可待因 5mg，馬來酸溴苯那敏 2mg，鹽酸麻黃素 5mg 和愈創木酚磺酸鉀 100mg（奧亭）[進]；每 5ml 含磷酸可待因 5mg，鹽酸麻黃鹼 4mg，氯化銨 110mg，撲爾敏 1mg（聯邦止咳露[合]）。

噴托維林（維靜寧，托可拉斯）　Pentoxyverine

【應用】適用於上呼吸道感染引起的無痰乾咳和百日咳。

【用法】成人：25mg／次，po, tid～qid。5 歲以上兒童：6.25～12.5mg／次，bid～tid。

【注意】青光眼及心功能不全伴肺瘀血的患者慎用。

【規格】片劑：25mg × 100。滴丸：25mg。沖劑：10g。糖漿劑：0.145％, 0.2％, 0.25％。複方糖漿劑：每 100ml 內含噴托維林 0.2g、氯化銨 3g（咳必清）。

苯丙哌啉（咳哌寧，苯哌丙烷）　Benproperine

【應用】適用於刺激性乾咳、感冒、咽炎、支氣管炎、吸煙、過敏引起的咳嗽。

【用法】成人 20～40mg／次，po, tid；8 歲以上兒童，20mg／次，bid～qid。

【注意】孕婦慎用。需整片吞服，切勿嚼碎，以免口腔麻

木。

【規格】片劑：20mg×20（咳福樂，咳快好）。膠囊／沖劑：20mg。緩釋片：40mg×12（傑克哌）。口服液：10mg / 10 ml, 20mg / 10ml。

右美沙芬（美沙芬，右甲嗎喃，蒲賽蘭）
Dextromethorphan

【應用】用於感冒，急、慢性支氣管炎等上呼吸道感染引起的乾咳。

【用法】po：成人：10～30mg/次，tid～qid, 1d 極量 120 mg；6～12 歲兒童用量為成人 1 / 2；1～6 歲兒童用量為成人 1 / 4。

【注意】3 個月內孕婦及精神病史者禁用，心、肝、肺功能不全，痰多患者慎用。

【規格】片劑：10mg, 15mg。糖漿劑：0.07％, 0.15％。複方糖漿：100 ml / 氫溴酸右美沙芬 20mg，來酸氯苯那敏 4mg，酸偽麻黃鹼 60mg（惠菲寧[合]）。

α－細辛腦　α–Asarone

【應用】主要用於支氣管哮喘、慢性支氣炎、肺炎和慢性阻塞性肺病伴肺部感染及其他呼吸道疾病的治療。

【用法】16mg，緩慢 iv, tid，稀釋於 20％葡萄糖注射液 40 ml 中。

【注意】緩慢推注。少數病人用藥後有口乾、頭昏、胃不適等，減慢速度或停藥後即自行消失。肝腎功能嚴重障礙時應慎用。

【規格】針劑：8mg / 2ml（培美他尼）。

咳特靈

【應用】止咳，祛痰，平喘。用於咳喘及慢性支氣管炎咳嗽。

【用法】1 粒，po, tid。

【注意】用藥期間不宜駕車輛，管理機器及高空作業。

【規格】複方膠囊：含小葉榕幹侵膏 360mg，馬來酸氯苯那敏 1.4mg × 12（大可通）。

芩暴紅

【應用】清熱化痰、止咳平喘、用於急性支氣管炎及慢性支氣管炎急性發作。

【用法】2 粒，po, tid。

【規格】複方膠囊：0.5g。

阿桔片　Compound Platycodon Tablet

【應用】用於慢性支氣管炎及其他有痰的咳嗽。

【用法】1～2 片，po。

【注意】有成癮性，不應長期使用。嚴重肝功能不全、肺源性心臟病、支氣管哮喘、嬰兒及哺乳期婦女禁用。

【規格】複方片劑：每片含桔梗粉 90mg、硫酸鉀 1.8g、阿片粉 30mg。

甘草流浸膏　Extractum Glycyrrhizae Liquidum

【應用】治療上呼吸道感染和急性支氣管炎初期。

【用法】合劑：5～10ml／次，po, tid；片劑：2 片／次，po, tid。

【注意】醛固酮增多症、肌病、低血鉀患者禁用。長期應用可致浮腫、低血鉀、高血壓等。

【規格】複方甘草片：每片含甘草流浸膏 100mg、阿片粉

1.8mg、酒石酸銻鉀 1mg、樟腦 2mg、八角茴香油 0.002ml。複方甘草合劑：每 500ml 內含甘草流浸膏 60ml、酒石酸銻鉀 0.12g、複方樟腦酊 60ml、亞硝酸乙酯醑 15ml、甘油 60ml。

第三章 平喘藥

一、β 腎上腺素受體激動劑

麻黃素 Ephedrine

【應用】用於預防支氣管哮喘發作和緩解輕度地哮喘發作，鼻黏膜充血、腫脹引起的鼻塞、低血壓。

【用法】支氣管哮喘：po, 25mg, tid，兒童 0.1～1mg／kg，tid；ih 或 im：成人 15～30mg。鼻塞：2～3 滴，tid。

【注意】長期大量使用，引起震顫、焦慮、失眠、頭痛等。短期反覆使用可致快速耐受現象。甲狀腺功能亢進、高血壓、動脈硬化、心絞痛等病人忌用。

【規格】針劑：30 mg。片劑：15mg、25mg × 100, 30mg。滴鼻劑：0.5～1％。滴眼劑：1％。

沙丁胺醇（舒喘靈，喘特寧，柳丁氨醇） Salbutamol

【應用】適用於支氣管哮喘或喘息型支氣管炎等伴有支氣管痙攣的呼吸道疾病。

【用法】制止發作：氣霧吸入。預防發作：成人 2～4mg, po, tid；兒童 0.1～0.15mg／kg, bid ～tid。

【注意】心血管功能不全、高血壓和甲狀腺功能亢進患者慎用。長期用藥可形成耐受性，不可反覆過量給藥。

【規格】氣霧劑：20mg（喘樂寧[進]），28mg。片劑：2mg,

2.4mg。控釋片：4mg, 8mg × 28。注射液：0.48mg / 2ml, 0.5mg / ml, 5mg / 5ml。霧化液：100mg / 20ml。複方定量噴霧劑：每噴含 21 μg 溴化異丙托品，120 μg 沙丁胺醇硫酸鹽（可必特[進]）。吸入劑：每撳 100 μg，200 撳（萬托林[進]）。

特布他林（間羥叔丁腎上腺素，間羥舒喘靈） Terbutaline

【應用】適用於支氣管哮喘、慢性喘息性支氣管炎、阻塞性肺氣腫等。

【用法】po：成人 2.5～5mg, tid；兒童 20～50 μg / kg, tid。ih：0.25mg, 4h 總量不超過 0.5mg。氣霧吸入：成人 0.25～0.5mg, tid～qid。

【注意】未經控制的甲狀腺功能亢進、糖尿病、高血壓、冠心病患者慎用。

【規格】片劑：2.5mg × 20（博利康尼[合]），5mg。注射劑：0.5mg / ml, 1mg / ml。氣霧劑：0.25 mg / 噴（喘康速[合]）。霧化液：5mg / 2ml（博利康尼[合]）。

甲氧苯丙甲胺 Methoxyphenamine

【應用】用於支氣管哮喘和喘息性支氣管炎。

【用法】15 歲以上：2 粒／次，po, tid；8～15 歲：1 粒／次，po, tid。

【注意】哺乳中婦女禁用，哮喘危象、嚴重心血管患者禁用，未滿 8 歲的嬰幼兒禁用。

【規格】複方膠囊：鹽酸甲氧苯丙甲胺 12.5mg，那可丁 7mg，氨茶酚 25mg，撲爾敏 2mg（阿斯美[合]）。

丙卡特羅（撲哮息敏，異丙喹喘寧，普魯卡地魯）
Procaterol

【應用】防治支氣管哮喘、喘息性支氣管炎和慢性阻塞性肺部疾病所致的喘息症狀。

【用法】成人：睡前服 50 μg，或早晚各服 1 次（50 μg）；6 歲以上兒童：睡前服 25 μg，或早晚各服 1 次（25 μg）；6 歲以下兒童：12.5 μg / kg, bid。

【注意】甲狀腺功能亢進、高血壓、心臟病和糖尿病患者慎用。孕婦和嬰幼兒慎用。

【規格】片劑：25 μg × 20（美喘清[合]），50 μg。

福莫特羅　Formoterol

【應用】主要用於哮喘與慢性阻塞性肺病的維持治療與預防發作，特別適用於哮喘夜間發作患者。

【用法】劑量應個體化。成人與老年人：常規劑量為 4.5～9 μg / 次，1～2 次 d，早晨和／或晚間給藥。

【注意】不適用於急性哮喘。甲狀腺功能異常和嚴重心血管病病人慎用。

【規格】乾粉吸入劑：4.5 μ g / 吸，60 吸／支（奧克斯都保[進]）。

班布特羅　Bambuterol

【應用】支氣管哮喘，慢性支氣管炎，肺氣腫及其他伴有支氣管痙攣的肺部疾病。

【用法】成人起始劑量為 10mg，睡前服用 1 次。

【注意】嚴重肝腎功能不全 的患者，劑量必須個體化。肥厚性心肌病患者不得服用本藥。妊娠首 3 個月慎用。

【規格】片劑：10mg × 10, 20mg（幫備[進]）。口服溶液劑：1mg / ml（幫備[進]）。

二、磷酸二酯酶抑制劑

氨茶鹼（茶鹼乙二胺鹽） Aminophylline（Azminodur）

【應用】適用於支氣管哮喘、哮喘型慢性支氣管炎、心源性哮喘等。

【用法】po：成人 0.1～0.2g / 次，0.3～0.6g / d，極量 0.5g, 1g / d；兒童 3～5mg / kg, tid。im or iv：0.25～0.5g / 次，bid，極量 0.5g；兒童 2～3mg / kg。直腸給藥：0.3～0.5g / 次，qd～bid。

【注意】飯後服藥、與氫氧化鋁同服或用腸衣片。急性心肌梗塞伴有血壓顯著降低者忌用。

【規格】片劑（普通片、腸溶片）：0.05g, 0.1g×100。注射劑：0.125g /2ml, 0.25g / 2ml, 0.25g / 10ml。栓劑：0.25g。緩釋片：0.1g。控釋片：0.1g × 24。

茶鹼（優喘平，喘必平） Theophylline

【應用】用於支氣管哮喘、心臟性哮喘，尤適於不能用腎上腺素的哮喘患者。

【用法】成人 0.1～0.2g, po, tid～qid；極量，0.3g, 1d 1.0g。直腸給藥（栓劑）：0.25～0.5g / 次。

【注意】宜飯後服，或採用緩釋片。消化性潰瘍、急性心肌梗塞、休克及茶鹼過敏的患者禁用。孕婦及哺乳婦慎用。

【規格】控釋片：0.1g, 0.2g, 0.25g。控釋膠囊：0.1g × 24（時爾平）。緩釋片：0.1g（舒氟美），0.2g, 0.4g × 10（葆樂輝[合]）。緩釋膠囊：0.1g × 20, 0.2g × 20（迪帕米）。栓劑：0.25g。溶液劑：0.08g / 15ml。糖漿劑：0.08g / 15ml。酊劑：

0.08g／15ml。混懸劑：0.1g／5ml。

多索茶鹼　Doxofylline

【應用】用於支氣管哮喘及其他伴支氣管痙攣的肺部疾病。

【用法】po：200mg～800mg／d，分1～2次服用。iv. drip：成人每次100ml（0.3g），1d 1次或遵醫囑，5～10d為1療程。

【注意】可能會出現輕微的胃腸道反應。對多索茶鹼或黃嘌呤衍生物類藥物過敏者、急性心肌梗塞患者、哺乳婦女禁用。

【規格】片劑：0.2g×12（安賽瑪），0.4g。注射劑：100mg／10ml（安賽瑪），300mg／100ml。膠囊：300mg。散劑：200mg／0.16g（長源獨平）。

強力安喘通（咳喘停，強力阿司米通）
Asmeton「Strong」

【應用】用於哮喘、小兒哮喘及由感冒、支氣管炎等引起的咳嗽。

【用法】2～3粒／次，po, tid。兒童用量減半。根據症狀及年齡差異適當調整劑量。

【注意】高血壓病人慎用。

【規格】複方膠囊：鹽酸咳喘寧12.5mg、那可汀7mg、氨茶鹼25mg，撲爾敏2mg×100。

三、M 膽鹼受體拮抗劑

異丙托溴銨（異丙阿托品，溴異丙阿托品）
Ipratropium Bromide

【應用】防治支氣管哮喘、哮喘型慢性支氣管炎，尤適用於因用 β 受體激動劑產生肌肉震顫、心動過速的患者。

【用法】氣霧吸入，40～80 μg / 次，4～6 次 / d。

【注意】過量可導致可逆性視力調節障礙。對阿托品類藥品及非活性成分有過敏反應者忌用，孕婦及哺乳期婦女慎用。

【規格】氣霧劑：20 μg / 掀，200 掀（愛全樂）[進]。吸入劑：500 μg / 2ml（愛全樂）[進]。

四、過敏介質阻滯劑

酮替芬　etotifen

見變態反應用藥。

孟魯司特鈉　Montelukast Sodium

【應用】適用於 2～14 歲兒童哮喘的預防和長期治療，治療對阿司匹林敏感的哮喘患者，以及預防運動誘發的支氣管收縮。

【用法】15 歲及 15 歲以上成人：10mg / 次；6～14 歲：5mg / 次；2～5 歲：4mg / 次，qd, hs。

【注意】耐受性良好，副作用輕微，通常不需終止治療。過敏者禁用。

【規格】咀嚼片：5mg × 5（順爾寧[合]）；4mg × 5（順爾寧[合]）。

異丁司特　Ibudilast

【應用】用於輕，中度支氣管哮喘的治療。

【用法】10 mg, po, bid。

【注意】常見不良反應有食慾不振、噯氣、噁心等，大都可以耐受。對本品過敏者、妊娠或哺乳期婦女、兒童、顱內出血尚未完全控制的患者禁用。

【規格】膠囊：10mg × 14（息百克）。

紮魯司特（紮非魯卡，安可來） Zafirlukast

【應用】哮喘的預防和長期治療。

【用法】起始劑量：20 mg／次，bid。劑量可逐步增加至最大量 40mg／次, bid。

【注意】輕微的頭痛或胃腸道反應。不推薦用於包括肝硬化在內的肝損害病人。

【規格】片劑：20mg×14。

五、腎上腺皮質激素

倍氯米松（倍氯松，鼻可靈） Beclometasone

【應用】用於依賴腎上腺皮質激素的慢性哮喘患者。

【用法】氣霧吸入：成人 0.1～0.2mg／次，bid～tid，最大劑量 1mg；兒童用量依年齡酌減，最大劑量 0.8mg／d。粉霧吸入：成人 0.2mg／次，tid～qid；兒童 0.2mg／次，bid 或遵醫囑。

【注意】用藥後應漱口。不宜用於哮喘持續狀態患者。

【規格】氣霧劑：10mg（必可酮）[合]。粉霧劑膠囊：0.2mg。

布地奈德（拉埃諾考特，潑米考特） Budesonide

【應用】用於非激素依賴性或激素依賴性哮喘和哮喘性慢性支氣管炎患者。

【用法】成人，開始劑量 0.2～0.8mg／次，bid；兒童，開始劑量 0.1～0.2mg／次，bid。劑量及維持量均應個體化。

【注意】不良反應及防治同倍氯米松。肺結核、氣道真菌感染者慎用。孕婦忌用。

【規格】氣霧劑：20mg/20ml（吉舒）；200 μg/噴，100 噴（普米克都保）[進]；10mg/10ml；20mg/10ml；20mg/5ml。鼻噴劑：64 μg，120p（雷諾考特）[進]。吸入劑：0.1 μg/吸，200 吸／

支（普米克都保）[進]。吸入混懸劑：1mg/2ml（普米克令舒）[進]。

布地奈德－福莫特羅

【應用】適用於需要聯合應用吸入皮質激素和長效 β_2－受體激動劑的哮喘病人的常規治療。

【用法】成年人和青少年（12 歲和 12 歲以上）：1～2 吸／次，bid。應個體化用藥。

【注意】常見不良反應：震顫和心悸。對布地奈德、福莫特羅或吸入乳糖有過敏反應的病人禁用。不適用於嚴重哮喘患者。

【規格】吸入劑：80 μg/ 4.5 μg / 吸，160 μg / 4.5 μg / 吸（信必可都保）[進]。

氟替卡松　Fluticasone

【應用】預防和治療季節性過敏性鼻炎（包括枯草熱）和常年性過敏性鼻炎，哮喘等。

【用法】鼻噴劑：成人和 12 歲以上兒童每個鼻孔各 2 噴，qd，每日最大劑量為每個鼻孔不超過 4 噴。4～11 歲兒童用量減半。氣霧劑：成人 100～1000 μg / 次，bid。

【注意】不良反應有鼻、喉部乾燥、刺激等；使用氣霧劑者可出現口腔和咽部白色念珠菌感染。

【規格】複方吸入劑：50 μg / 250 μg（舒利迭[進]），50 μg / 100 μg（舒利迭[進]）。噴鼻劑：50 μg / 噴。氣霧劑：125 μg / 揿。

豬肺磷脂

【應用】用於治療早產兒呼吸窘迫綜合徵。

【用法】短暫停止機械通氣後，氣管內滴入，起始推薦劑量為 200mg / kg。

【注意】本品僅用於氣管內給藥。

【規格】注射劑：1.5ml / 120mg；3ml / 240mg（固爾蘇）。

第八篇
主要作用於消化系統的藥物

第一章　助消化藥

乳酶生（表飛鳴，延華） Lactasin

【應用】用於消化不良、腹脹、小兒腹瀉、綠便及二重感染輔助治療。

【用法】0.3～0.9g, tid，飯前服用。

【注意】不宜與抗生素、鉍劑、鞣酸、活性炭、酊劑等合用，但可間隔 2～3h 分開服用。

【規格】片劑：0.3g。膠囊劑：0.25g × 10。

酵母（食母生） Dried yeast

【應用】用於食慾不振、消化不良及防治 B 群維生素缺乏症的輔助治療。

【用法】成人 0.5～4g / 次，tid；兒童 0.3～0.9g / 次。嚼碎後服用。

【注意】不宜與磺胺藥、單胺氧化酶抑制劑合用。

【規格】片劑：0.25g × 10、20（億活[進]），0.3g, 0.5g。

胰　酶　Pancreatin

【應用】用於胰酶分泌不足的患者。

【用法】0.3～0.6g／次，po, tid，與餐同服。

【注意】禁用於胰腺炎早期和對豬蛋白製品過敏者。孕婦及哺乳期婦女慎用。

【規格】膠囊劑：0.15g × 24（胰酶腸溶膠囊），0.15g × 20（得每通〔進〕）。

加貝酯　Gabexate

【應用】急性輕型（水腫型）胰腺炎。

【用法】iv. drip：100mg／次，前 3d 300mg／d，症狀減輕後改為 100mg／d，療程 6～10d。點滴速度不宜過快。

【注意】對多種藥物有過敏史的患者及妊娠婦女和兒童禁用。

【規格】注射劑：0.1g。

胃舒平

【應用】主要用於與胃酸相關的疾病如胃潰瘍、反流性食道炎、十二指腸潰瘍的治療，也可用於胃炎的治療。

【用法】2 片／次，tid；或 2h 服 1 片，6 片／d。

【注意】治療上消化道出血時，易與血液形成大凝塊，引起腸梗阻。

【規格】複方片劑：乾燥氫氧化鋁凝膠 0.245g、三矽酸鎂 0.105g、顛茄浸膏 0.0026g × 120。

多酶片　Multienzyme Tablets

【應用】主要用於胰脂腺疾病引起的消化障礙和缺乏胃蛋白

酶或病後消化功能減退引起的消化不良症。

【用法】1～2片，po, tid，飯前服用。

【注意】放置日久，效力降低，故宜用新製者。

【規格】片劑：含澱粉酶0.12g，胃蛋白酶0.04g，胰酶0.12g×100。

康彼身　Combizym

【應用】用於消化不良，老年性消化功能衰退。

【用法】2片／次，tid，飯前用水吞服。

【注意】不可嚼碎後服用；不可與酸性或鹼性藥物同時服用。

【規格】複方片劑：×20（康彼身[進]）。

達　吉

【應用】用於各種原因引起的消化不良症、膽汁分泌不足以及膽石症、膽囊炎、膽管炎、黃疸等。

【用法】1～2粒／次，po, tid。餐後服用。

【注意】禁用於急性肝炎患者、膽道閉鎖患者。

【規格】複方膠囊劑：×20（達吉）[進]。

稀鹽酸　Acid Hydrochloric Dilute

【應用】本品口服可增加胃中酸度。用於各種胃酸缺乏症及發酵性消化不良。

【用法】0.5～2ml／次，qd。飯前或飯時稀釋後服用，以免刺激胃黏膜。

第二章　抗酸藥及治療消化性潰瘍病藥

碳酸氫鈉（小蘇打，酸式碳酸鈉）　Sodium Bicarbonate

【應用】用於酸血症和鹼化尿液。

【用法】胃及十二指腸潰瘍的治療和藥物中毒解救：0.5～2g, po, tid，飯前服用。代謝性酸血症：5%溶液 iv. drip，成人100～200ml，小兒 5ml / kg。

【注意】對嚴重潰瘍患者有引起穿孔危險。靜滴宜單獨使用。充血性心力衰竭、水腫和腎衰竭的酸中毒患者應慎用本品。

【規格】片劑：0.3g×100、1000（蘇打片，大黃蘇打），0.5g×100、1000（蘇打片）。注射劑：5g / 100ml，12.5g / 250ml。

鋁碳酸鎂（鹼式碳酸鋁鎂）

Aluminium Magnesium Carbonate Hydroxide Hydrate

【應用】用於胃及十二指腸球部潰瘍。

【用法】1.0g, tid，飯後 1h 服用。治療胃潰瘍 8 週為 1 療程，用於十二指腸球部潰瘍 6 週為 1 療程。

【注意】不宜與四環素類藥物合用。

【規格】片劑：0.5g×20（達喜）×24、×36（威地美），0.68g×24（羅內片）。

西咪替丁（甲氰咪胍，甲氰咪胺）　Cimetidine

【應用】用於十二指腸潰瘍、胃潰瘍、上消化道出血等與胃酸相關的疾病。

【用法】0.2～0.4g, po, 0.8～1.6g / d，於飯後及睡前各服 1次，療程為 4～6 週。iv. drip, 0.2～0.6g，1 日劑量不宜超過 2g。

也可 im。

【注意】慢性腎功能不全者應調整用藥。孕婦及哺乳期婦
女禁用；慢性萎縮性胃炎患者禁用。

【規格】片劑：0.2g×100, 0.4g×20（泰胃美[合]）。注射
劑：0.2g/2ml（泰胃美[合]）。

雷尼替丁（呋喃硝胺，甲硝呋胍，胃安太定） Ranitidine

【應用】同西咪替丁。

【用法】胃潰瘍、十二指腸潰瘍等：0.15g, bid，飯前頓服。
上消化道出血：50mg，緩慢 iv（1min 以上）或 iv. drip（2h），
也可 im, q6～12h。

【注意】肝功能不良者、孕婦及 8 歲以下的兒童禁用。長
期應用本品可致 B_{12} 缺乏。

【規格】片劑：0.15g×20（西斯塔），0.35g（瑞倍片）。
膠囊劑：0.15g×30。注射劑：50mg/2ml。

法莫替丁（蓋世特） Famotidine

【應用】同西咪替丁。

【用法】20mg, po, bid，4～6 週為 1 療程，潰瘍癒後維持量
減半。iv or iv.drip：20mg/次，bid，5d 為 1 療程。

【注意】腎衰竭、肝病患者、有藥物過敏史者、孕婦、哺
乳期婦女皆慎用。

【規格】片劑：20mg×24、100（高舒達）。膠囊劑：20
mg。粉針劑：20mg/2ml。注射劑：20mg/支（高舒達，立復
丁）。輸液：20mg/100ml。

尼紮替丁（愛希）　Nizatidine

【應用】用於胃潰瘍、十二指腸潰瘍和十二指腸潰瘍的復發及維持治療。

【用法】po，0.15g／次，bid。維持治療，0.15g／d。

【注意】對其他 H_2 受體拮抗劑過敏者慎用。妊娠、哺乳期婦女、兒童慎用。腎功能不全者注意調整劑量。

【規格】膠囊劑：0.15g × 6, 0.3mg。

奧美拉唑（渥米哌唑，沃必唑）　Omeprazole

【應用】見用法。

【用法】十二指腸潰瘍、胃潰瘍及反流性食管炎：po，20 mg／次，qd，2～4 週為 1 療程。卓－艾綜合徵：首劑量為 60 mg, qd，劑量大於 80mg，應分 2 次給藥。上消化道出血：iv, 40 mg／次，bid，連用 3 日。

【注意】禁用於孕婦、哺乳期婦女、兒童、惡性腫瘤患者。嚴重肝損傷者，每日劑量應在 20mg 以下。

【規格】片劑、膠囊劑：10mg×7, 20mg×7, 14（洛賽克[合]，奧克[合]，脘疏）。粉針劑：40mg。

埃索美拉唑　Esomeprazole

【應用】見用法。

【用法】胃食管反流性疾病：40mg／次，qd，連服四週。已經治癒的食管炎患者、防止復發的長期維持治療：20mg／次，qd。

【注意】對於嚴重肝功能損害的患者，20mg。

【規格】腸溶片：20mg × 7, 40mg × 7（耐信）。

蘭索拉唑　Lansoprazole

【應用】用於胃潰瘍、十二指腸潰瘍、吻合口潰瘍、反流性食道炎和卓-艾綜合徵。

【用法】30mg, po, qd。十二指腸潰瘍 6 週為 1 療程，其他疾病則 8 週為 1 療程。

【注意】有藥物過敏史、肝功能障礙者、高齡患者慎用。孕婦、哺乳期婦女、兒童、惡性腫瘤患者應避免使用。

【規格】片劑：15mg×14（蘭悉多），30mg×14（達克普隆）。

雷貝拉唑　Rabeprazole

【應用】同蘭索拉唑。

【用法】20mg, po, qd，8 週為一療程，十二指腸潰瘍的給藥以 6 週為限。

【注意】禁用於對本品過敏者及孕婦、哺乳期婦女、兒童、惡性腫瘤患者。嚴重肝損傷者，每日劑量應在 20mg 以下。

【規格】片劑：10mg×14（波利特[進]，瑞波特），20 mg。

泮托拉唑（健朗晨，潘妥洛克，富詩坦）　Pantoprazole

【應用】同蘭索拉唑。

【用法】iv. drip, 40mg, qd～bid。

【注意】應用本品不宜再服用其他抗酸劑或抑酸劑。

【規格】片劑：40mg×7（健朗晨，潘妥洛克）。針劑：40 mg, 80mg（諾森）。

酪酸菌

【應用】治療和改善各種原因引起的腸道菌群紊亂所致消

化道症狀。

【用法】片劑：2 片／次，tid；細粒劑：0.5g／次（5 歲以內）、1g／次（5 歲以上），tid。

【規格】細粒劑：40mg × 9 袋（米雅利桑愛兒[進]）。

安胃瘍膠囊

【應用】主治胃及十二指腸球部潰瘍。並用於潰瘍癒合後的維持治療。

【用法】0.4g，, po, qid（三餐後和睡前）。

【規格】膠囊：0.2g × 24。

尿囊素鋁顆粒

【應用】適用於胃潰瘍、十二指腸潰瘍、急慢性胃炎、各種藥物所致胃腸黏膜損傷及肝硬化性胃病的治療。

【用法】1 包，tid～qid。

【注意】正在接受透析的患者，不得服用本製劑。腎功能障礙的患者慎用本品；服用期間要定期測定血中的鋁、磷、鉀、鹼性磷酸酯酶等的含量。

【規格】顆粒劑：0.2g × 12。

瑞巴派特

【應用】用於治療胃潰瘍及胃炎急性加重期，胃黏膜病變的改善。

【用法】100mg, tid，早、晚及睡前 po。

【注意】對本品成分有過敏既往史的患者禁止服用。

【規格】片劑：0.1g × 12。

谷參腸安膠囊

【應用】具有抗腸黏膜萎縮作用，促進腸黏膜細胞的更新、修復。

【用法】2～4 粒，飯前 po, tid，每療程 8 天，1～2 個療程。創傷及手術後病人量可加倍。小兒酌減。

【注意】勿將膠囊內藥物傾出服用。孕婦慎用。

【規格】複方膠囊：0.2g × 12。

枸櫞酸鉍鉀（膠體次枸櫞酸鉍，三鉀二枸櫞酸鉍）
Bismuth Potassium Citrate

【應用】用於胃及十二指腸潰瘍、復合潰瘍、多發潰瘍、吻合口潰瘍。

【用法】顆粒劑：1 包，tid～qid，飯前半小時或睡前化水沖服。片劑或膠囊劑：0.24g, po, bid。

【注意】可出現噁心等消化道症狀。一般肝、腎功能不良者應慎用。禁用於孕婦及嚴重腎病患者。

【規格】片劑：0.11g × 20（麗珠得樂），0.12g × 8, 24（德諾）。膠囊劑：0.11g × 40（麗珠得樂），0.12g。顆粒劑：0.11g × 56（麗珠得樂）。

膠體果膠鉍（鹼式果膠酸鉍鉀）　Colloidal Bismuth Pectin

【應用】用於胃及十二指腸潰瘍。

【用法】消化性潰瘍和慢性胃炎：0.15～0.2g／次，qid，於餐前 0.5h 各服 1 次，睡前加服 1 次。消化道出血：將膠囊內容物倒出，用水衝開攪勻服用。

【注意】服藥期間大便呈黑褐色。

【規格】片劑：40mg×48（維敏），50mg×24（果膠鉍）。

複方鋁酸鉍片　Compound Bismuth Aluminate Tablets

【應用】用於胃及十二指腸潰瘍、慢性淺表性胃炎、胃酸過多症及神經性消化不良。

【用法】1～2片／次，po, tid，飯後嚼服，1～3個月為1療程。

【注意】用藥期間大便呈黑色。注意避免與四環素合用。

【規格】片劑：含鋁酸鉍0.2g、甘草浸膏粉0.3g、重質碳酸鎂0.4g、碳酸氫鈉0.2g、弗朗鼠李皮25mg、茴香10mg×50。

樂得胃　Roter

【應用】口服治療胃潰瘍、十二指腸潰瘍、胃炎、胃酸過多及神經性消化不良等症。

【用法】2片／次，po, tid，2個月為1療程。

【注意】胃酸缺乏者禁用。

【規格】複方片劑：（含鹼式硝酸鉍（次硝酸鉍）0.3g，重質碳酸鎂0.4g，碳酸氫鈉0.2g，弗朗鼠李皮0.025g），×120。

麥滋林 –S　Marzulene–S

【應用】用於慢性胃炎、胃潰瘍及十二指腸潰瘍。

【用法】1.5～2.0g／d, po，分3～4次使用。

【注意】服後偶有噁心、嘔吐、便秘、腹瀉、腹痛及飽脹感等胃腸反應。

【規格】顆粒劑：0.67g（麥滋林 –S[進]，每克中含3mg水溶性FDB6、0.99g L–谷酰胺）×15。

甘珀酸（生胃酮）　Carbenoxolone

【應用】主要用於慢性潰瘍。凝膠劑用於治療口腔潰瘍。

【用法】50～100mg／次，po, tid，飯後服用。1週後可減

為 50mg / 次，4～6 週為 1 療程。

【注意】心、肝、腎功能不全者及老年患者慎用。

【規格】片劑：50mg。膠囊劑：50mg。

替普瑞酮（戊四烯酮，E0671） Teprenone

【應用】用於胃潰瘍、急性胃黏膜病變、慢性胃炎急性發作。

【用法】50mg / 次，飯後 30min 內 po, tid。

【注意】孕婦與小兒慎用。

【規格】膠囊劑：50mg × 20（施維舒）。顆粒劑：0.1g / g。

麗珠胃三聯片

【應用】保護潰瘍面，促進上皮細胞的再生。有較強的殺滅 Hp 的作用。

【用法】枸櫞酸鉍鉀片：2 片／次，bid，餐前服用。替硝唑片：1 片／次，bid，餐後服用。克拉黴素片：1 片／次，bid，餐後服用。療程為一週。

【注意】肝功能不全或腎功能嚴重損害者慎用。

【規格】枸櫞酸鉍鉀片（白色片）：以鉍計 110mg × 4，替硝唑片（綠色片）：0.5g×2，克拉黴素片（黃色片）：0.25×2g。

第三章 胃腸解痙藥

丁溴東莨菪鹼（溴化丁基東莨菪鹼，解痙靈）
Scopolamine Butylbromide

見循環系統。

匹維溴銨　Pinaverium Bromide

【應用】用於治療與胃腸功能紊亂有關的疼痛、腸蠕動異常及不適、腸易激綜合徵及為鋇餐灌腸作準備。

【用法】50mg／次，po, tid，進餐時整片吞服。

【規格】薄膜衣片：50mg × 15、30（得舒特）。

顛茄　Belladonna

【應用】主要用於胃及十二指腸潰瘍所致輕度胃腸絞痛等。

【用法】成人，0.3～1ml, po, tid；小兒，每歲 0.03～0.06 ml。一般服前加水配成 10% 酊劑水溶液。

【注意】不良反應同阿托品。青光眼病人禁用。

【規格】酊劑：10% 100ml 溶液。

羅西維林　Rociverine

【應用】主要用於解痙、鎮痛。能縮短子宮擴張，娩出時間和難產時復原時間。

【用法】羅西維林主要適應於緩解胃腸道肌肉痙攣引起的急性、亞急性腹痛。

【規格】片劑：10mg × 30（里拉通）。

戊乙奎醚　Penehyclidine

【應用】能拮抗有機磷毒物中毒引起的中樞中毒症狀和毒蕈鹼樣中毒症狀。能增加呼吸頻率和呼吸流量。

【用法】im。輕度中毒：1～2mg，必要時伍用氯解磷定 500～750mg。中度中毒：2～4mg，同時伍用氯解磷定 750～1500 mg。重度中毒：4～6mg，同時伍用氯解磷定 1500～2500mg。

【注意】青光眼患者禁用。對前列腺肥大的老年患者可加

重排尿困難。

【規格】注射液：1mg / 1ml（長托寧）。

普魯本辛（溴丙胺太林） Probanthine

【應用】用於治療胃、十二指腸潰瘍，胃痙攣，膽絞痛和胰腺炎等引起的腹痛。

【用法】15～30mg / 次，po，3～4 次 / 日，餐前或睡前服。

【注意】青光眼，前列腺肥大及手術前忌用，心臟病患者慎用。不能與促動力藥同用。

【規格】片劑：15mg × 100。

複方樟柳鹼 Compound Anisodine Hydrobromide

【應用】用於缺血性視神經、視網膜、脈絡脈膜病變。

【用法】患側顳淺動脈旁 scqd, 2ml / 次，14 次為一療程。據病情需要可注射 2 至 4 療程。

【注意】腦出血及眼出血急性期禁用。有普魯卡因過敏史者禁用。青光眼和心房纖顫患者慎用。

【規格】注射液：2ml / 氫溴酸樟柳鹼 0.2mg、鹽酸普魯卡因 20mg。

山莨菪鹼（654，654-1，654-2） Anisodamine

【應用】使平滑肌明顯鬆弛，解除血管痙攣，同時有鎮痛作用。

【用法】im or iv，成人一般劑量 5～10mg / 次，qd～bid，也可經稀釋後靜滴。

【注意】腦出血急性期及青光眼患者忌用。

【規格】注射液：5mg/1ml；10mg/1ml；20mg/1ml。片劑：

5mg×100；10mg×100。

阿托品　Atropine
見循環系統。

間苯三酚　Phloroglucinol
【應用】解除平滑肌痙攣但不具有抗膽鹼作用。

【用法】im or iv：1～2 安瓿／次，1～3 安瓿 /d。iv. drip：每日劑量可達 5 安瓿，於 5% 或 10% 的葡萄糖注射溶液滴注。

【注意】不能與安乃近在同一注射針筒混合使用。

【規格】注射劑：40mg / 4ml（斯帕豐）。

伊托必利　Itopride
【應用】用於由胃排空延緩慢性胃炎、食道炎引起的消化不良症狀和各種原因引起的噁心嘔吐。

【用法】成人 1 粒 / 次，po, tid，餐前 30min 左右服用。

【注意】本品可增強乙醯膽鹼作用，尤其老年患者易出現副作用使用時應注意。

【規格】膠囊劑：50mg × 20（代林），50mg × 10、20（瑞復林）。

西甲矽油　Simenthicone
【應用】用於消化道中氣體聚集導致的腹脹、噯氣、消化不良，手術排氣。

【用法】成人 50 滴，3～5 次 /d。6～14 歲兒童 25～50 滴，3～5 次 / d。1～6 歲兒童 25 滴，3～5 次 / d。嬰兒 25 滴。

【注意】禁用於對其或山梨酸及其鹽類過敏的患者。

【規格】乳劑：40mg / 1ml（艾普米森）。

馬來酸替加色羅　Tegaserod Hydrogen Maleate

【應用】用於女性便秘型腸易激惹綜合徵患者，緩解症狀的短期治療。

【用法】6mg / 次，po, bid。

【注意】肝、腎功能嚴重損害者禁用。患有腸梗阻、症狀性膽囊疾病，可疑 oddi 括約肌功能紊亂或有腸粘連病史者禁用。

【規格】片劑：6mg×10（澤馬可[進]），6mg×6（開樂寧）。

奧替溴銨　Otilonium Bromide

【應用】用於消化道遠端的腸易激或痙攣性疼痛。

【用法】40mg / 次，po, bid～tid。

【注意】青光眼、前列腺肥大、幽門狹窄、對本類藥物過敏、孕婦及哺乳期婦女慎用。

【規格】片劑：40mg × 30（斯巴敏）。

第四章　止吐藥、催吐藥及胃腸推動藥

甲氧氯普胺（滅吐靈，嘔感平，撲息吐）　Metoclopramide

【應用】有強大的中樞鎮吐作用。

【用法】po：5～10mg / 次，bid～tid，餐前 30min 服用；im：10～20mg / 次，1d 劑量不宜超過 0.5mg / kg，腎功能不全者減半。

【注意】注射給藥會引起直立性低血壓。孕婦、嗜鉻細胞瘤患者、癲癇及進行放療或化療的乳癌患者、機械性腸梗阻患者、胃腸出血患者禁用本品。

【規格】片劑：5mg×100（胃復安）。注射劑：10mg／ml。

多潘立酮（哌雙咪酮，胃得靈） Domperidone

【應用】直接作用於胃腸壁，能增強胃蠕動並能有效地防止膽汁反流。

【用法】po：10～20mg, tid，飯前服。直腸給藥：60mg, tid。im：10mg。

【注意】孕婦、嬰幼兒慎用。

【規格】片劑：10mg × 30（嗎丁啉）。栓劑：60mg。注射劑：10mg／2ml。

馬來酸曲美布汀（馬來酸三甲氧苯丁氨） Trimebutine

【應用】見於用法。

【用法】慢性胃炎引起的各種胃腸道異常症狀：100mg, tid。腸易激惹綜合症：100～200mg, tid。

【注意】孕婦、產婦、哺乳期婦女慎用、兒童慎用。

【規格】片劑：100mg × 20（舒麗啟能）、× 24（雙迪，瑞健）。

莫沙必利 Mosapride

【應用】主要用於功能性消化不良伴有胃灼熱，噯氣、噁心、嘔吐等消化道症狀。

【用法】5mg, po, tid，飯前服用。

【注意】孕婦慎用。

【規格】片劑：5mg × 10（加斯清），24（快力），10mg × 20（普瑞博思）。

昂丹司瓊（奧丹西龍，恩丹西酮，樞復寧）　Ondansetron

【應用】能抑制由化療、放療引起的噁心和嘔吐。

【用法】8mg, bid，連服 5d。兒童化療前 iv. drip 5mg / m²，12h 後再 po 4mg，化療後 1 次 po 4mg，bid，持續 5d。

【注意】孕婦、哺乳期婦女、4 歲以下兒童不宜使用。肝臟衰竭病人用藥劑量應不高於 8mg / d。

【規格】片劑：4mg, 8mg。注射劑：4mg / 2ml, 8mg / 4ml。

托烷司瓊（托蒲賽龍，舒歐亭）　Tropisetron

【應用】防治化療、放療引起的噁心、嘔吐。

【用法】iv or iv.drip, 5ml，接著 po, 5mg / d，於餐前 1h 或早上起床後立即服用，連用 2～6d。

【注意】高血壓患者每日劑量不宜超過 10mg。對本品過敏者及妊娠婦女禁用，哺乳期婦女和兒童慎用。

【規格】膠囊劑：5mg × 5（歐必停[進]）。注射劑：2mg / 2ml（賽格恩），5mg / 5ml（歐必停[進]），6mg / 2ml。

格拉司瓊（格雷西龍）　Granisetron

【應用】抑制化療和放療引起的噁心、嘔吐。

【用法】3mg / 次，iv. drip，化療前用藥，每 1 療程可連續使用 5 天，1 天不能超過 9mg。

【注意】兒童及對本品過敏者禁用，孕婦、哺乳期婦女、消化道運動障礙者慎用。

【規格】注射劑：3mg / 3ml（康泉），3mg / 50ml（萊琪，瓊沙奧）。片劑：1mg × 2, 10（康泉）。

阿紮司瓊　Azasetron

【應用】用於細胞毒類藥物化療引起的嘔吐。

【用法】10mg／次，iv, qd，用 40ml 生理鹽水稀釋後，於化療前 30min 緩慢用藥。

【注意】使用時應密切觀察病人的反應。對本類藥物（5-HT3 受體阻斷劑）過敏者胃腸道梗阻者和禁用。孕婦和哺乳期婦女不宜使用。

【規格】注射劑：2ml／10mg（感蘇）。

第五章　瀉藥及止瀉藥

硫酸鎂（硫苦，瀉鹽）　Magnesium Sulfate

【應用】參見用法。

【用法】便秘或治療藥物及食物中毒：5～20g／次，po，清晨空腹服用。利膽：2～5g／次，或服 33％溶液 10ml, po, tid，飯前服。抗驚厥降血壓：im, 1g／次；iv. drip, 1～2.5g／次；灌腸：成人 1 次 20ml，兒童酌減。

【注意】腸道出血病人、急腹症病人、孕婦、經期婦女禁用。

【規格】注射劑：1g／10ml, 2.5g／10ml。外敷液：250g／500ml。一、二、三灌腸劑（利索灌腸劑）：由 50％硫酸鎂 30ml、甘油 60ml、蒸餾水 90ml 配成。開塞露：含山梨醇 45％～50％（g／g）、硫酸鎂 10％（g／ml）、尼泊金乙酯 0.05％、苯甲酸鈉 0.1％。

聚乙二醇

【應用】滲透型輕瀉劑。用於成人便秘的症狀治療。

【用法】袋內粉劑溶於一大杯水中，po, 1～2 袋 / d。

【注意】某些小腸或結腸疾患或腹痛（胃痛）時禁用。可用於糖尿病患者。

【規格】粉劑：10g（福松）。

磷酸鈉溶液　Sodium Phosphate

【應用】解除偶然性便秘，直腸檢查前灌腸清潔腸道。

【用法】成人及 12 歲以上兒童，1 瓶 / d，2～11 歲兒童使用兒童用輝力灌腸劑。

【注意】禁用於先天性巨結腸、腸梗阻、肛門閉鎖、充血性心臟病患者。

【規格】灌腸劑：133ml（輝力）。

地芬諾酯（苯乙哌啶，氰苯哌酯，止瀉寧）
Diphenoxylate

【應用】用於急、慢性功能性腹瀉及慢性腸炎。

【用法】2.5～5mg, po, bid～qid。

【注意】肝功能不良或正在服用其他成癮藥物者慎用。

【規格】複方片劑：地芬諾酯 2.5mg、硫酸阿托品 0.025mg（Lomotil）。

蒙脫石散

【應用】用於急慢性腹瀉，也可用於胃酸過多和慢性胃炎。

【用法】成人：1 袋，po, tid。兒童：1 歲以下 1 袋 / d，分 3 次服；1～2 歲 1～2 袋 / d，分 3 次服；2 歲以上 2～3 袋 / d，分 3 次服。

【注意】少數人可能產生輕度便秘。

【規格】散劑：3g（必奇）。

洛哌丁胺（氯苯哌酰胺，苯丁哌胺，腹瀉啶）
Loperamide

【應用】用於急性腹瀉和各種病因引起的慢性腹瀉。

【用法】po, 16～20mg / d，兒童 8～12mg / d，連續 5d。空腹或飯前半小時服用。

【注意】本品不宜在下列情況下使用：嚴重中毒或感染性腹瀉者、重症肝損害者、因用抗生素導致偽膜性大腸炎患者、腸梗阻、亞腸梗阻患者、小於 1 歲的嬰兒、發生胃脹氣和嚴重腹水的小兒及伴有發熱和便血的細菌性痢疾。

【規格】膠囊劑：2mg×6（易蒙停）。

雙八面體蒙脫石　Dioctahedral Smectite

【應用】用於成人及兒童急、慢性腹瀉以及食管炎、胃炎、結腸炎、功能性結腸病。

【用法】1 歲以下兒童：1 袋 / d，分 2 次使用；1～2 歲兒童：1 袋，qd～bid；兩歲以上幼兒：1 袋／次，bid～tid；成人 1 袋／次，tid。

【注意】治療急性腹瀉，應糾正脫水。

【規格】粉劑：3g×10（思密達，肯特令），30。

比沙可啶　Bisacodyl

【應用】急慢性便秘和習慣性便秘。

【用法】整片吞服 5～10mg / 次，qd。

【注意】服用時不得嚼碎或壓碎，服用前 2h 不得服用牛奶或抗酸劑，急腹症者禁用。

【規格】片劑：5mg × 8（便塞停）。

酚酞（非諾夫他林，果導）　Phenolphthalein

【應用】適用於習慣性、頑固性便秘。

【用法】睡前 po, 50～200mg／次，qd。

【注意】不宜與鹼性藥物如碳酸氫鈉、氧化鎂合用。嬰兒禁用，幼兒、孕婦慎用。

【規格】片劑：100mg × 100, 25。

甘油（丙三醇）　Glycerol（Glycerin）

【應用】潤滑並刺激腸壁，軟化大便，使之易於排出。

【用法】治療便秘：用栓劑，1 粒／次；亦可用 50％溶液灌腸。降眼壓和顱內壓：50％甘油 po, 200ml／次，qd。

【注意】空腹服用時不良反應明顯。

【規格】油狀液體栓劑：3g, 1.5g。

導腸粒　Agiolax

【應用】用於便秘，晚飯或早餐前服用。

【用法】1 次 1～2 匙，qd～bid。

【注意】不應嚼碎。

【規格】複方製劑：含卵葉車前草果殼、種子及番瀉果實。

蓖麻油　Oleumricini（Castoroie）

【應用】口服後刺激小腸，增加蠕動，促進排泄。

【用法】口服治療便秘，10～20ml／次。

【注意】忌與脂溶性驅蟲藥合用，孕婦禁用。

【規格】油狀液體。

胃腸舒膠囊（迪博，膽汁檳榔維 B₁）

【應用】用於便秘、腹腔炎症、腸粘連所致的腸梗阻，慢性腸麻痹以及腸胃功能紊亂。

【用法】1 次 1～4 粒，tid。

【注意】急性壞死性小腸炎，腸切除，消化道應激性潰瘍及急性胃擴張等禁用。

【規格】膠囊：0.4g × 20。

藥用炭　Medicinal Charcoal

【應用】用於腹瀉、胃脹、食物中毒。

【用法】1 日 2～3 次，每次 1.5～4g，飯前服。

【注意】不宜與維生素、抗生素、磺胺、生物鹼、乳酶生、激素、蛋白酶、胰酶等合用。

【規格】片劑：0.15g, 0.3g, 0.5g。

鹼式碳酸鉍（次碳酸鉍）　Bismuth Subcarbonate

【應用】用於腹瀉、慢性胃炎、胃及十二指腸潰瘍。

【用法】1 次 0.3～0.9g, tid，飯前服用。

【注意】腎功能不全者禁用。連續使用不得超過 7d。

【規格】片劑：0.3g。

複方樟腦酊　Compound Camphortincture（Paregoric）

【應用】用於較嚴重的非細菌性腹瀉。

【用法】2～5ml／次，tid。

【注意】有耐受性和成癮性。腹瀉早期和腹脹者不宜使用。

【規格】酊劑。

第六章　痔瘡藥

痔根斷　Circanetten-New

【應用】對瘙癢、灼痛有很好的療效，對血液循環疾病及靜脈曲張有明顯作用。

【用法】2片／次，tid，療程不宜少於14d。

【注意】孕婦及哺乳期婦女慎用，腸梗阻患者、脫肛患者禁用。

【規格】複方片劑：巴拉菲苯0.2g、芸香苷30mg、乾番瀉葉提取物75mg×80（強力痔根斷[進]）。

消脫痔-M

【應用】主治內痔、外痔、血痔、痔瘡潰爛、流膿出血、劇痛及一切頑痔。

【用法】3～4片／次，po, tid。

【規格】片劑：×50。

地奧司明　Diosmin

見循環系統。

第七章　微生態製劑

雙歧三聯活菌製劑　Bifid Triple Viable

【應用】用於腸菌群失調引起的腹瀉和腹脹。

【用法】po，2～3粒／次，bid～tid。

【注意】不宜與抗菌藥同用。

【規格】膠囊劑：210mg × 24。散劑：1g × 6（培菲康）。
片劑：201mg × 20。

地衣芽孢桿菌製劑　Licheiformobiogen

【應用】調整腸道菌群，促進有益菌的生長，拮抗致病菌
的致病作用。

【用法】用於細菌、真菌性急、慢性腹瀉和各種原因引起
的菌群失調。

【注意】不宜與抗菌藥物合用。

【規格】膠囊劑：0.25g × 6, 20（整腸生）。片劑：0.25g
× 6（和 × 20）。

乳酸桿菌製劑　Lacteol Fort

【應用】適用於新生兒至成人的急、慢性腹瀉。

【用法】po，2粒／次，bid～tid，兒童 1～2 粒／次，bid。

【規格】膠囊劑：（每粒含嗜乳酸桿菌 50 億個）×12。散
劑：每包 × 6（樂托爾）。

複方乳酸菌製劑（嬰幼兒複方乳酸菌健腸劑）

【應用】用於兒童腹瀉、腸道感染、腸黏膜損傷、便秘、
消化不良、腸道異常發酵。

【用法】1 袋／次，bid～qid。

【注意】沖服時水溫不得超過 40℃。

【規格】散劑：1g × 10（媽咪愛）。水劑：1g。

蠟狀芽孢桿菌製劑　Cere Biogen

【應用】用於急慢性腸炎、痢疾、腸功能紊亂及嬰幼兒腹

瀉等。

【用法】1～2g／次，tid。兒童酌減。

【注意】不宜與抗生素同用。

【規格】膠囊：0.2g×20（促菌生）。

雙歧桿菌製劑　Bifidobiogen

【應用】適用於多種原因引起的腸道菌群失調。

【用法】Po，1粒／次，bid。

【注意】不宜與抗生素同用。

【規格】膠囊劑：0.35g×20（回春生，定菌生，腸樂）。

宮入菌製劑

【應用】適用於急慢性腸道感染、偽膜性腸炎、潰瘍性腸炎及多種消化道功能紊亂。

【用法】片劑，1次40mg, tid。沖劑，兒童30 mg／次，1dqd～tid。

【注意】不宜與抗生素合用。

【規格】片劑：20mg×20（米雅）。沖劑：1g×6（米雅）。

第八章　肝膽疾病輔助用藥

一、治療肝昏迷藥

谷氨酸鈉　Sodium Glutamate（MSG）

【應用】可減輕肝昏迷症狀。亦可用於酸血症。可與抗癲癇藥合用治療癲癇小發作。

【用法】治療肝昏迷，11.5g, iv. drip，於1～4h內滴完，日

劑量不宜超過 23g。

【注意】治療期間注意電解質平衡，大劑量易導致嚴重鹼血症及低血鉀症。治療肝昏迷宜與谷氨酸鉀合用，二者比例為3：1 或 2：1，鉀低時為 2：2。

【規格】注射劑：5.75g / 20ml。

谷氨酸鉀　Potassium Glutamate

【應用】同谷氨酸鈉，對低鉀患者適用。

【用法】用於肝昏迷、酸血症，常與谷氨酸鈉合用，以維持電解質平衡。iv. drip，6.3g / 次。其餘同谷氨酸鈉。

【注意】注意防止高血鉀。其餘同谷氨酸鈉。

【規格】注射劑：6.3g / 20ml。

精氨酸　Arginine

【應用】降低血氨水平適用於忌鈉的肝昏迷患者，也適用於其他原因引起的血氨過高所致的精神病狀。

【用法】Iv. drip, 15～20g / 次。

【注意】其鹽酸鹽可能引起高氯性酸血症。腎功能不全者禁用。滴注速度不宜過快。

【規格】注射劑：5g / 20ml。

乳果糖（半乳糖苷果糖）　Lactulose

【應用】使糞便酸化，抑制腸道內細菌產氨，並阻止腸道吸收氨，用於肝昏迷，有緩瀉作用。

【用法】10～40ml / 次，bid～tid。

【注意】糖尿病患者慎用，對半乳糖不能耐受者禁用。

【規格】15ml × 6（杜秘克[進]）。

氨酪酸（r–氨基丁酸） Aminobutyric Acid （GABA）

【應用】降低血氨及促進大腦新陳代謝。

【用法】腦中風後遺症等：0.5～1.0g。肝昏迷：1～4g。

【注意】過敏者禁用。

【規格】注射劑：1g / 1ml。片劑：0.25g × 100。

谷氨酸 Glutamic Acid

【應用】降低及消除血氨，改善腦病症狀。

【用法】2～3g / 次，po, tid。

【注意】腎功能不全或無尿病人慎用。禁與鹼性藥物合用；與抗膽鹼藥合用減弱後者藥理作用。

【規格】片劑：0.3g ×100。

輔酶A Coenzyme A

【應用】主要用於白細胞減少症、原發性血小板減少性紫癜、功能性低熱等。

【用法】iv. drip：50～100u / 次，qd～bid or qod。im：50～100 單位／次，qd。一般以 7～14d 為 1 療程。

【注意】急性心肌梗塞病人禁用，複方製劑中含有胰島素時，不宜在空腹時使用。靜注要緩慢，否則易引起心悸，出汗等。

【規格】注射劑：50U, 100U, 200U（欣復能，億能）。

二、治療肝炎輔助用藥

聯苯雙酯 Bifendate

【應用】用於治療血清谷丙轉氨酶持續升高的慢性遷延性肝炎患者。

【用法】片劑：25mg／次，po, tid；滴丸：7.5～15mg／次，tid。

【規格】片劑：25mg。滴丸：1.5mg×250, 500。

門冬氨酸鉀鎂　Potassium Magnesium Aspartate
見循環系統。

門冬氨酸鳥氨酸　Ornithine Aspartate
【應用】促進肝細胞自身的修復和再生。
【用法】iv. drip：急性肝炎，1～2支／d。慢性肝炎或肝硬化，2～4支／d。不超過20支／d。
【注意】嚴重腎功能衰竭患者禁用。大量使用本品時，注意監測血及尿中的尿素指標。
【規格】注射劑：5g／10ml（雅博司）[進]，2.5g（瑞甘）。

促肝細胞生長素
Hepatocyte Growth Promoting Factors（PHGF）
【應用】促進肝細胞的再生，降低谷丙轉氨酶。用於重症肝炎、慢性活動性肝炎及肝硬化的綜合治療。
【用法】40mg／次，im, bid，必要時80～120mg／次，iv. drip，qd，1月為1療程。
【注意】可出現低熱。使用本品應以全身支持療法和綜合基礎治療為基礎。
【規格】注射劑：20mg, 30μg／2ml（威佳）。顆粒劑：5 g。

肝得健（易善復，多烯磷脂酰膽鹼）　Essentiale
【應用】用於各種原因引起的脂肪肝，急、慢性肝炎，以及

肝硬化、肝昏迷及繼發性肝功能失調。

【用法】嚴重病例：10ml／次，iv. drip, 20～40ml／d，2 週後 10ml／d, iv 並 2 粒／次，po, tid. 輕病症者：10ml／d, iv. drip 並 2 粒／次，po, tid。

【注意】iv 需緩慢，只能以病人靜脈血液 1：1 稀釋。

【規格】複方軟膠囊劑：×24。複方注射劑：5ml, 10ml。

療爾健　Hepadif

【應用】恢復損傷的肝臟功能和組織，促進肝細胞線粒體內游離脂肪酸正常代謝的作用。對毒性物質有很強去毒能力。用於急性、亞急性、慢性肝炎，脂肪肝、肝硬化及由藥物引起的肝中毒。

【用法】2 粒／次，po, bid～tid。

【規格】針劑：1g。

抗 B 肝轉移因子　Transfer Factor Against Hepatitis

【應用】用於 HBeAg 和 HBV～DNA 陽性的慢性 B 型肝炎患者。

【用法】im，1～2 支／次，qd，12 週為 1 療程。

【注意】孕婦、哺乳期婦女及嬰兒慎用。

【規格】注射劑：1 支含多肽≥1mg。

抗 B 肝免疫核糖核酸（抗 B 肝 iRNA）

【應用】用於治療 B 肝毒病攜帶者、慢性活動性肝炎、慢性遷延性肝炎及肝硬化等。

【用法】用氯化鈉注射液 1ml 溶解後，im or sc, 2～4mg／次，1 週 2～3 次。

核糖核酸　Ribonucleic Acid

【應用】用於肝炎及其他肝病的輔助治療。

【用法】im：6mg／次, qod。iv：3.0～5.0mg／次, qd or qod。

【規格】注射劑：6mg，10mg。

脫氧核苷酸鈉　Sodium Deoxyribonucleotide

【應用】用於急、慢性肝炎，白細胞減少症。

【用法】im：1 次 50～100mg, qd。iv. drip：1 次 50～150mg, qd, 2ml／min，30 天為 1 療程。

【注意】不要與其他注射液混用；如果治療期間粒細胞計數超過最低值後增強到 5000／mm^3（WBC 總數正常值：10000／mm^3）以上，應監測病情並停止給藥。

【規格】針劑：5mg／2ml。

水飛薊賓（水飛薊素，益肝靈）　Silibinin

【應用】用於慢性遷延性、慢性活動性肝炎，初期肝硬化、肝中毒等。

【用法】2 片／次，po, tid。

【規格】片劑：35mg×20（水林佳），70mg×2（利加隆，利肝素 70），140mg×10（利肝素 70）。

肝勃寧　Ganbonin

【應用】本品由當藥提取物和水飛薊素組成，其作用與用途與水飛薊素類似。

【用法】4 粒／次，po, tid。

【規格】膠囊劑：0.3g×80。

硫普羅寧　Tiopronin

【應用】恢復肝臟功能，用於慢性肝炎輔助治療。

【用法】100～200mg／次，po, tid，療程2～3月。

【注意】長期、大量服用罕見蛋白尿或腎病綜合症應停藥。

【規格】片劑：0.1g×12。針劑：0.1g（凱西萊）。

肝水解肽（肝樂寧）　Heparolysati

【應用】用於重症肝炎，急、慢性肝炎，肝硬化症，放射線引起的造血系統損害。

【用法】im：2～4ml／次，qd。iv：8～10 ml／次，qd, 10d為1療程。

【注意】對異性蛋白過敏者慎用。

【規格】注射劑：20mg／2ml（肝納英），50mg／5ml（康諾斯凱）。

苷力康

【應用】用於急、慢性遷延性肝炎，慢性活動性肝炎，肝中毒，早期肝硬化。

【用法】40～80ml／次，iv. drip, qd。

【注意】嚴重低血鉀症，高血鈉症，心力衰竭，腎功能衰竭患者忌用。

【規格】片劑：25mg×100（美能）。針劑：20ml（蘇苷）。

齊墩果酸　Oleanolic Acid

【應用】降低血清丙氨酸氨基轉移酶，促進肝細胞的再生，糾正蛋白代謝障礙。

【用法】用於病毒性、遷延性肝炎：po, 50mg／次，tid。用

於急性黃疸性肝炎：po, 30mg／次，tid。

【注意】不良反應少，停藥即可消失。

【規格】片劑：10mg×100。20mg×100。

葡醛內酯（肝泰樂，葡萄糖醛酸內酯）
Glucurolactone（Glucurone）

【應用】使肝糖原增加、肝脂肪儲存減少，除此還有解毒的作用。

【用法】po, 0.1～0.2g／次，tid；im or iv. drip, 0.1～0.2g／次，qd～bid。

【規格】片劑：50mg, 0.1g×100。注射劑：0.1g／2ml。

甘草酸二銨

【應用】具有較強抗炎、保護肝細胞及改善肝功能的作用。

【用法】iv. drip, 30ml／次，qd。

【注意】不良反應與甘草酸單銨類似。心、腎衰竭者及孕婦、新生兒、嬰幼兒不得使用。

【規格】注射劑：10ml〔甘利欣〕，150mg〔知甘保〕。片劑：50mg×24。

甘草酸單銨（強力寧，苷樂舒）　Potenline

【應用】能使血中γ～干擾素增加，減輕肝細胞壞死，促進病變肝細胞恢復。

【用法】iv. drip, 40～80ml／次，qd。

【注意】偶有血壓升高、低血鉀、高血鈉等不良反應。長期應用應進行監測。

【規格】注射劑：200ml，由甘草酸單銨，L-半胱氨酸、

甘氨酸組成，40mg / 20ml。

雙環醇　Bicyclol

【應用】用於治療慢性肝炎所致的氨基轉移酶升高。

【用法】25mg / 次，po，必要時可增至 50mg / 次，tid，最少服用 6 個月，應逐漸減量。

【注意】有肝功能失代償者如膽紅素明顯升高、低白蛋白血症、肝硬化腹水、食管靜脈曲張出血、肝性腦病及肝腎綜合徵慎用。

【規格】片劑：25mg × 18（百賽諾）。

甲硫氨酸　Methionine

【應用】用於肝硬變及脂肪肝等的輔助治療，也可用於對乙酰氨基酚中毒以及酒精和磺胺等藥物引起的肝損害。

【用法】1～2 片／次，po, tid。

【注意】可引起噁心、嘔吐及精神障礙。酸中毒、肝昏迷患者禁用。

【規格】片劑：0.25g × 24。

馬洛替酯　Malotilate Sustained

【應用】適用於慢性肝炎、肝硬化、晚期血吸蟲病肝損傷和肺結核併發的低蛋白血症。

【用法】2 片／次，po, bid。

【注意】血清氨基轉移酶或膽紅素明顯增高的肝病患者慎用。黃疸、肝腹水等患者禁用，小兒、孕婦、哺乳期婦女及對本品過敏者禁用。服藥後應定期進行肝功能檢查。

【規格】片劑：0.15g × 20（亞寶欣）。

泰 甘

【應用】用於急慢性肝炎、酒精性肝損傷及肝硬化的治療。

【用法】2～3 片／次，po, bid。

【注意】副反應有腹痛、胃部不適等消化道刺激症狀。

【規格】複方片劑：20mg × 36。

複方甘草酸單銨　Compound Ammonium Glycyrrhetate

【應用】用於急、慢性，遷延型肝炎引起的肝功能異常。

【用法】iv. drip or iv：20～80ml / 次，qd。im or sc：2～4ml / 次，小兒 2ml / 次，qd～bid。

【注意】嚴重低鉀血症、高鈉血症患者禁用。高血壓、心衰患者禁用。腎功能衰竭患者禁用。性狀發生改變時禁用。治療過程中，應定期檢測血壓、血清鉀、鈉濃度。

【規格】複方注射液：每 1ml 含甘草酸單銨 1.8～2.2mg、L- 鹽酸半胱氨酸 1.45～1.75mg、氨基乙酸為 18.0～22.0mg（苷暢，派力司）。

甘草甜素（強力新，強力寧，SNMC）　Potenline

【應用】用於急、慢性病毒性肝炎，中毒性肝炎，肝硬化，流行性出血熱等。

【用法】150mg / 次，po, bid。

【注意】長期大劑量應用應監測血鉀、血壓變化，口服易發生類似醛固酮增多症的臨床表現。

【規格】片劑：75mg × 30, 150mg。針劑：20ml（強力寧）。

茵梔黃

【應用】用於急慢性肝炎。

【用法】iv. drip：10～20ml／次，qd。im：2～4ml／次，qd。

【注意】無明顯毒副作用。如發現本品有結晶或固體析出，可用沸水溶解後使用。

【規格】複方注射劑：2ml／茵陳提取物 12mg，梔子提取物 6.4mg，黃芩甙 40mg。

舒肝寧

【應用】清熱解毒，利濕退黃，益氣扶正，保肝護肝。

【用法】iv. drip：10～20ml／次，qd。im：2～4ml／次，qd。

【注意】孕婦及過敏體質者慎用；注射前嚴密觀察藥液性狀，有渾濁、沉澱、絮狀物時，嚴禁使用。

【規格】注射劑：2ml, 10ml, 20ml。

當飛利肝寧

【應用】對急、慢性肝炎，特別是對急性黃疸性肝炎有顯著的療效，對 HBsAg 轉陰率為 30%。

【用法】4 粒／次，po, tid，20～30 日為 1 療程。慢性肝炎 2～3 個月為 1 療程。

【規格】膠囊劑：0.3g×80（肝勃寧）。

複方二氯醋酸二異丙胺

【應用】用於急慢性肝炎的輔助治療。

【用法】im or iv：20～40mg／次，qd～bid。iv. drip：40～80mg／次，qd～bid，20 天為 1 療程。

【注意】不良反應有頭痛，口渴，腹痛，牙齦腫脹等。過敏者禁用，妊娠及哺乳期婦女慎用。

【規格】注射劑：2ml／40mg（復甘）。

苦參素 Oxymatrine（Marine）

【應用】用於治療慢性 B 型病毒性肝炎，腫瘤病人放療、化療後升高白細胞和其他原因引起的白細胞減少症，過敏性皮膚病。

【用法】iv. drip：600mg/ 次 qd。po：200mg/ 次，tid～bid。

【注意】孕婦不宜使用，肝功能衰竭者及哺乳期婦女慎用。

【規格】膠囊劑：0.1g × 24（天晴復欣，新華參康）。注射液：600mg / 100ml, 200mg / 2ml（博爾泰力）。

苦參鹼（邁清）　Marine

【應用】用於治療慢性活動性肝炎、慢性遷延性肝炎。

【用法】150mg / 次，iv. drip, qd。

【注意】本品不可直接靜脈推注，以每分鐘不超過 60 滴為宜。孕婦不宜用。

【規格】針劑：50mg / 5ml（斯巴特康）。

苷　泰

【應用】用於治療慢性肝炎，重症肝炎，急性肝壞死和肝硬化。

【用法】40～80mg / 次（重症肝炎 80～120mg），iv. drip, 80～120min 滴完，qd，1 個月為 1 個療程。

【注意】不良反應有一過性低熱反應。開瓶後及時使用使用，凍乾粉、棕黃色忌用。

【規格】粉針劑：20mg（因必斯）。

腦蛋白水解物（注射用肝肽）　Cerebroprotein Hydrolysate

【應用】用於顱腦外傷、腦血管病後遺症伴有記憶減退及

注意力集中障礙的症狀改善。

【用法】sc：不超過 2ml。im：不超過 5ml。iv. drip：10ml／次，qd，約 60～120min 滴完，可連續使用 10～14d 為 1 療程。

【注意】禁用於癲癇持續狀態及嚴重腎功能不良者。孕婦禁用，哺乳期婦女慎用。

【規格】注射劑：2ml；5ml；10ml（思路博）。

三、利膽藥

肝膽能

【應用】用於整個膽管系統的急性、亞急性和慢性炎症以及各種阻斷肝臟膽汁分泌的疾病。

【用法】1～2 片／次，飯前 30min 口服，tid。

【注意】嚴重肝功能不良、膽管阻塞、膽囊氣腫及肝昏迷者禁用。腎功能不良者慎用。

【規格】複方片劑：對－甲基苯甲醇煙酸酯 37.5mg、5 α－萘乙酸 75.0mg × 20（加諾）。

苯丙醇（利膽醇）Phenylpropanol（Livonal, Felicur）

【應用】具有促進膽汁分泌、促進消化，增進食慾、排除結石、降低膽固醇的作用。

【用法】具有促進膽汁分泌、促進消化，增進食慾、排除結石、降低膽固醇的作用。

【注意】禁用於膽道完全阻塞者。

【規格】膠丸：0.1g × 100。

羥甲香豆素（利膽素，膽通）
Hymecromone（Cantabiline, Himecol）

【應用】具有解除膽道括約肌痙攣、增加膽汁分泌、加強膽囊收縮及鎮痛和抑菌等作用。

【用法】po，1 次 0.4g, tid，飯前服用。

【注意】肝功能不全或膽道梗阻患者禁用。

【規格】膠囊劑：0.1g × 100。（愛活膽通〔進〕）。

曲匹布通（舒膽通，三乙氧苯酰丙酸）
Trepibutone（Supacal）

【應用】鬆弛膽道平滑肌，具有解痙止痛作用。

【用法】1 次 1 片，tid，飯後服用。2〜4 週為 1 療程。

【注意】孕婦禁用。完全膽道梗阻及急性胰腺炎者慎用。

【規格】片劑：40mg × 50（膽靈）。

去氫膽酸（脫氫膽酸）　Dehydrocholic acid

【應用】可促進膽汁分泌，對脂肪消化吸收有促進作用。

【用法】用於膽道及膽囊功能失調、膽囊切除後綜合徵、膽囊炎及某些肝臟疾患。

【注意】膽道完全阻塞及嚴重肝、腎功能不良者禁用。

【規格】片劑：0.25g。注射劑：0.5g / 10ml, 2g / 10ml, 1g / 5 ml。

保膽健素（二羥基二丁醚）　Dyskinebyl

【應用】增加膽汁，引導膽汁排流，消除膽石，並可促進新陳代謝，化解血清過多膽固醇。

【用法】po，1 次 1〜2 粒，tid。

【注意】嚴重前列腺肥大及青光眼患者慎用。

【規格】膠囊劑：0.5g。

四、其 他

奧曲肽（人工合成生長抑制八肽） Octreotide

【應用】抑制生長激素、促甲狀腺素、胃腸道和胰內分泌激素的病理性過多分泌。

【用法】0.1mg／次，sc, 3～4 次／d；重症：0.1mg, iv，後為 0.5mg／次，iv. drip。

【注意】孕婦、哺乳期婦女和兒童禁用，腎、胰腺功能異常和膽石患者慎用。

【規格】注射劑：20mg（善龍），1ml：0.05mg（依普比善），1ml／0.1mg（善寧，依普比善），1ml／0.3mg（依普比善）。

生長抑素 Somatostatin

【應用】作用同奧曲肽。

【用法】慢速衝擊注射（3～5min）250μg 或以 250μg／h 的速度滴注。

【注意】本品應單獨給藥，過敏者及孕婦、哺乳期婦女禁用。本品可加重低血糖程度。

【規格】粉針劑：250μg（坎立寧，施它林），3mg（施它林），0.75mg（天興）。

柳氮磺吡啶 Sulfasalazine（SASP）

【應用】用於治療急、慢性潰瘍性結腸炎及節段性回腸炎。

【用法】0.5～1g／次，po, tid～qid，如需要可增量至 4～6g／d，好轉後減量為 1.5g／d，直至症狀消失。也可灌腸，2g／d。

【注意】可以影響精子的活動能力而導致不孕症。用藥期間應檢查血象。肝、腎病患者慎用。

【規格】片劑：0.25g × 40、60、100。栓劑：0.5g。

美沙拉秦（頗得思安，5- 氨基水楊酸）
Mesalazine（5-ASA）

【應用】對腸壁炎症有顯著的消炎作用，對發炎的腸壁結締組織效果尤佳。

【用法】po：1.0g / 次，qid。栓劑：1.0g / 次，1～2 次 / d。

【注意】肝、腎功能不全者慎用；兩歲以下的兒童不宜使用；孕婦及哺乳期婦女應慎用。宜整片吞服，不宜嚼碎或壓碎。

【規格】片劑：0.5g×10（艾迪莎）。栓劑：1.0g。

二甲矽油　Dimeticone

【應用】見用法。

【用法】消脹氣：0.1～0.2g / 次，tid，嚼碎服用。搶救急性肺水腫：使用氣霧劑，在吸氣時連續噴入或給氧時同時進行，直至泡沫減少、症狀改善。

【注意】氣霧劑應密閉，於涼暗處保存，溫度超過 42℃ 易脹裂。

【規格】片劑：含二甲矽油 25mg 或 50mg、氫氧化鋁 40mg 或 80mg。氣霧劑：18g，內含 0.15g 二甲矽油。散劑：含二甲矽油 6%。

維酶素

【應用】適用萎縮性胃炎、淺表性胃炎、食管上皮增生及預防其癌變。

【用法】0.8～1.0g / 次，po, tid。

【規格】片劑：0.2g × 100。

第九篇

主要作用於泌尿系統的藥物

第一章　利尿藥

一、高效利尿藥

呋塞米（速尿，呋喃苯胺酸）　Furosemide

【應用】治療心、肝、腎等病變引起的各類水腫、腎功衰和高鈣血症。

【用法】po：20mg, d，或 40mg, qod，最大劑量可達 600mg / d。im or iv：20～40mg, qd。

【注意】不良反應有口渴、心律失常、肌肉酸痛等症狀。

【規格】片劑：20mg × 100。注射劑：20mg / 2ml。

布美他尼（丁苯氧酸，丁尿胺）　Bumetanide

【應用】用於各種頑固性水腫及急性肺水腫，對急、慢性腎衰竭患者尤為適宜。

【用法】po：0.5～1mg, qd～tid。iv：0.5～1mg。

【注意】不良反應有低鹽綜合徵、低氯血症、低鉀血症、高尿酸血症和高血糖等。可使血鈣升高，加強降壓藥的作用。嚴重肝功能不全、糖尿病、痛風患者及小兒慎用，孕婦禁用。

【規格】片劑：1mg。注射劑：0.5mg / 2ml。

二、中效利尿藥

氫氯噻嗪（雙氫克尿塞）　Hydrochlorothiazide（DHCT）

【應用】治療水腫、高血壓、尿崩症和肝硬化腹水。

【用法】成人 25～100mg / d, po，分 1～3 次服用。兒童 2 mg /（kg・d），分 2 次給藥或隔日治療，或每週連服 3～5d。

【注意】長期服用可致低鈉血症、低氯血症和低鉀血症性鹼血症。服藥期間，應定期檢查血液、電解質含量。肝腎功能減退者和痛風、糖尿病患者慎用。

【規格】片劑：10mg, 25mg × 100, 50mg。

三、低效利尿藥

乙醯唑胺（醋唑磺胺，醋氮醯胺）　Acetazolamide

【應用】本品抑制腎小管上皮細胞中的碳酸酐酶而產生利尿作用，排出鹼性尿。

【用法】治療心臟性水腫：0.25～0.5g / 次，qd，早餐後服用藥效最佳。治療青光眼和腦水腫：0.25g / 次，bid～tid。治療消化性潰瘍：0.5g / 次，tid，3 週為 1 療程。

【注意】常見不良反應有困倦、面部和四肢麻木感。長期用法需同時加服鉀鹽，以防血鉀過低。

【規格】片劑：0.25g。

第二章　脱水藥

甘露醇　Mannitol

【應用】適用於治療腦水腫及青光眼，大面積燒傷、燙傷引起的水腫等。

【用法】1～4.5g /kg / 次，iv. drip，滴速為 10ml / min。

【注意】本品注射過快可致一過性頭痛、眩暈、視力模糊等。注射時不可漏出血管。心功能不全患者慎用。進行性腎衰竭、肺水腫和活動性腦出血病人和孕婦禁用。

【規格】注射劑：50g / 250ml。

複方鹽酸阿米洛利（武都力）

【應用】適用於心力衰竭，肝硬化等病引起的水腫及腹水，以及高血壓病等。

【用法】1～2 片，po, qd～bid。

【注意】偶有口乾、噁心、腹脹、頭昏、胸悶等不良反應。高血鉀症禁用，嚴重腎功能減退慎用。

【規格】複方片劑：含鹽酸阿米洛利 2.5 m g，氫氯噻嗪25 mg × 24（武都力）。

第三章　治療尿崩症藥

鞣酸加壓素（長效尿崩停）　Vasopressin Tannate

【應用】為鞣酸加壓素的油制注射液，適於長期用藥者。治療尿崩症。

【用法】0.3ml / 次，im（深部），可維持 2～6d，注射 1ml

可維持 10d 左右。

【注意】需將本品搖勻後再注射。劑量多少視病情而定，耐受性低的病人不可多用，以免產生反應；耐受量高者，可注射 1ml。冠狀動脈疾病、動脈硬化、心力衰竭者及孕婦禁用。

【規格】注射劑：100mg / 5ml。

第四章　治療前列腺增生藥

酚苄明

見循環系統。

非那雄胺（非那甾胺，非那利得）　Finasteride

【應用】本品能抑制 5α 還原酶，使血中和前列腺內的雙氫睾酮濃度明顯降低而發揮作用。治療良性前列腺增生。

【用法】5mg / 次，po, qd，6 個月為 1 療程。

【注意】常見不良反應有性功能不良、乳房增大和壓痛以及過敏反應等。不適用於婦女、兒童。對本品過敏者禁用。患者之伴侶懷孕或可能懷孕時，患者須避免其伴侶接觸其精液或停止服用本品。

【應用】片劑：5mg × 10（藍樂，保列治[合]）。

奧昔布寧（尿多靈，氯化羥丁寧）　Oxybutynin

【應用】可直接作用於膀胱平滑肌，減少不自主的膀胱收縮，並增加膀胱的容量，改善逼尿肌功能，從而緩解尿急、尿頻、尿 失禁。

【用法】5mg / 次，po, qid。

【規格】片劑：5mg × 10（依靜）。

舍尼通（普適泰） Cernilton

【應用】本品能抑制前列腺增生。用於治療良性前列腺增生，慢性、非細菌性前列腺炎，前列腺疼痛。

【用法】1片／次，po, bid，6個月治療可以收到最佳療效。

【注意】婦女、兒童禁用。

【規格】複方片劑：水溶性花粉提取物 P570mg、脂溶性花粉提取物 EA104mg × 14。

坦索羅辛 Tamsulosin

【應用】選擇性地阻斷前列腺中的 α_1 腎上腺素受體，鬆馳前列腺平滑肌，用於前列腺增生症引起的排尿障礙。

【用法】0.2mg, po, pc, qd。

【注意】對本藥過敏者禁用。

【規格】緩釋膠囊：0.2mg × 10（哈樂[合]）。

保前列（西發通）

【應用】治療各類前列腺炎，良性前列腺增生，膀胱炎等。

【用法】急症期時，0.5g／次，po, qid；緩解期時，0.25g／次，tid。

【注意】治療期間生活應規律，避免食用辛辣及易過敏的食物。

【規格】複方片劑：0.25g（鋸葉棕果提取物 1.25mg，一枝黃花提取物 3.75mg，七葉樹種子提取物 6.25mg）×20。

非洲臀果木提取物（通尿靈） Pygeum Africanum

【應用】本品能有效地抑制成纖維細胞的增生，同時能抑制膀胱壁纖維化，改善膀胱壁彈性，對膀胱組織具有保護作用。

【用法】50mg／次，po, ac, bid，6 週為一療程。

【注意】常見不良反應為胃腸道反應，如噁心、便秘、腹瀉。

【規格】膠囊劑：50mg × 10（太得恩[進]）。

愛普列特　Epristeride

【應用】本品由抑制睪酮轉化為雙氫睪酮而降低前列腺腺體內雙氫睪酮的含量，導致增生的前列腺體萎縮。適用於治療良性前列腺增生症。

【用法】5mg／次，po, bid，療程 4 個月。

【注意】可見噁心、食慾減退、腹脹、腹瀉、口乾、頭昏、失眠、全身乏力、皮疹、性慾下降、勃起功能障礙、射精量下降、耳鳴、耳塞、髖部痛等。

【規格】片劑：5mg。

阿夫唑嗪　Alfuzosin

【應用】本品選擇性阻斷膀胱頸、前列腺腺體平滑肌 α_1 受體，降低平滑肌張力，減少下尿路阻力，改善排尿障礙。用於前列腺肥大的治療。

【用法】10mg／次，po, pc, qd。

【注意】不良反應包括噁心、胃痛、皮疹、瘙癢等。對本品過敏者和有體位性低血壓病史的病人禁用。

【規格】片劑：2.5mg×30（維平），5mg×14（桑塔[合]）。

多沙唑嗪　Doxazosin Mesylate

見循環系統。

第五章　泌尿道平滑肌解痙藥

黃酮哌酯（泌尿靈）　Flavoxate

【應用】選擇性地解除泌尿生殖道平滑肌痙攣，使肌肉鬆弛。用於膀胱炎、前列腺炎、尿失禁等。

【用法】0.2g / 次，po, tid～qid。

【注意】有噁心、嘔吐，眼壓增高，排尿困難，心悸等不良反應。胃腸道出血及阻塞性尿道炎禁用。

【規格】片劑：0.2g × 18、30（津源靈，舒爾達）。

托特羅定　Tolterodine

【應用】為競爭性 M 膽鹼受體阻滯劑。用於因膀胱過度興奮引起的尿頻、尿急或緊迫性尿失禁症狀的治療。

【用法】初始劑量為 2mg / 次，po, bid。之後可下調到 1mg / 次，bid。

【注意】重症肌無力患者、嚴重的潰瘍性結腸炎患者、中毒性巨結腸患者禁用。孕婦慎用；哺乳期婦女服用本品應停止哺乳；不推薦兒童使用本品。

【規格】片劑：2mg × 30（寧通）。

曲司氯銨　Trospium

【應用】為 M 受體阻滯藥。用於尿頻、夜尿症及非激素或器質病變所致的膀胱功能紊亂。

【用法】20mg / 次，po, bid。

【注意】常見不良反應有口乾、消化不良和便秘等症狀。尿瀦留、閉角型青光眼、心動過速、重症肌無力、毒性巨結腸

患者禁用。肝、腎功能不全患者慎用。

　　【規格】片劑：20mg × 20（順睦利〔進〕）。

第六章　排石藥及其他

枸櫞酸氫鉀鈉　Potassium Sodium Hydrogen Citrate

　　【作用】用於溶解尿酸結石和防止新結石的形成。

　　【用法】早晨、中午各 4g，晚上 8g，po, pc。

　　【注意】急性或慢性腎衰竭病人禁用；嚴重的酸－鹼平衡失調或慢性泌尿道尿素分解菌感染者禁用。

　　【規格】顆粒劑：97.1g / 100g（友來特〔進〕）。

他達拉菲　Tadalafil

　　【應用】治療男性勃起功能障礙。需要性刺激以使本品生效。

　　【用法】po：推薦劑量為 10mg，在進行性生活之前服用，不受進食的影響。最大服藥頻率為 qd。

　　【注意】常見不良反應：頭痛和消化不良，禁用於：具有半乳糖不耐受的遺傳性問題的患者，或者半乳糖分解，酵素缺乏的患者，或者葡萄糖－半乳糖吸收不良的患者。

　　【規格】片劑：20mg（希愛力〔進〕）。

第十篇

主要作用於生殖系統的藥物

第一章　子宮收縮藥及引產藥

垂體後葉素　Pituitrin

【應用】含催產素和加壓素。加壓素有抗利尿和升壓作用，小劑量催產素可增強子宮收縮，大劑量能壓迫子宮肌層內血管而起止血作用。

【用法】5～10U／次，im，極量為 20U。

【注意】高血壓、冠狀動脈疾病、心力衰竭、肺源性心臟病患者忌用，產婦慎用。胎位不正、骨盆過狹、產道阻礙等忌用本品引產。

【規格】注射劑：5U／ml, 10U／ml。

縮宮素（催產素）　Oxytocin（Pitocin）

【應用】含有催產素。

【用法】引產或催產：iv. drip, 2.5～5 U／次，緩慢靜滴（10～30 滴／min，開始時更須慢滴）。防治產後出血：im，5～10 U／次，或 5～10 U 加於 5%葡萄糖液中靜滴。子宮出血：im, 5～10 U／次，肌內注射極量，1 次 20U。

【注意】心臟病、有剖腹產史、子宮肌瘤剔除術史及臀位產者慎用。三胎以上的經產婦禁用，橫位、骨盆過狹、產道受阻、明顯頭盆不稱產者禁用。

【規格】注射劑：2.5U / 0.5ml, 5U / ml, 10U / ml。

麥角新鹼　Ergometrine

【應用】收縮子宮平滑肌，用於治療子宮出血。

【用法】iv or im：0.2～0.5mg/ 次。po：0.2～0.5mg, qd～bid。

【注意】妊娠高血壓綜合徵、高血壓及冠心病者禁用，胎兒及胎盤未娩出前禁用。

【規格】注射劑：0.2mg/ 1ml, 0.5mg/ 1ml。片劑：0.2mg, 0.5mg。

卡貝縮宮素　Carbetocin

【應用】用於選擇性硬膜外或腰麻下剖腹產術後，以預防子宮收縮乏力和產後出血。

【用法】0.1mg, iv。

【注意】妊娠期及嬰兒娩出前不能給予本品，對催產素及本品過敏者禁用。冠狀動脈患者慎用。

【規格】注射劑：1ml / 0.1mg（巧特欣）。

卡前列甲酯

【應用】預防和治療孕產婦產後出血；終止早、中期妊娠；軟化擴張宮頸。

【用法】將 1mg 卡孕栓於胎兒娩出後用手指送入肛門，深度不小於 4 公分。

【注意】前置胎盤及宮外孕、急性盆腔感染、胃潰瘍及嚴

重過敏體質、哮喘、青光眼及心血管疾病者 禁用。糖尿病、高血壓及肝、腎功能不全者慎用。

【規格】栓劑：1mg、0.5mg（卡孕栓）。

第二章　抗早產藥

烯丙雌醇　Allylestrenol

【應用】口服保胎藥。

【用法】先兆流產：5mg／次，po, tid，服5～7d。習慣性流產：5～10mg／d。先兆早產：5～20mg／d。

【注意】禁用於嚴重肝功能障礙，Dubin～Johson 和 Rotor 綜合徵，以及既往有妊娠疱疹或妊娠毒血症患者。

【規格】片劑：5mg×20（多力瑪〔進〕）。

溴隱亭（麥亭，溴麥角環胺）　Bromocriptine

見中樞神經系統。

益母草

【應用】活血調經。用於月經量少，產後腹痛。

【用法】im：20～40mg／次，1～2次／d。宮頸、宮壁注射：每次40mg。婦產科大出血：im，160～240mg。

【注意】胎盤未排出前及孕婦禁用。忌食生冷食物。氣血兩虛引起的月經量少，色淡質稀，伴有頭暈心悸，疲乏無力等不宜選用本藥。

【規格】注射液：20mg／ml。片劑：0.5g（相當於益母草1.67g）。

潔爾陰

【應用】清熱燥濕，殺蟲止癢。主治婦女濕熱帶下。

【用法】外陰、陰道炎：用 10%濃度洗液擦洗外陰，用沖洗器將 10%的潔爾陰洗液送至陰道深部沖洗陰道，1 次 / d, 7d 為 1 療程；接觸性皮炎、濕疹：用 3%濃度洗液濕敷患處，皮損輕者 2～3 次 / d，每次 30～60min，無潰破者，可直接用原液塗擦，3～4 次 / d；7d 為 1 療程。體股癬：用 50%濃度洗液塗擦患處，3 次 / d，21d 為 1 療程。

【注意】經期、孕期婦女禁用。本品為外用藥，禁止內服。忌食辛辣食物。切勿接觸眼睛、口腔等黏膜處。皮膚破潰處禁用。治療期間忌房事，配偶如有感染應同時治療。

【規格】洗劑：60ml、120ml、220ml。

聚甲酚磺醛（磺醛，益寶療）　Policresulen

【應用】參見用法。

【用法】宮頸糜爛：1：80～1：100 稀釋的濃縮液行陰道沖洗，通常 1～2 次／週。隔日上陰道栓劑 1 枚。尖銳濕疣：將浸有濃縮液的棉片直接貼於疣體，一般 5～10min，到疣體變白。最後應在根部加壓塗擦，qd。陰道炎：隔日上栓劑 1 枚，置於陰道深部。用前先用 1：80～1：100 稀釋的濃縮液沖洗陰道。外科與皮膚科：為了終止傷口出血，可將浸有濃縮液的紗布塊壓在出血部位 1～2min，止血後最好擦幹殘留藥液。口腔黏膜與牙齦的消炎：在使用本藥濃縮液治療後必須徹底漱口。

【注意】本藥會加速傷口的癒合過程，注意防止本藥與眼部接觸。本藥只能局部應用。

【規格】陰道栓劑：90mg（愛寶療）。濃縮液：360mg /g（愛寶療）。

博性康藥膜

【應用】用於帶下病。

【用法】2片／次，bid，從層紙中取出藥膜揉成鬆軟小團，用食指或中指推入陰道深處。

【注意】月經期間忌用。

【規格】複方膜劑：5cm × 7cm。

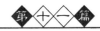

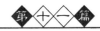

第一章　抗貧血藥

硫酸亞鐵　Ferrous Sulfate

【應用】補鐵藥。用於慢性失血、營養不良、妊娠貧血、鉤蟲病、兒童發育期偏食引起的貧血。

【用法】成人 0.3g, po, tid；小兒 0.1～0.3g, tid, pc。

【注意】大量口服可致急性中毒。濫用可致鐵肝。

【規格】片劑：0.3g × 100。緩釋片：0.25g。

葉酸（維生素 M，維生素 Bc）
Folic Acid（vitamin M, vitamin Bc）

【應用】在人體內被還原為四氫葉酸，參與氨基酸及核酸的合成，並與維生素 B_{12} 共同促進紅細胞的生成和成熟。用於葉酸缺乏性巨幼紅細胞性貧血。

【用法】成人：5～10mg, po, tid。直至血象恢復正常。兒童：5mg, tid。預防用：0.4mg, qd。成人，10～20mg, im。

【注意】大劑量葉酸能拮抗抗癲藥物的作用。用藥時應同時補充鐵，並補充蛋白質及其他 B 群維生素。不宜與維生素

B_1、B_2、C 合用。

【規格】片劑：$0.4mg \times 31$（斯利安），5mg。注射劑：15 mg／ml。

維生素 B_{12}（氰鈷胺） Vitamin B_{12}

【應用】參與體內甲基轉換和葉酸代謝以及三羧酸循環。主要用於治療惡性貧血，亦可用於治療各種巨幼紅細胞性貧血。

【用法】成人 0.25～0.5mg, po, tid。im：0.025～0.1mg／d 或隔日 0.05～0.2mg。

【注意】可致過敏反應，甚至過敏休克，不宜濫用。惡性貧血、胃黏膜萎縮、缺乏內因子者宜肌注，不宜口服。

【規格】片劑：0.25mg、0.5mg×100。注射劑：0.05mg／ml, 0.1mg／ml, 0.25mg／ml, 0.5mg／ml, 1mg／ml。

紅細胞生成素（促紅細胞生成素，重組人紅細胞生成素） Erythropoietin

【應用】使紅細胞數及血紅蛋白含量增多，並能穩定紅細胞膜，提高其抗氧化酶功能。用於慢性腎衰性貧血。

【用法】iv 或 sc，劑量應個體化，一般開始劑量為 50～150 U／kg，1 週 3 次。

【注意】高血壓失控者、孕婦、鉛中毒者禁用。用藥期間應嚴格監測血壓、血栓情況及血清鐵含量。

【規格】注射劑：2000U／ml, 3000U／ml（利血寶）[進]，4000 U／ml（益比奧），6000U／ml（利血寶）[進]，1 萬 U／ml（益比奧）。

琥珀酸亞鐵 Ferrous Succinate

【應用】同硫酸亞鐵，生物利用度高，無鐵銹味。

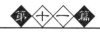

【用法】同硫酸亞鐵。0.1～0.2g, po, tid, pc。

【注意】同硫酸亞鐵。

【規格】片劑：0.1g×20（速力菲）。

亞葉酸鈣（甲醯四氫葉酸鈣，甲葉鈣）
Calcium Folinate（CF）

【應用】與葉酸相似，用作葉酸拮抗劑的解毒劑。用作解毒劑及治療巨幼紅細胞性貧血和白細胞減少症。

【用法】抗葉酸代謝中毒：1mg, im, qd。白細胞減少症：3～6mg, qd。抗葉酸代謝重度中毒：iv, 75mg 於 12h 內滴注完畢，隨後改為 im。

【規格】注射用凍乾粉針劑：3mg, 5mg, 15mg（福能），100 mg。

腺苷鈷胺（輔酶維生素 B_{12}）　Cobamamide

【應用】為體內維生素 B_{12} 的兩種活性輔酶形式之一，是細胞生長繁殖和維持神經系統髓鞘完整所必需物質。可直接吸收利用，活性強，與組織細胞親和力強，排泄較慢。用於巨幼紅細胞性貧血、營養不良性貧血、妊娠期貧血。也可用於神經性疾患及白細胞減少症。

【用法】成人 0.5～1.5mg, po, tid。im：0.5～1mg / d。

【注意】如出現出疹等症狀，中止給藥。

【規格】片劑：0.25mg×100, 0.5mg×20（彌可保[合]，怡神保）。膠囊劑：0.5mg×30（泛敏補[合]）。注射劑：0.5 mg / ml（千安倍，福欣康林，彌可保[合]）。

硫酸亞鐵 – 維生素 C、B 群複合物

【應用】同硫酸亞鐵。用於吸收能力差或需增加複合維生

素 B、C 的患者。

【用法】成人 1 片／次，po, qd。

【注意】有輕度胃腸不適反應；服藥期間忌濃茶及含鞣酸的食物。

【規格】異型片：每片含硫酸亞鐵 0.525g×7（福乃得，維鐵控釋片）。

力蜚能　Niferex

【應用】同硫酸亞鐵，更易吸收，對造血功能有很好效果。

【用法】同硫酸亞鐵。成人 0.15～0.3g / d, po。

【注意】血色素沉著症及含鐵血黃素沉著症患者禁用。

【規格】膠囊劑：0.15g × 10（力蜚能〔進〕）。

第二章　促凝血藥

抑肽酶（抑胰肽酶）　Aprotinin

【應用】用於治療急性胰腺炎和纖維蛋白溶解亢進所致的出血。

【用法】急性胰腺炎：首次 50 萬 KU（克氏單位），iv，以後 20 萬 KU, iv, q4h。纖維蛋白溶解亢進出血：首次 50 萬 KU, iv，以後 5 萬 KU / h, iv。

【注意】過敏體質者用藥前應作皮內試驗。

【規格】注射劑：5 萬 KU / 5ml, 10 萬 KU / 5ml, 112 單位（壹枚泰）。

甲萘氫醌（維生素 K_4，乙醯甲萘醌）　Menadiol

【應用】同維生素 K_3。

【用法】同維生素 K_3。2～4mg, po, tid。
【規格】片劑：2mg、4mg × 100。

凝血酶　Thrombin

【應用】促進纖維蛋白原轉化為纖維蛋白，加速血液凝固。
【用法】局部止血：乾燥粉末或溶液（50～250U / ml）灑或噴霧於創傷表面。消化道出血：溶液（10～100U / ml），po或局部灌注。
【注意】嚴禁注射；不得與酸鹼、重金屬配伍；需直接與創面接觸；臨用時新鮮配製；若過敏應立即停藥。
【規格】粉劑：200U, 500U, 1000U, 2000U, 5000U，1 萬 U。

維生素 K_1　Vitamin K_1

【應用】同維生素 K_3，作用較迅速。本品為脂溶性，膽汁缺乏時吸收不良。
【用法】同維生素 K_3。10mg / 次，im 或 iv, qd～bid。
【注意】靜注應緩慢；用後可出現面部潮紅、出汗、胸悶；新生兒用後可出現高膽紅素血症。
【規格】注射劑：10mg / ml。

氨甲環酸（止血環酸，凝血酸）　Tranexamic Acid

【應用】同氨基己酸，為抗纖維蛋白溶解劑。用於各種出血性疾病，手術時異常出血。
【用法】0.25g, po, tid～qid。0.25～1.0g, iv, bid～tid。
【注意】同氨基己酸。
【規格】片劑：0.125g, 0.25g × 30。注射劑：0.1g / 2ml, 0.25g / 5ml（血速寧），0.5g（百瑞），10ml / 1g（森平）。

魚精蛋白　Protamine

【應用】與肝素結合，使其失去抗凝作用。用於肝素過量及體內肝素樣物質過多所致的出血或自發性出血。

【用法】iv，用量與所用肝素相當。抗自發性出血：5～8 mg /（kg・），iv，分 2 次使用，q5～6h。

【注意】注射應緩慢；不可過量使用。

【規格】注射劑：50mg / 5ml, 100mg / 10ml。

氨基己酸（6- 氨基己酸，ε - 氨基己酸）
Aminocaproic Acid

【應用】抑制纖維蛋白的溶解而止血。

【用法】用於纖維蛋白溶解功能亢進的出血。成人 2g，小兒0.1g / kg, po, tid～qid。iv 初用量為 4～6g，維持量為 1g / h, 1d 量不超過 20g。可連用 3～4d。

【注意】泌尿道手術後及血尿病人、有血栓形成傾向和過去有栓塞性血管疾病患者慎用。本品須持續給藥。在手術時不能阻止小動脈出血。

【規格】片劑：0.5g × 100。注射劑：1g / 10ml, 2g / 10ml。

氨甲苯酸（止血芳酸，對羧基苄胺，抗血纖溶芳酸）
Aminomethylbenzoic Acid

【應用】同氨基己酸，有抗纖溶作用。用於纖維蛋白溶解過程亢進所致出血。

【用法】0.25～0.5g, po, tid。0.1～0.3g, iv, 1d 最大用量 0.6 g，兒童 1 次 0.1g。

【注意】有血栓形成傾向或有血栓栓塞病史者及腎功能不全者禁用。

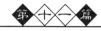

【規格】片劑：0.125g, 0.25g。注射劑：50mg / 5ml，0.1g / 10ml。

酚磺乙胺（止血敏，止血定） Etamsylate

【應用】預防和治療手術出血過多、血小板減少性紫癜或過敏性紫癜及其他原因引起的出血。

【用法】成人 0.5～1g，兒童 10mg / kg, po, tid。im 或 iv：成人0.25～0.75g / 次，bid～tid。預防出血時提前 15～30min 使用，必要時 2h 後再注射 0.25g。

【注意】禁與氨基酸、碳酸氫鈉配伍；右旋糖酐應在本品後使用。有血栓形成史者慎用。

【規格】片劑：0.25g, 0.5g。注射劑：0.25g / 2ml，0.5g / 2 ml, 0.5g / 5ml, 1.0g / 5ml。

立止血 Reptilase

【應用】用於治療和防止多種原因的出血。

【用法】急性出血，靜注 1 次 2KU。非急性出血或防止出血時，肌內或 sc，1 次 1～2KU，1 日總量不超過 8KU。

【注意】與維生素 K 合用治療新生兒出血。彌散性血管內凝血（DIC）導致的出血和有血栓病史者禁用。

【規格】粉針劑：1KU[進]。

亞硫酸氫鈉甲萘醌（維生素 K₃）
Menadione Sodium Bisulfite

【應用】用於凝血酶原過低症及維生素 K 缺乏症所致的出血。

【用法】成人 2～4mg, po, 6～20mg / d。2～4mg, im, bid。

防止新生兒出血:孕婦在產前 1 週 2〜4mg / d,治療膽絞痛: 8〜16mg, im。解救「敵鼠鈉」中毒:宜用較大劑量。

【注意】較大劑量可致新生兒及早產兒溶血性貧血、高膽紅 素血症及黃疸,可誘發紅細胞 6- 磷酸脫氫酶缺乏症者患急性溶 血性貧血。可致肝損害,肝功能減退者慎用。不宜採用 iv 方 式。禁與苯巴比妥合用。

【規格】片劑:2mg。注射劑:2mg / ml, 4mg / 2ml。

凍乾人纖維蛋白原　Human Fibrinogen Lyophilized

【應用】增加血纖維蛋白原的濃度,使其在凝血酶的作用下 轉變為不溶性的纖維蛋白。用於彌散性血管內凝血(DIC)的 繼發性出血、產後大出血、外傷或內臟出血。

【用法】3〜4.5g / d, iv。

【注意】緩慢靜注,以防止發生血栓。

【規格】粉針劑:0.5g(法布萊士)[進]。

吸收性明膠海綿　Absorbable Gelatin Spong

【應用】對創面滲血有止血作用。

【用法】局部貼敷用於創傷止血,4〜6 週內完全吸收。

【注意】禁用於眼科、耳科手術,以免與玻璃體或內耳液 接觸。

二乙醯氨乙酸乙二胺　Ethylenediamine

【應用】止血藥。預防和治療各種原因出血。

【用法】0.2g / 次, im, qd or bid。0.2〜0.4g, iv, qd or bid。對 黏膜出血,可採用注射液進行局部壓迫外用。

【注意】一般無副反應。個別可能出現的副反應有頭昏、

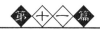

心率減慢、乏力、皮膚麻木、發熱感等。

【規格】注射劑：0.2g / 2ml（迅刻，立止可，速止），0.2g / 100ml（奈安），0.6g / 100ml（君怡）。

人凝血酶原複合物【因子 II、VII、IX、X】
Human Prothrombin Complex

【應用】止血藥。預防和治療因凝血因數 II、VII、IX、X 缺乏所致的出血以及手術前預防出血。

【用法】100U / kg, iv, q8～12h。

【注意】反覆使用可產生因數IX的抗體。應用於肝病時易發生凝血功能紊亂。

【規格】200U, 300U, 400U（康舒寧）。

凍乾人凝血因子VIII
Lyophilized Human Coagulation Factor VIII

【應用】主要用於防治甲型血友病和獲得性凝血因數VIII缺乏所致的出血症狀及這類病人的手術出血治療。

【用法】靜脈輸注，用量必須參照體重。

【注意】心臟病患者慎用。大量輸入有出現過敏反應及溶血反應及肺水腫的可能。

【規格】300U, 400U（康斯平）。

蛇毒血凝酶　Hemocoagulase For Injection

【應用】本品可用於需減少流血或止血的各種醫療情況。

【用法】一般出血：成人 1～2KU；兒童 0.3～0.5KU。

【注意】有血栓病史者禁用。DIC 及血液病所致的出血不宜使用本品。

【規格】注射劑：1KU（巴曲亭）；1KU（邦亭）。

第三章 抗凝血藥及溶栓藥

一、抗凝血藥

肝素 Heparin

【應用】啟動抗凝血酶Ⅲ，抑制凝血酶原變為凝血酶。治療各種原因引起的彌散性血管內凝血（DIC），還可用於其他體內外抗凝血。

【用法】成人首劑5000U, iv，總量為2.5萬U／d。5000～1萬U，深部im。

【注意】過量可有自發性出血傾向。出血性體質、凝血延遲的各種疾病、嚴重肝病及重度高血壓者禁用，孕產婦慎用。

【規格】注射劑：1000U／2ml, 5000U／2ml, 1.25萬U／2ml。

低分子肝素鈉 Low-molecular-weight Heparin Sodium

【應用】主要用於血液透析時預防血凝塊形成，也可用於預防深部靜脈血栓形成。

【用法】用量參見各說明書。

【注意】急性細菌性心內膜炎，血小板減少症，事故性腦血管出血禁用。不能用於肌注。

【規格】注射劑：40mg／0.4ml（克賽[進]）；0.5ml：2500AxaU（齊徵）；1ml：5000AxaU（齊徵），4.25KU（希弗全），5KU（尤尼舒）。

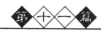

枸櫞酸鈉（檸檬酸鈉） Sodium Citrate

【應用】主要用於體外抗凝血。

【用法】輸血時，每 100ml 血中加本品注射液 10ml。

【注意】為防止低鈣血症，應適量注射鈣製劑。新生兒慎用本品。

【規格】注射劑：2.35％～2.65％。

那屈肝素鈣（低分子肝素） Nadroparin Calcium

【應用】預防和治療血栓栓塞性疾病。

【用法】450AxaU / kg, sc, bid。

【注意】不能肌注。血友病、紫癜、顱內出血者禁用；胃及十二指腸潰瘍、中風、嚴重肝腎疾患、視網膜血管性病變、流產危險性者慎用。

【規格】注射劑：5KU（速避凝[進]，法安明[進]），7.5 KU，1 萬 U，1.5 萬 U，2 萬 U，2.5 萬 U。

阿加曲班 Argatroban

【應用】用於對慢性動脈閉塞症患者的四肢潰瘍、靜息痛及冷感等的改善。主要用於體外抗凝血。

【用法】成人 10mg, bid。輸血時，每 100ml 血中加本品注射液 10ml。

【注意】用藥療程在 4 週以內。出血性、腦栓塞患者禁用。嚴重肝功能障礙患者慎用。

【規格】注射劑：10mg / 20ml（諾保思泰）。

華法林（苄丙酮香豆素） Warfarin

【應用】為防治血栓栓塞性疾病和心肌梗塞輔助用藥。

【用法】成人第 1d5～20mg，次日起 2.5～7.5mg／d, po。

【注意】本品過量易致出血，應定期測定凝血酶原。對本品過敏者、活動性出血者、消化性潰瘍、腦出血、肝腎功能不全、嚴重高血壓伴有出血傾向者及妊娠、哺乳期間禁用。

【規格】片劑：2.5mg × 60. 3mg [進] × 20, 5mg × 100。

西洛他唑　Cilostazol

【應用】改善由於慢性動脈閉塞症引起的潰瘍、肢痛、發冷及間歇性跛行等缺血症狀。

【用法】成人 0.1g, o, bid。

【注意】有過敏反應、出血傾向及循環系統、神經系統、消化系統不良反應者停服本品。出血患者及妊娠婦女、重症肝腎功能障礙者禁用。

【規格】片劑：50mg × 12（培達）。

曲克蘆丁（維腦路通，羥乙基蘆丁）　Troxerutin

【應用】用於閉塞綜合症、血栓性靜脈炎、毛細血管出血等。

【用法】60～150mg, im, bid。20d 為 1 療程，可用 1～3 療程，每療程間隔 3～7d。0.24g～0.36g, iv, qd。1 粒，po, tid。

【注意】用藥期間避免陽光直射、高溫及過久站立。

【規格】注射劑：0.3g／10ml；0.15g／5ml；0.3g／10ml。片（膠囊）劑：0.12g × 100。

二、溶栓藥

鏈激酶（溶栓酶）　Streptokinase

【應用】為溶血栓藥，具有促進體內纖維蛋白溶解系統活

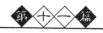

性的作用，能加速血栓溶解。治療血栓栓塞性疾病。

【用法】給藥前 0.5h 先 im 異丙嗪25mg，iv 地塞米松 2.5～5mg 或氫化可的松 25～50mg 以預防不良反應。初始劑量 50 萬 U, 30min 內滴注完畢；維持劑量，60 萬 U，iv，10 萬 U/h。

【注意】對本品過敏者、鏈球菌感染、亞急性心內膜炎禁用；消化性潰瘍、新近空洞型肺結核、嚴重肝病伴有出血傾向、新近外科手術者、妊娠 6 週內、產前 2 週及產後 3d 內慎用。

【規格】注射用凍乾粉：10 萬 U，15 萬 U，20 萬 U，30 萬 U，50 萬 U（國大欣通），75 萬 U（德鏈）[進]。

尿激酶　Urokinase

【應用】用於急性心肌梗塞、肺栓塞、急性腦血栓形成和腦栓塞、肢體周圍動靜脈血栓、中央視網膜動靜脈血栓等。

【用法】心肌梗塞：50～150 萬 U，iv，或冠狀動脈內灌注 20～100 萬 U。眼科局部注射：150～500U，qd。

【注意】嚴重高血壓、嚴重肝病及出血傾向者、低纖維蛋白原血症及出血性素質者忌用。

【規格】注射用粉針劑：1 萬 U，5 萬 U，10 萬 U，20 萬 U，25 萬 U，50 萬 U。

組織型纖維蛋白溶酶原啓動劑
Human Tissue Type Plasminogen Activator

【應用】用於急性心肌梗塞和肺栓塞。

【用法】稀釋後 50mg 或 100mg, iv，前 2min 內滴入 10mg，後 60min 內滴入 50mg，餘下的 40mg 於 120min 內滴完。

【注意】出血性疾病、腦出血、嚴重內出血或曾進行顱腦手術者及嚴重未控制的高血壓、細菌性心內膜炎和急性胰腺炎患

者禁用。

【規格】注射劑：50mg（栓體舒）〔進〕。

東菱精純抗栓酶　Defibrin（DF-521）

【應用】用於急性缺血性腦血管病、突發性耳聾、慢性動脈閉塞症及振動病患者的末梢循環障礙。

【用法】成人首次量 10BU, iv，以後維持量為 5BU, qd，1 週為 1 療程，必要時增至 3～6 週。

【注意】有出血史、出血傾向、手術不久、還在使用抗血小板藥或抗凝藥、嚴重肝腎功能不全、對本藥過敏者禁用。

【規格】注射劑：5BU / 0.5ml, 10BU / ml。

蚓激酶　Lumbrukinase

【應用】用於缺血性腦血管病中纖維蛋白原增高及血小板凝集率增高者。

【用法】0.4g, po, tid，飯前半小時服用。3～4 週為 1 療程。

【注意】有出血傾向者慎用。

【規格】膠囊：0.2g（百奧蚓激酶腸溶膠囊）。

蝮蛇抗栓酶　Ahylysantinfarctase

【應用】用於腦栓塞的急性期與恢復期、血栓閉塞性脈管炎等。

【用法】稀釋後 0.008U / kg, iv，40 滴 / min 為宜。

【注意】可出現凝血機制障礙、低纖維蛋白原症。腦出血 2 週內、活動性肺結核、潰瘍病、重症高血壓、亞急性細菌性心內膜炎、肝腎功能不全者以及月經期婦女禁用。

【規格】粉針劑：0.25U。

瑞替普酶　Reteplase（rPA）for Injection

【應用】適用於成人由冠狀動脈梗塞引起的急性心肌梗塞的溶栓療法，能夠改善心肌梗塞後的心室功能。

【用法】10MU+10MU 分兩次靜注，每次緩慢推注 2min 以上，兩次間隔為 30min。

【注意】常見出血。活動性內出血、腦血管意外史、顱內腫瘤，動靜脈畸型或動脈瘤、已知的出血體質、嚴重的未控制的高血壓患者禁用；孕婦慎用。

【規格】注射液：5.0MU（派通欣）

第四章　促進白細胞增生藥

人粒細胞集落刺激因子（重組人體白細胞生成素）
Recombinant Human Granulocyte Colony Stimulating Factor（G–CSF）

【應用】用於骨髓移植後、癌症化療後、骨髓增生異常綜合徵及再生障礙性貧血伴發的中性粒細胞減少症。

【用法】開始劑量為 $2\sim5\,\mu g/(kg\cdot d)$ 或 $50\sim200\,\mu g/(m^2\cdot d)$，根據病情發展增減或停藥，sc 或 iv。

【注意】用藥期間宜定期檢查血象；禁與化療藥同用；對本品或其他粒細胞集落刺激因子（GCSF）製劑過敏者禁用。

【規格】粉針劑：$50\,\mu g, 75\,\mu g, 100\,\mu g, 150\,\mu g$（惠爾血、吉賽欣）[進]，$250\,\mu g, 300\,\mu g, 400\,\mu g$。

人粒細胞巨噬細胞集落刺激因子
（重組人粒細胞巨噬細胞集落刺激因子，生白能）
Human Granulocyte-Macrophage Colony Stimulating Factor

【應用】主要用於各種原因引起的白細胞或粒細胞減少症。

【用法】iv：250 μg / （m^2・d），2h 內滴完，連續給藥 21 d。sc：①骨髓增生異常綜合徵及再生障礙性貧血，3 μg / （kg・d），2～4d 後調節劑量至希望水平；②腫瘤化療，5～10 μg/ （kg・d），化療停止 1d 後開始用，持續 7～10d，停藥後至少間隔 2d，方可進行化療；③艾滋病，單獨用藥 1 μg / （kg・d），合併用藥 3～5 μg / （kg・d）。

【注意】避免與腫瘤化療藥合用。對本品過敏、自身免疫性血小板減少性紫癜者禁用。孕婦、哺乳婦、未成年者或惡性骨髓腫瘤病人慎用。

【規格】凍乾粉針劑：50 μg, 75 μg, 100 μg, 150 μg（特爾立），250 μg, 300 μg。

肌苷　Inosine

【應用】用於治療各種原因所致的白細胞、血小板減少症。

【用法】0.2～0.6g, po, tid。0.2～0.6g, iv, qd～bid。

【注意】禁與氯黴素、雙嘧達莫、硫噴妥鈉等注射液配伍。

【規格】片劑：0.2g × 100。注射劑：0.1g / 2ml, 0.2g / 5ml。

維生素 B$_4$（腺嘌呤，氨基嘌呤）　Vitamin B$_4$

【應用】用於惡性腫瘤化療、放射治療及氯黴素、抗甲狀腺藥、苯中毒引起的白細胞減少症及急性粒細胞減少症。

【用法】成人 10～20mg, po, tid。20～30mg / d, im 或 iv。

【注意】注射劑應與磷酸氫二鈉緩衝液混和後才能使用，

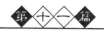

不能與其他藥物混合注射。與腫瘤化療藥並用時，應考慮是否有促進腫瘤發展的可能性。

【規格】片劑：10mg, 25mg × 100。注射劑：20mg。

小檗胺（升白安） Berbamine

【應用】防治腫瘤患者由於化療或放療引起的白細胞減少症及苯中毒、放射性物質及藥物引起的白細胞減少症。

【用法】成人 50mg, po, tid。

【規格】片劑：25mg × 100。

利血生 Leucogen

【應用】增強造血系統功能。用於防治各種原因引起的白細胞減少症、再生障礙性貧血。

【用法】20mg, po, tid。

【規格】片劑：10mg, 20mg × 48（利可君）。

氨肽素 Ampeptide Elemente

【應用】促進白細胞增殖、分化、成熟和釋放，增加白細胞和血小板。用於原發性血小板減少性紫癜、過敏性紫癜、白細胞減少及再生障礙性貧血。

【用法】成人 1g, po，小兒酌減，用藥至少 4 週。

【規格】片劑：0.2g × 100。

鯊肝醇 Batiol

【應用】具有促進白細胞增生及抗放射作用。用於各種原因的白細胞減少。

【用法】成人 50～150mg, po, tid。

【注意】用藥期間應經常檢查白細胞數。

【規格】片劑：25mg, 50mg × 100。

第五章　抗血小板藥

雙嘧達莫（雙嘧哌胺醇）　Dipyridamole

見循環系統。

噻氯匹定　Ticlopidine

【應用】用於動脈粥樣硬化、血栓閉塞、血栓栓子閉塞及預防和治療雷諾病、血栓閉塞性脈管炎、糖尿病性血管病。

【用法】0.5g, po, bid。

【注意】飯後服用。禁與抗維生素 K 藥、肝素及其他非甾體類抗炎藥同用。外科手術患者，有白細胞、血小板、粒細胞減少者，孕婦和哺乳期婦女，近期出血史，近期潰瘍病伴出血時間延長者　禁用。

【規格】片劑：0.25g × 10（天新力博），0.25g × 20（抵克力得）。

阿司匹林（乙酰水楊酸）　Aspirin

【應用】抑制血小板聚集，用於不穩定心絞痛的治療及急性心肌梗塞的預防和治療。

【用法】0.3～0.6g / d, po。用於短暫性腦缺血和中風的預防和治療：1.3g / d, po。

【注意】合用抗凝藥增加出血危險，合用其他非甾類抗炎藥可增加胃腸反應。對本藥過敏及嚴重肝功能損害、低凝血酶原症、維生素 K 缺乏和血友病者禁用。

【規格】糖衣片劑：25mg × 100, 40mg, 0.1g × 30（拜阿司匹林）。

氯吡格雷　Clopidogrel

【應用】用於有過近期發作的中風、心肌梗塞和確診外周動脈疾病的患者，減少動脈粥樣硬化的發生。

【用法】75mg / d, po。

【注意】對本品成分過敏者及近期有活動性出血者禁用。嚴重肝、腎功能損傷患者應慎用。可有胃腸道反應，出血，皮疹，白細胞減少等不良反應。

【規格】片劑：25mg×20（泰嘉），75mg×7（波立維[合]）。

替羅非班　Tirofiban

【應用】可抑制磷酸腺苷所誘導的血小板聚集及延長健康人與冠心病人的出血時間。

【用法】與肝素聯用，適用於不穩定型心絞痛病人，預防心臟缺血事件。

【注意】嚴重腎功能不全的病人劑量應減少50%。有活動性內出血、顱內出血史、顱內腫瘤、動靜脈畸形及動脈瘤的患者禁用。

【規格】注射液：100ml（欣維寧）。

奧紮格雷　Ozagrel

【應用】用於 B 細胞性慢性淋巴細胞白血病（CLL）患者的治療。

【用法】只能靜脈給藥。每 m² 體表面積 25mg，每 28d 靜脈給藥連續 5d。

【注意】禁用於對本品或其所含成分過敏的患者，肌酐清除率＜30ml／min 的腎功能不全患者和失代償性溶血性貧血的患者。妊娠及哺乳期禁用。

【規格】注射劑：50mg。

沙格雷酯　Sarpogrelate

【應用】用於改善慢性動脈閉塞症引起的潰瘍、疼痛及冷感等缺血性症狀。

【用法】100mg, po, tid。

【注意】出血患者和孕婦禁用。月經期患者，有出血傾向者，正在服用抗凝藥或有抑制血小板凝集作用的藥物、腎臟嚴重受損患者慎用。

【規格】片劑：100mg × 9（安步樂克[進]）。

棓丙酯（通脈酯、沒石子酸丙酯）　Propylgallate

【應用】具有抑制血栓素 TXA2 引起的血小板聚集作用，用於預防與治療腦血栓，冠心病以及外科手術後的併發症－血栓性深靜脈炎等。

【用法】120～180mg／次，qd, 10～15d 為 1 療程。

【注意】對本品任何成分過敏者禁用。尚缺乏老年人和兒童用藥安全性資料。

【規格】注射劑：60mg（萬力生，清雪溶霜，邁爽通，倍樞通），180mg（欣洫通）。

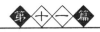

第六章　血漿及血漿代用品

右旋糖酐 40（低分子右旋糖酐） Dextran40

【應用】用於各種休克及血栓性疾病和肢體再植、血管外科手術。

【用法】250～500ml, iv, ≤20ml /（kg · d）。抗休克時滴注速度為 20～40ml / min，在 15～30min 注入 500ml, qd 或 qod。

【注意】用量過大可致出血。禁與雙嘧達莫、維生素 B_{12} 配伍。充血性心力衰竭和有出血性疾病患者禁用，肝、腎疾病者慎用。

【規格】注射液：10g / 100ml, 25g / 250ml, 50g / 500ml, 6g / 100ml, 15g / 250ml, 30g / 500ml。

右旋糖酐 70（中分子右旋糖酐） Dextran70

【應用】作用基本同右旋糖酐 40，但無改善微循環及滲透利尿作用，擴充血容量作用和抗血栓作用較強。防治低血容量休克及手術後血栓形成和血栓性靜脈炎。

【用法】500ml, v, 20～40ml / min, 1d 量不超過1000～1500 ml。

【注意】同右旋糖酐 40。

【規格】注射液：30g / 500ml。

右旋糖酐 10（小分子右旋糖酐，409 代血漿） Dextran10

【應用】作用與右旋糖酐 40 相似，但其改善微循環作用強於右旋糖酐 10。用於各種休克及血栓性疾病和肢體再植、血管外科手術。

【用法】250～500ml, iv, 1d 不超過 20ml / kg。抗休克時滴注

速度為 20～40ml / min，在 15～30min 注入 500ml, qd 或 qod。

【注意】同右旋糖酐 40。

【規格】右旋糖酐 10 葡萄糖注射液（含葡萄糖 5％）或右旋糖酐 10 氯化鈉注射液（含氯化鈉 0.9％）：30g / 500ml，50g / 500ml。

琥珀酰明膠（血定安） Succinylated Gelatin

【應用】能夠增加血容量。用作為低血容量時的膠體性容量替代液；預防脊髓或硬膜外麻醉後可能出現的低血壓；作為輸入胰島素的載體。

【用法】iv：1～3h 內輸注 500～1000ml。

【注意】循環超負荷及對本品過敏者禁用。

【規格】注射劑：20g/500ml（佳樂施）。

羥乙基澱粉（澱粉代血漿，706 代血漿） Hetastarch

【應用】血容量擴充劑。用於各種手術、外傷失血及中毒性休克的補充液。

【用法】視病情定用量，一般為 500～1000ml, iv。

【注意】剩餘溶液不能再用。

【規格】注射劑：30g / 500ml（萬汶[進]），500ml（賀斯[進]）。

血漿 Human Plasma

【應用】可擴充血容量，增加血漿蛋白和維持血漿膠體滲透壓。用於嚴重創傷、燒傷、失血等引起的低血容量性休克，肝硬化、腎病等所致的低蛋白血症。

【注意】使用過量可致循環負荷增大出現心衰等症狀。禁與其他藥物共用。

【規格】新鮮人血漿：100ml／袋。凍乾粉針劑：1 瓶相當於 200ml 新鮮血漿。

人血白蛋白　Human Serum Albumin

【應用】血容量擴充劑，並補充蛋白質。用於失血性休克、腦水腫、流產等引起的白蛋白缺乏和腎病等。

【注意】液體製劑於 2～8℃暗處貯存，凍乾粉於 10℃以下陰暗乾燥處貯存。

【規格】注射劑：5％, 10％, 20％, 25％。凍乾粉針劑：5g, 10g。

第十二篇

影響機體免疫功能的藥物

第一章　免疫抑制劑

環孢素（環孢菌素，環孢黴素 A）　Cyclosporin

【應用】免疫抑制劑。用於異體移植抗排異反應。

【用法】於移植前 4～12h 起 15mg／（kg·d），po，到手術後 1～2 週，每日減量 2mg／kg，達到每日 6～8mg／kg 的維持量。iv. drip：僅用於不能口服的患者，於移植前 4～12h 給予 5～6mg／（kg·d），以 5%葡萄糖或生理鹽水稀釋成 1：20～1：100 的濃度於 2～6h 內滴完，手術後可改為口服。

【注意】口服個體差異大，不良反應有多毛症、震顫、肝腎功能損害。1 歲以下嬰兒及過敏者禁用。

【規格】膠囊：25mg × 50（柔佛巴魯地明[進]，田可，賽斯平）；100mg。口服液：5g／50ml。靜脈滴注濃縮液：250mg／5ml（山地明[進]）。

硫唑嘌呤（氮唑硫代嘌呤，咪唑巰嘌呤）
Azathioprine（AZP）

【應用】免疫抑制劑。用於異體移植抗排異反應，自身免

疫性疾病。

【用法】1～5mg/（kg·d）,po，一般 100mg/d，連服數月。用於器官移植：2～5mg/（kg·d），維持量 0.5～3mg/（kg·d）。

【注意】大劑量及用藥過久可引起嚴重骨髓抑制。也可發生中毒性肝炎、胰腺炎、脫髮、黏膜潰瘍等。腎功能不全者、孕婦應適當減量，肝功能損傷者禁用。

【規格】片劑：50mg × 100（依木蘭[進]），100mg。

環磷酰胺（CTX）　Cyclophosphamide

【應用】用於自身免疫性疾病，異體移植抗排異反應。

【用法】自身免疫性疾病：2～3mg/（kg·d）,po，分 2～3 次服用。或 4mg/kg, iv, qd or qod，4～6 週為 1 療程。異體移植抗排異反應：常與潑尼松、抗淋巴細胞球蛋白並用，50～75 mg/d, po。

【注意】參見抗腫瘤藥物中相關內容。

【規格】注射劑：100mg，200mg。複方片：50mg × 24。

抗淋巴細胞球蛋白　Antilymphocyte Globulin（ALG）

【應用】用於異體移植抗排異反應，自身免疫性疾病。

【用法】馬 ALG 4～20mg/kg 或兔 ALG 0.5～1mg/kg, im, qd or qod，14 日為 1 療程。馬 ALG7～20mg/kg, iv. drip, qd。

【注意】不良反應有體溫輕度升高、寒戰、低血壓、心率增快等，如發生蕁麻疹、血清病、過敏性休克等應立即停藥。過敏體質禁用，有急性感染者慎用。

【規格】注射劑：25mg。

黴酚酸酯（麥考酚嗎乙酯） Mycophenolate Mofetil（MMF）

【應用】用於異體移植抗排異反應，自身免疫性疾病。

【用法】移植抗排異反應：成人 2000～2500mg，小兒 30mg / kg，分 2 次空腹服。自身免疫疾病：成人 1000～1500mg / d。

【注意】副反應有胃腸道反應、白細胞減少等。干擾肝腸循環藥物（如消膽胺）能降低其療效。

【規格】片劑：0.5g × 50, 0.25g × 40（驍悉[合]）。膠囊劑：0.25g。

他克莫司（他克羅姆） Tacrolimus（FK506）

【應用】免疫抑制劑，用於異體移植抗排異反應。

【用法】開始劑量 0.15～0.3mg /（kg·d），分 2 次服，逐漸減至維持量：0.1mg /（kg·d）。或稀釋在 5% GS 或 NS 中緩慢靜注。

【注意】不良反應有腎毒性、繼發感染、神經毒性、胃腸道反應等。有過敏史者禁用。

【規格】膠囊：0.5mg、1mg × 50（普樂可復[進]）。注射劑：5mg / 1ml（普樂可復[進]）。軟膏：3mg：10g、10mg：10g（普特彼[進]）。

西羅莫司（雷帕黴素） Sirolimus

【應用】用於異體移植抗排異反應及自身免疫性疾病。

【用法】負荷劑量 6mg，維持量 2mg / d, po，服用口服液需稀釋。

【注意】主要副反應有高血脂症、高血壓、皮疹、關節痛等。禁用於對西羅莫司或本品中任何成分過敏的患者。

【規格】口服液：60mg / 60ml（雷帕鳴[進]）。

來氟米特　Leflunomide

【應用】抗炎及免疫抑制劑。用於風濕性關節炎等自身免疫性疾病。

【用法】成人 10mg /（kg・d）, po。

【注意】不良反應主要有腹瀉、瘙癢、脫髮、皮疹等。對本品及其代謝產物過敏者及嚴重肝臟損害患者禁用。

【規格】片劑：10mg × 10（愛若華[合]）。

咪唑立賓（咪唑糖苷，佈雷青黴素）　Mizoribine

【應用】用於異體移植抗排異反應及自身免疫性疾病。

【用法】抗排異：初劑量 2～3mg /（kg・d），維持量 1～2 mg /（kg・d），分 2～3 次服用，連服 3 個月。自身免疫疾病：300mg / d。

【注意】重大副作用：抑制骨髓功能、感染症等。禁用於過敏者，孕婦或可能妊娠的婦女。

【規格】片劑：50mg × 100（布萊迪寧[進]）。

兔抗人胸腺細胞免疫球蛋白
Rabbit anti–Human Thymocyte Globulin

【應用】免疫抑制劑。用於異體移植抗排異反應，再生障礙性貧血。

【用法】抗排異：預防，1.25～2.5mg /（kg・d），療程 3 d ～3 週。治療，2.5～5mg /（kg・d）。再生障礙性貧血：2.5～5 /（kg・d），連續 5d。

【注意】全身性副反應為寒戰、發熱、心跳過速、嘔吐等。禁忌證：急性感染時，禁用免疫抑制治療。

【規格】注射劑：25mg / 5ml（即復寧[進]）。

巴利昔單抗　Basiliximab

【應用】免疫抑制劑。用於異體移植後的急性排異反應。

【用法】40mg，術前 2h 內用 20mg，術後四天再給 20mg。

【注意】常見的不良反應為便秘、尿道感染、疼痛等。妊娠婦女不應使用本品。婦女在接受第 2 次巴利昔單抗後的 8 週內，不應授乳。

【規格】粉針劑：20mg（舒萊[進]）。

達利珠單抗　Daclizumab

【應用】免疫抑制劑。用於異體移植後的急性排異反應。

【用法】1mg／kg，首劑量在移植前 24h 內給藥，以後每隔 14d 給藥 1 次，5 次為 1 療程。

【注意】已知對達利珠單抗或本品的任何成分具有高敏感性的病人禁用。

【規格】注射液：25mg／5ml（賽尼呱[進]）。

豬抗人淋巴細胞免疫球蛋白
Anti-lymphocyte Immunoglobulin

【應用】用於臨床器官移植的免疫排斥預防及治療，骨髓移植的移植物抗宿主反應預防。

【用法】一般 20～30mg/kg,iv，共 5 次，每次間隔 2～3 d。

【注意】禁用於：對異種蛋白過敏者，嚴重病毒感染、寄生蟲感染、全身性黴菌感染，免疫功能減退的患者，妊娠的婦女禁用。

【規格】粉針劑：250mg。

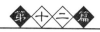

第二章　生物反應調節劑

干擾素　Interferon

【應用】增強機體免疫功能。用於腫瘤、病毒感染、慢性活動性 B 型肝炎等。

【用法】腫瘤：1 週 2～3 次，第 1 週每次 300 萬 U hypo，第 2 週每次為 500 萬～600 萬 U，第 3 週後每次 900 萬～1000 萬 U，8 週為 1 療程。肝炎：200 萬～500 萬 U / m² hypo, qd or 1000 萬 U / m² hypo, qod。口含片劑，1d 200 萬 U 以上，連續用藥半年。

【注意】常見不良反應有發熱、流感樣症狀等，其次是骨髓抑制。孕婦、新生兒慎用。嚴重心、肝、腎功能不全及骨髓抑制者禁用。

【規格】口含片劑，200 萬 U。注射劑：100 萬 U（賽若金：α_1b 干擾素），（克隆伽瑪：γ 干擾素），300 萬 U（運德素），（羅擾素：α-2a 干擾素）合，（因特芬：α-2a 干擾素），（賽若金），（海王英特龍），450 萬 U，500 萬 U（因特芬），（賽若金），（海王英特龍：α-2b 干擾素），180 μg（派羅欣）合，50 μg（佩樂能）進進，80 μg（佩樂能）進，100 μg（佩樂能）進。滴鼻劑：1 萬 U / 10ml，10 萬 U / 10ml。滴眼劑：20 μg/ 2ml（滴寧：α_1b 干擾素）。栓劑：6 萬 U / 枚（奧平，α-2a 干擾素）。

重組人粒細胞集落刺激因子　Recombinant Human Granulocyte–Colony Stimulating Factor（rh G–CSF）

【應用】對骨髓移植及腫瘤化療後粒細胞減少的恢復具有明顯的促進作用。

【用法】骨髓移植：於骨髓移植術後第 2～5d 內開始，300 μg /（ml・d），sc or iv。實體瘤：於化療完成 24h 後開始 75 μg / d, sc。白血病患者：於化療完成 24h 後開始 300 μg / d, sc or iv。

【注意】孕婦、授乳期婦女、新生兒、嬰幼兒一般不宜使用。

【規格】注射劑：75 μg / 0.3ml、150 μg / 0.6ml、300 μg / 1.2 ml（惠爾血[進]）。粉針劑：50 μg, 100 μg, 250 μg[進]。

重組人白細胞介素 –2
Recombinant Human Interleukin–2（rhIL–2）
見抗腫瘤藥。

重組人白細胞介素 –11
Recombinant Human Interleukin–11

【應用】用於實體瘤和白血病放、化療後血小板減少症的預防和治療。

【用法】推薦劑量為 50 μg / kg，於化療結束後 24～48 h 開始或發生血小板減少症後應用，療程一般 7～14d。

【注意】主要不良事件：乏力、疼痛、噁心等。

【規格】粉針劑：3mg（邁格爾）。

丙種球蛋白
見生物製品藥物。

綠膿桿菌菌苗

【應用】雙向免疫調節劑。用於腫瘤輔助治療，免疫失調性疾病。

【用法】腫瘤：1ml, qd，注射於三角肌皮下，30 次 1 療程，

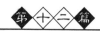

首次劑量減半。免疫失調：1ml, 3～5d，10 次 1 療程，需 1～3
個療程。

【注意】注射部位紅、腫、痛或硬結，少數人伴有低熱、中
熱或困倦等，幾天後會自行消失。

【規格】注射劑：1ml（綠慕安）。

轉移因子　Transfer Factor

【應用】用於治療病毒性或黴菌性細胞內感染；對惡性腫瘤
作為輔助治療劑；免疫缺陷病。

【用法】3～6mg, ih，一週或兩週 1 次或遵醫囑。

【注意】混濁或變色勿用。

【規格】膠囊：3mg × 24。

卡介苗

見生物製品藥物。

胸腺素（胸腺肽，胸腺肽 α_1，胸腺五肽）　Thymosin

【應用】增強細胞免疫功能。用於免疫缺陷病，自身免疫性
疾病，細胞免疫功能低下。

【用法】2～10mg, im, qd or qod。

【注意】不良反應有發熱、頭暈、皮疹等。用前需作皮試，
過敏者禁用。

【規格】注射劑：1mg（歐寧），胸腺肽4mg／2ml, 100mg／100
ml（賽威）；5mg, 50mg, 100mg。α_1（1.6mg）。胸腺五肽1mg
（翰寧），10mg（和信）。腸溶片：胸腺肽20mg。粉針劑：
1.6mg（日達仙[進]）。

人參多糖（GPS 素） Jinseng Polysacchride

【應用】用於減輕腫瘤放、化療引起的副作用，免疫調節和腫瘤治療輔助用藥。

【用法】4ml, im, bid。

【注意】對本品過敏者禁用。本品性狀發生改變時，禁止使用。

【規格】注射劑：2ml / 6mg（奧康萊，百扶欣）。

小牛脾提取物 Calf Spleen Extractive

【應用】用於再生障礙性貧血、原發性血小板減少、放射線引起的白細胞減少，腫瘤的輔助治療。

【用法】2～8ml, im, qd 或 10ml, iv, qd。

【注意】當藥品性狀發生改變時禁止使用。

【規格】注射劑：5mg / 2ml（斯普林）。

卡介菌多糖核 Polysaccharide Nucleic Acid Fraction of Bacillus Calmette Guerin

【應用】免疫調節劑。用於預防和治療慢性支氣管炎、感冒及哮喘。

【用法】1ml, im，2～3 次／週，3 個月 1 療程。

【注意】患急性傳染病、急性眼結膜炎、急性中耳炎者暫不宜使用。

【規格】注射劑：0.5mg / 1ml（斯奇康）。

施保利通

【應用】免疫調節劑。用於預防和治療病毒感染性疾病。

【用法】成人 3 片，tid，吞服或含服。

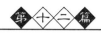

【注意】已知對其中某一成分過敏者、結核病、白血病和其他自身免疫性疾病患者不宜使用。

【規格】複方片劑：含側柏葉 2mg、紫錐菊根 7.5mg、贋靛根 10mg, × 20。

薄芝糖肽　Bozhi Glycopeptide

【應用】免疫增強劑，抗氧化。用於進行性肌營養不良，眩暈，植物神經功能紊亂，腫瘤、肝炎輔助治療。

【用法】2ml, im, bid 或 4ml, iv，1～3 個月 1 療程。

【注意】偶有發熱，皮疹等。能加強利血平、氯丙嗪的中樞鎮靜作用，拮抗苯丙胺的中樞興奮作用，延長戊巴比妥鈉的睡眠時間。

【規格】注射劑：2ml（5mg 多糖，1mg 多肽）。

金黃色葡萄球菌濾液　Staphylococcus Aureus Filtrate

【應用】用於緩解放、化療引起的白細胞減少，促進骨折癒合。

【用法】放、化療：2ml, im, qd。骨折：1～2ml，骨折斷端局部注射，q5d。

【注意】不良反應可有局部腫脹疼痛，低熱，可自行消退。有過敏史者慎用或不用。

【規格】注射劑：2ml（高聚生，金葡液，恩格菲）；1ml（恩格菲）。

草分枝桿菌 F. U. 36　Mycobacterium Phlei F. U. 36

【應用】免疫調節劑。用於肺和肺外結核的輔助治療。

【用法】從極低濃度開始逐漸向高濃度過渡。極低、低濃

度每週 1 支；中濃度每 2～3 週 1 支；高濃度 8～12 週 1 支，im，深部。

【注意】高燒病人或病人較虛弱時禁用。

【規格】注射液：0.172 μg / 極低濃度，1.72 μg / 低濃度，17.2 μg / 中濃度，172 μg / 高濃度（烏體林斯）。

A 群鏈球菌 （Streptococcus A Group）
見抗腫瘤藥。

免疫核糖核酸（免疫核酸） Immune RNA
【應用】主要用於惡性腫瘤如腎癌、肺癌、消化道癌等的輔助治療。

【用法】腫瘤：3～5 次／週，sc，連續 2～3 個月。慢性肝炎：2mg，1 次／週，療程一般為 4～6 個月。6 個月以上者改為 2 週注射 1 次，最長為 1 年。

【注意】應注意過敏反應，由低劑量開始應用。

【規格】粉針劑：2mg。

脾氨肽 Spleen Aminopeptide
【應用】用於治療細胞免疫功能低下、免疫缺陷和自身免疫功能紊亂性疾病。

【用法】4mg, po, qd，小兒用量減半。

【注意】無明顯毒副反應。

【規格】口服凍乾粉：2mg（復可托）。

靈桿菌素（神靈桿菌脂多糖，靈菌素） Prodigiosin
【應用】用於急性或慢性細菌感染、某些病毒感染。

【用法】im，每週2次或每5d 1次，首次1 ml，第2次1.5 ml，第3次開始每次2ml，4～5次為1療程，間隔1～2月可重複1療程。

【注意】前2次注射後，部分病人有暫時性低熱、酸痛無力、輕微頭痛等，次日即自行消失。

【規格】注射液：50U / 2ml。

薄 芝

【應用】用於紅斑性狼瘡、硬皮病、皮肌炎等。

【用法】2ml, im，1～2次 / d。治療局限性硬皮病在病灶4 ml, sc，1～2次／週。

【注意】偶爾會出現肌肉注射部位疼痛、硬結。對本品過敏者禁用。

【規格】注射劑：500mg / 2ml。

核酪（核酸－酪素，新喘寧）

【應用】主要用於治療慢性支氣管炎，支氣管哮喘等。

【用法】po：成人10ml, bid，小兒5ml, bid。im or sc：2～4 ml，每週2次，3週後改為每週1次。

【注意】副反應少見。

【規格】複方注射劑：2ml。複方口服液：5ml, 10ml。

第十三篇

抗變態反應藥物

第一章　組胺受體阻斷藥

苯海拉明（苯那君，苯那坐爾）　Diphenhydramine

【應用】用於皮膚黏膜的過敏性疾病、暈動病及鎮吐及帕金森氏症等。

【用法】25～50mg, po, pc, 50～150mg / d。20mg, im, qd～bid。

【注意】常見有嗜睡等不良反應，久用可引起溶血性貧血。新生兒、早產兒、授乳婦女忌用。

【規格】片劑：25mg×100, 50mg×100。注射劑：20mg / ml。糖漿：0.02％ 100ml. 0.02％ 500ml。乳膏：20g。

氯苯那敏（氯苯吡胺，撲爾敏）　Chlorphenamine

【應用】適用於各種過敏性疾病、蟲咬、藥物過敏反應等。

【用法】成人 4mg, po, tid；小兒 0.35mg /（kg・d），分 3～4 次服用。成人 5～20mg，小兒 0.35mg /（kg・d），im。hypo：分 4 次注射。

【注意】老年患者應慎用，禁用於嬰兒及哺乳婦女。

【規格】片劑：4mg×100；注射劑：10mg / ml, 20mg / 2ml；

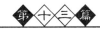

滴丸：2mg, 4mg。

異丙嗪（非那根） Promethazine

【應用】用於各種過敏症、孕期嘔吐、乘舟等引起的眩暈。

【用法】12.5～25mg, po, bid～tid。25～50mg, im。亦可 iv。

【注意】不良反應為困倦、嗜睡、口乾等。駕駛員、機械操作人員和運動員禁用。

【規格】片劑：12.5mg×100, 25mg×100。注射劑：25mg / ml, 50mg / 2ml。

阿司咪唑 Astemizole

【應用】用於治療過敏性鼻炎、過敏性結膜炎、慢性蕁麻疹和其他過敏反應症狀。

【用法】成人 10mg, po, qd；6～12 歲兒童 5mg；6 歲以下兒童為 0.2mg /（kg・d）。於飯前 1～2h 或空腹服用。

【注意】孕婦禁用。

【規格】片劑：3mg×30（息斯敏），10mg×10。混懸劑：60mg / 30ml。

賽庚啶 Cyproheptadine

【應用】可用於偏頭痛、支氣管哮喘等。

【用法】2～4mg, po, 6～12mg / d；小兒 0.25mg /（kg・d），分次服用。

【注意】有口乾、乏力、頭暈等不良反應。青光眼患者、早產兒、新生兒禁用。

【規格】片劑：2mg×100, 4mg。霜劑：2mg。

苯噻啶　Pizotifen

【應用】同賽庚啶。主要用於防治偏頭痛。

【用法】0.5～1mg, po, qd～tid，第 1～3d 每晚服 0.5mg，第 4～6d 每日中午及晚上各服 0.5mg，第 7d 開始每日早、中、晚各服 0.5mg，病情基本控制後可酌情遞減劑量。

【注意】有口乾、乏力、頭暈、嗜睡、噁心等不良反應。

【規格】片劑：0.5mg × 100。

複方普萘洛爾咖啡因　Compound Propranolol and Coffine

【應用】用於典型和非典型性偏頭痛，具有預防偏頭痛發作的作用。

【用法】1 片, po, tid。

【注意】胃潰瘍患者、支氣管哮喘或有支氣管痙攣史的患者、心源性休克、代謝性酸中毒、阿斯綜合症者禁用。

【規格】複方片劑（×12）：含咖啡因 70mg、鹽酸普萘洛爾 10mg、苯妥英鈉 100mg（迪爾康欣）。

氯雷他定（氯羥他定，諾那他定）　Loratadine

【應用】同阿司咪唑。主要用於季節性和常年性過敏性鼻炎、急性蕁麻疹等過敏性疾病。

【用法】成人 10mg, po, qd。兒童體重小於 30kg 者用成人半量。

【規格】片劑：10mg × 6（開瑞坦）。糖漿劑：60mg / 60ml（開瑞坦糖漿）。

地氯雷他定　Desloratadine

【應用】用於緩解慢性特發性蕁麻疹及常年性過敏性鼻炎

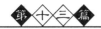

的全身及局部症狀。

【用法】成人及 12 歲以上的青少年：5mg, po, qd。

【注意】不良反應有噁心，頭暈等。

【規格】片劑：5mg × 6（恩理思）。

茶苯海明（乘暈寧，暈海寧，舟車寧） Dimenhydrinate

【應用】抗組胺作用較強。鎮吐、防暈。

【用法】25～50mg, po, tid。預防暈動病時，第 1 劑應在旅行前 0.5h 給予。作為治療則需每 4h 1 次，每次量可用至 100mg，但每日量不超過 0.4g。兒童 1～5 歲可給 12.5～25mg，6～12 歲 25～50mg, po, bid～tid。im：用量同上。

【規格】片劑：25mg × 100, 50mg。注射劑：50mg / ml。

西替利嗪 Cetirizine

【應用】同阿司咪唑。

【用法】成人及 12 歲以上兒童，10mg（左旋 5mg），po, qd。滴劑：2～6 歲兒童 10 滴，qd；6～12 歲兒童 20 滴，qd，或 10 滴，bid。

【規格】片劑：10mg × 6（仙特敏，貝分，適迪），5mg × 15（迪皿 - 左旋西替利嗪）。滴劑：50mg / 5ml（仙特敏滴劑[進]）。

左卡巴斯汀 Levocabastine

【應用】用於過敏性結膜炎、過敏性鼻炎。

【用法】滴眼：1 滴，qd～qod。噴鼻：每個鼻孔兩下，bid。

【規格】混懸型滴眼劑：0.05％。噴鼻劑：5mg / 10ml（立復汀）。

依巴斯汀　Ebastine

【應用】組胺 H₁ 拮抗劑，在體內代謝為卡巴斯汀，用於蕁麻疹、過敏性鼻炎等。

【用法】10mg, po, qd。

【注意】可出現過敏症狀，消化道反應等。

【規格】片劑：10mg×10（開思亭[進]，依巴斯汀片[進]）。

阿伐斯汀（艾克維斯定）　Acrivastine

【應用】同阿司咪唑。

【用法】成人和 12 歲以上兒童 8mg, po, 1d 不超過 3 次。

【規格】膠囊劑：8mg × 12。

依美斯汀　Emedastine

【應用】強效及高選擇性組胺 H1 受體拮抗劑。

【用法】緩解過敏性結膜炎，滴眼，1 滴，bid。

【注意】不良反應為頭疼，可能出現流淚，乏力。

【規格】滴眼液：2.5mg / 5ml（埃美汀[進]）。

氮䓬斯汀　Azelastine

【應用】用於防治支氣管哮喘、過敏性鼻炎。

【用法】支氣管哮喘：2mg, po, bid。鼻過敏反應：1mg, po, bid，於早飯後及晚睡前各服 1 次。

【規格】片劑：0.5mg, 1mg, 2mg × 12（敏奇）。噴霧劑：10mg / 10ml（敏奇，愛賽平[進]）。

咪唑斯汀　Mizolastine

【應用】咪唑斯汀具有獨特的抗組胺和抗過敏反應炎症介

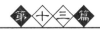

質的雙重作用。

【用法】用於成人或 12 歲以上兒童所患的蕁麻疹及過敏性鼻炎等，10mg, po, qd。

【規格】緩釋片：10mg×7（皿治林）。

曲普利啶（吡咯吡胺） Triprolidine

【應用】用於治療各種過敏性疾病。

【用法】成人 3mg, po, tid；兒童7～12 歲3mg，1～6 歲 2 mg，1 歲以下 1mg, tid。

【規格】片劑：2.5mg×20（克敏）。緩釋片：10mg。膠囊劑：2.5mg。

多賽平 Doxepin

【應用】用於慢性單純性苔蘚、局限性瘙癢病、亞急性濕疹等引起的瘙癢。

【用法】外塗患處，tid ～qid。

【注意】未治療的窄角性青光眼或有尿瀦留傾向的患者應禁用。孕婦及哺乳期婦女慎用。

【規格】片劑：25mg。乳膏劑：10g（普愛寧）。

第二章 其他抗變態反應藥

色甘酸鈉 Sodium Cromoglicate

【應用】抑制各種過敏反應介質的釋放。

【用法】胃腸道過敏性疾病：0.1～0.6g, po, tid，連服 1～6 個月。乾粉噴霧吸入：20mg, 80mg／d；維持量 20mg／d。乾粉鼻吸入：10mg，用於過敏性鼻炎，qid。外用：5%～10%軟膏塗患

處，bid。滴眼：2%滴眼液，1～2 滴，qid，重症患者 1 次 / h。

【規格】膠囊（丸）劑：20mg。氣霧劑：0.7g，每撳含色甘酸鈉 3.5mg。軟膏劑：5%～10%。滴眼劑：2%。

酮替芬（甲哌噻庚酮，噻喘酮） Ketotifen

【應用】用於預防控制哮喘。還可用於過敏性鼻炎、蕁麻疹等。

【用法】1mg, po, bid。兒童：4～6 歲 0.4mg，6～9 歲 0.5mg，9～14 歲 0.6mg, po, qd。

【規格】片劑：1mg × 100。噴霧劑：15ml（同芬）。膠囊劑：1mg。溶液劑：1mg / 5ml。

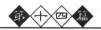

第十四篇

激素及有關藥物

第一章　下丘腦垂體激素類

基因重組人生長激素　Recombinant Somatropin

【應用】促進骨骼、內臟和全身生長，促進蛋白質合成，影響脂肪和礦物質代謝。

【用法】0.5～0.7U／（kg・w），12U／（m²・w），im or hypo，分 6～7 次給藥。

【注意】腫瘤患者、糖尿病患者、顱內進行性損傷者禁用。

【規格】注射劑：4U（珍怡⁽合⁾，安蘇萌），4.5U（金磊賽增），5U（珍怡⁽合⁾），10U（思增⁽進⁾），12U。

第二章
腎上腺皮質激素及促腎上腺皮質激素

潑尼松（強的松，去氫可的松）　Prednisone

【應用】用於治療系統性紅斑狼瘡等結締組織病；腎病綜合徵等免疫性腎臟疾病。

【用法】補充替代療法：5～15mg／d，早晨起床後服 2／

3，下午服 1 / 3。抗炎：5～60mg / d, po。

【注意】不適用於原發性腎上腺皮質功能不全症。肝功能不良者不宜應用。

【規格】片劑：5mg × 100。眼膏：0.5％。

地塞米松（氟甲去氫氫化可的松，氟美松，利美達松）
Dexamethasone

【應用】同潑尼松。

【用法】0.75～6mg / d, po，分 2～4 次服用；維持劑量 0.5～0.75mg / d。8～16mg, im，間隔 2～3 週。2～20mg, iv. drip，以 5％葡萄糖注射液 500ml 稀釋。

【注意】潰瘍病、血栓性靜脈炎、活動性肺結核、腸吻合手術後病人忌用或慎用。

【規格】片劑：0.75mg × 100。注射劑：2.5mg / 0.5ml，4 mg / ml, 5mg / ml, 25mg / 5ml。注射劑：1mg / ml, 2mg / ml, 5mg / ml。滴眼劑：1.25mg / 5ml。軟膏：0.05％。

氫化可的松（氫可的松，可的索，皮質醇）
Hydrocortisone

【應用】同潑尼松。

【用法】補充替代療法：20～30mg / d, po。藥理治療：20～240mg / d, po，分次使用。

【注意】氫化可的松注射液因含醇量較高，不可直接用於靜注。對中樞抑制或肝功能不全的病人盡可能不用。

【規格】片劑：10mg, 20mg × 100。注射劑：10mg / 2ml, 25 mg / 5ml, 100mg / 20ml。粉針劑：135mg（相當於氫化可的松 100mg）。皮炎膜：0.25g。滴眼液：5mg / 3ml。眼膏：0.5％。軟

膏：1%。

潑尼松龍（氫化潑尼松，強的松龍） Prednisolone

【應用】同潑尼松。

【用法】10～40mg, po, bid～qid。10～30mg / d, im。10～25mg, iv. drip，溶於5%～10%葡萄糖液500ml中應用。

【注意】不適於原發性腎上腺皮質功能不全症。

【規格】片劑：5mg。粉針劑：25mg, 100mg, 250mg。混懸劑：125mg / 5ml。軟膏：0.5%。

甲潑尼龍（甲基去氫氫化可的松，甲基氫化潑尼松） Methylprednisolone

【應用】同潑尼松，但抗炎作用強。

【用法】開始6～24mg, po, bid，維持量4～8mg / d。關節腔內及肌肉注射，10～80mg。

【注意】注射液在紫外線及螢光下易分解，應避光保存。

【規格】片劑：2mg, 4mg（美卓樂〔進〕）。混懸液：20mg / ml, 40mg / ml。注射液：53mg（相當於甲潑尼龍40mg）。凍乾粉針劑：40mg（甲強龍〔進〕），500mg（甲強龍〔進〕）。

曲安奈德（曲安縮松，去炎舒松，康寧克痛－A） Triamcinolone Acetonide

【應用】抗炎作用比潑尼松強而持久。

【用法】20～100mg im / w。hypo 或關節腔內注射：2.5～5 mg。外用軟膏、乳膏、滴眼劑，qd～qid。氣霧劑，tid～qid。

【注意】病毒性、結核性或急性化膿性眼病忌用。

【規格】注射劑：5mg / ml, 10mg / ml, 40mg / ml（康寧克痛－

A〔進〕），40mg／ml（痛息通〔進〕），50mg／5ml，200mg／5ml。
乳膏、軟膏：0.025％, 0.1％, 0.5％。噴霧劑：55μg120 噴（珍
德〔合〕）。

曲安西龍（去炎松，氟羥氫化潑尼松，氟輕強的松龍）
Triamcinolone

【應用】藥理作用同醋酸潑尼松。

【用法】初始劑量 4～48mg／d, po。最好於每天晨 8～9 時
將全天劑量一次服用。維持劑量為 4～8mg／d。

【注意】妊娠及哺乳期婦女慎用。兒童長期使用可抑制生長
和發育，應慎用。

【規格】片劑：1mg, 2mg × 12, 4mg × 60。

布地奈德　Budesonide

見呼吸系統的藥物。

氟替卡松　Fluticasone

見呼吸系統的藥物。

氯倍他索（氯倍米松，特美膚）　Clobetasol

【應用】同曲安奈德。

【用法】外用：薄塗患處，bid or tid，待病情控制後改為 qd。

【注意】孕婦、兒童、面部、腋窩及腹股溝處應慎用。

【規格】丙酸氯倍他索軟膏：0.02％。

倍氯米松（倍氯松，倍氯美松雙丙酸酯）　Beclometasone

【應用】同地塞米松。

【用法】軟膏塗患處 2～3 次／d。氣霧劑，成人 0.05～0.1 mg／d, tid。最大量不超過 1mg／d。

【注意】不能用於眼科，孕婦、嬰兒須慎用。

【規格】軟膏：0.025％。氣霧劑：200 撳／瓶，1 撳含丙酸倍氯米松 50μg（比可酮[進]），200 撳／瓶（安德新[進]），250 UG80 次（比可酮[進]），250UG80 次（安德新[進]），250 UG 1200 次（比可酮[進]），250UG1200 次（安德新[進]），50 mg／200 次（必可靈[進]），200 噴，每噴 50mg（安得新[進]）。

哈西奈德（氯氟輕松，哈西縮松） Halcinonide

【應用】同曲安奈德。

【用法】軟膏、乳膏：外塗患處每日早晚各一次。溶液劑：塗患處，tid。

【注意】偶見塗藥部位局部燒灼感、刺痛、暫時性瘙癢、粟粒疹、毛囊炎等。

【規格】軟膏、乳膏：0.1％。溶液劑：0.1％, 0.025％。

可的松（皮質素） Cortisone

【應用】同氫化可的松但作用稍弱。

【用法】12.5～25mg, po, 25～100mg/d。20～300mg/d，im。

【注意】單純疱疹性或潰瘍性角膜炎禁用。眼部細菌性或病毒性感染時應與抗菌藥物合用。

【規格】片劑：5mg, 10mg, 25mg × 100。注射液（混懸液）：125mg／5ml，供局部注射用。眼膏：0.25％, 0.5％, 1％。

促皮質素（促腎上腺皮質激素）

Corticotrophin（ACTH）

【應用】刺激腎上腺皮質合成和分泌氫化可的松等激素。

【用法】12.5～25U, im, bid。長效促皮質素，20～60U，im, qd。以 12.5～25U, iv. drip 溶於 5%～10%葡萄糖注射液 500ml 內於 6～8h 滴完，qd。

【注意】iv. drip 時不宜與中性及偏鹼性的注射液如氯化鈉、谷氨酸鈉、氨茶鹼等配伍。

【規格】注射劑：25U, 50U。長效促皮質素注射液（促皮質素與氫氧化鋅的滅菌混懸液）：20U / ml, 25U / ml, 40U / ml。

倍他米松　Betamethasone

【應用】同地塞米松。

【用法】開始 0.5～2mg / d, po，分 2 次服。維持量 0.5～1 mg / d。6～12mg, im（醋酸酯）。

【注意】不宜用於腎上腺皮質功能不全症。孕婦忌用。

【規格】片劑：5mg。注射液：1.5mg / ml。

第三章　性激素及促性激素

一、雄激素及蛋白同化激素

甲睾酮（甲基睾丸素）　Methyltestosterone

【應用】促進男性性生殖器官及副性徵的發育、成熟。對抗雌激素。

【用法】男性雄激素缺乏症：開始時 30～100mg / d，維持量 20～60mg / d。月經過多或子宮肌瘤：舌下含服 5～10mg，

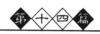

bid，不可超過 300mg／月。子宮內膜異位症：舌下含服 5～10mg, bid，連用 3～6 月。老年性骨質疏鬆症：每日 10mg，吞下含服。小兒再生障礙性貧血：每日 1～2mg／kg，1～2 次分服。晚期乳腺癌：50～200mg／d，分次服用。

【注意】肝功能不全者慎用。前列腺癌患者、孕婦及哺乳期婦女禁用。

【規格】片劑：5mg, 10mg×100。

丙酸睾酮（丙酸睾丸素，丙酸睾丸酮）
Testosterone Propionate

【應用】與甲睾酮相同，但肌注作用時間較持久。

【用法】雄激素缺乏症：10～50mg, im，2～3 次／w。月經過多或子宮肌瘤：25～50mg, im，2 次／w。功能性子宮出血：配合黃體酮使用，25～50mg im, qod，共 3～4 次。

【注意】肝腎功能不全，前列腺癌患者及孕婦忌用。

【規格】注射劑：10mg／ml, 25mg／ml, 50mg／ml。

十一酸睾酮　Testosterone Undecancate（TU）

【應用】同甲睾酮、為 im 長效雄激素。

【用法】40mg, po, tid。用於男子性功能減低，0.25g／月，im，連續 4 個月；用於再生障礙性貧血，首次 1g，以後 0.5g／次，2 次／月。

【注意】前列腺癌、肝腎功能不全、孕婦及哺乳婦女忌用。

【規格】膠囊劑：40mg×16。注射劑：250mg／2ml。

達那唑（炔睾醇，安宮唑）　Danazol

【應用】弱雄激素作用。

【用法】0.2～0.4g, po, bid，3～6 個月為 1 療程。子宮內膜異位症：從月經週期第 1～3 日開始服用，0.2g, bid，每日總量不超過 0.8g，連續 3 個月為 1 療程。

【注意】嚴重心、腎、肝功能不全，癲癇患者，孕婦及哺乳期婦女禁用。

【規格】膠囊劑：0.1g, 0.2g。

苯丙酸諾龍（苯丙酸去甲睪酮）
Nandrolone Phenylpropionate

【應用】同丙酸睪酮但作用較強。

【用法】成人 25mg，兒童 10mg，嬰兒 5mg, im，每 1～2 週 1 次。

【注意】前列腺癌患者及孕婦禁用。

【規格】注射劑：10mg/ml，25mg/ml。

二、雌激素及類似合成藥物

雌二醇（求偶二醇）　Estradiol

【應用】促進和調節女性性器官及副性徵的正常發育。

【用法】0.5～1.5mg, im，2～3 次 / w，平均替代治療劑量為 0.2～0.5mg / d。功能性子宮出血：4～6mg / d, im，血止後逐漸減量至每日或隔日 1mg，連用 3 週，繼用黃體酮。退奶：在乳房未脹前，4mg / d, im，連用 3～5 日。外用，貼片（Estraderm），每次於臍下貼 1 張，歷時 3 日。

【注意】忌用於乳房、外陰和陰道黏膜。肝、腎功能不全者忌用。

【規格】注射劑：2mg / ml。片劑：1mg× 28（諾坤復[進]）。控釋貼片（Estraderm），每張含雌二醇 2、4、8mg，相應面積

為 5、10、20cm²。雌二醇緩釋貼，2.5mg / 片。凝膠劑：80g，含雌二醇 0.06％。緩釋片劑：2mg。諾更寧：每片含 2mg 雌二醇，1mg 炔諾酮。

苯甲酸雌二醇（苯甲酸求偶二醇） Estradiol Benzoate

【應用】同雌二醇。

【用法】停經期綜合徵：2mg, im，2～3 次 /w。子宮發育不良：每 2～3d 肌注 1～2mg。子宮出血：1mg / d, im，1 週後繼用黃體酮。退奶：2mg / d, im，至生效為止。

【注意】嚴重肝、腎功能不全，乳腺癌患者及孕婦禁用。

【規格】注射劑：1mg / ml, 2mg / ml。

戊酸雌二醇 Estradiol Valerate

【應用】長效雌激素。

【用法】5～10mg, im，每 1～2 週 1 次。平均替代治療劑量為每 2 週 5～20mg。卵巢功能不全：5～20mg，1 次／月。退奶：10mg, im。或 1～2mg / d, po，連續 20d。

【注意】肝病、腎病、乳腺癌及卵巢癌患者忌用。

【規格】片劑：1mg × 21。注射劑：5mg / ml, 10mg / ml。

炔雌醇（乙炔雌二醇） Ethinylestradiol

【應用】口服強效雌激素。

【用法】0.02～0.05mg, po, 0.02～0.15mg / d；前列腺癌，0.05～0.5mg, po，3～6 次 / d。

【注意】與維生素 C 同服能使單次 po 炔雌醇的生物利用度提高 60％。

【規格】片劑：5 μg, 20 μg × 50, 50 μg, 500 μg。

雌三醇　Estriol

【應用】雌二醇的體內代謝物，作用較後者弱。

【用法】停經期綜合徵：1mg, po, qd，14～21 天為一療程，可連用 2～3 個療程。扁桃體摘除和子宮切除等出血：術前 2 日，10mg / d, im；胃腸道腫瘤等癌性出血，10mg / d, im，用藥 2～3 日。

【注意】有乳腺增生、乳房腫塊、婦科腫瘤、再生障礙性貧血、肝病患者忌用。未成年患者不宜。

【規格】片劑：1mg；5mg。軟膏劑：15g（歐維婷[進]）。

尼爾雌醇（戊炔雌三醇，E₃醚）　Nilestriol

【應用】雌三醇的衍生物，作用時間較長。

【用法】5mg, po，每月 1 次。症狀改善後維持量為1～2 mg，每月 2 次，3 月 1 療程。

【注意】除突破性出血量過多時需停藥外，一般不需停藥。

【規格】片劑：1mg×10, 2mg×6, 5mg。注射液：10mg / ml。軟膏劑：1mg / g。

結合雌激素（妊馬雌酮）　Conjugated Estrogens

【應用】同雌二醇。

【用法】0.5～2.5mg, po, qd～tid。停經期綜合徵：0.625～3.75 mg / d。治療前列腺癌：7.5mg / d。20mg, im。功能性子宮出血：注射生效後改 2.5～7.5mg / d, po，連服 20 日（最後 5d 加用孕激素）。

【注意】肝功能不全者慎用。

【規格】片劑：0.25mg, 0.3mg×20（倍美力[進]），0.625 mg×28（倍美力[進]），1.25mg, 2.5mg。注射劑：20mg / ml，25 mg /

支。軟膏劑：0.625mg/g, 42.5g（倍美力^{（進）}），14g（倍美力^{（進）}）。
複方製劑：複方雌孕片（倍美安）每片含結合雌激素 0.625mg 和
醋酸甲羥孕酮 2.5mg；複方雌孕片／結合雌激素片（倍美盈）由
兩種不同藥片組成：一種每片含結合雌激素 0.625mg，另一種每
片含結合雌激素 0.625mg 和 MPA5.0mg。

己烯雌酚（己酚，人造求偶素） Diethylstilbestrol

【應用】同雌二醇但作用稍強。

【用法】閉經：po，不超過 0.25mg/d。人工月經週期：0.25
mg/d，連用 20 日，待月經後再同法治療，共 3 個週期。月經
週期延長及子宮發育不良：0.1～0.2mg/d，連服半年，經期停
服。功能性子宮出血：0.5～1mg，每晚服用，連續 20d。

【注意】按指定方法服藥。肝、腎病患者及孕婦禁用。

【規格】片劑：0.1mg, 0.25mg, 0.5mg × 100, 1mg × 100。注
射劑：0.5mg/ml, 1mg/ml, 2mg/ml。

三、孕激素類

黃體酮（孕酮，助孕素） Progesterone

【應用】卵巢分泌的天然孕激素，用於治療閉經、子宮功能
性出血等。

【用法】功能性子宮出血：通常 5～10mg/d, im，共注射 5
～10d。閉經：先用雌激素治療 2～3 週，然後立即換用本品，
3～5mg/d, im，6～8d 為 1 療程。先兆流產：25～50mg/d, im，
待疼痛及出血停止後，減量到 10～25mg/d。習慣性流產：自妊
娠開始時使用，10～20mg, im, qd 或 2～3 次／週，直到妊娠第 4
個月。

【注意】肝功能不全者慎用，出現黃疸時應停藥。

【規格】注射劑：10mg / ml, 20mg / ml。膠丸：0.1g × 6。

甲羥孕酮（甲孕酮，安宮黃體酮）
Medroxyprogesterone

【應用】與黃體酮相似，但作用強。

【用法】先兆流產：4～8mg, po, bid～tid。習慣性流產：妊娠頭 3 個月，10mg / d, po，第 4～4.5 月，20mg / d。痛經：月經第 6d 開始，2～4mg, po, qd，連服 20d，或月經第 1d 開始，tid，連服 3d。

【注意】個別婦女有不規則出血。

【規格】醋酸甲羥孕酮片劑：2mg × 100, 4mg, 10mg, 100mg × 100, 250mg × 30, 500mg × 30。注射劑：150mg。

地屈孕酮　Dydrogesterone

【應用】口服孕激素，用於治療內源性孕酮不足引起的疾病。

【用法】月經失調、女性不育症、痛經：10mg, qd or bid，共 20 次。子宮內膜異位：10mg, bid or tid ；先兆流產：開始 40 mg，然後 10mg, q8h。

【注意】不明原因陰道出血，嚴重肝功能障礙，肝臟腫瘤（現病史或既往史），Dubin Johson 綜合徵、Potor 綜合徵、黃疸，妊娠期或應用性繳素時產生或加重的疾病式症狀不宜。

【規格】片劑：10mg × 20（達芙通[進]）。

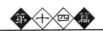

四、促性腺激素

絨促性素（絨膜激素）
Chorionic Gonadotrophin（HCG）

【應用】促卵泡成熟及排卵和促雄激素產生作用。

【用法】無排卵性不育症：於經期第 10d 起，500～1000 U, im, qd，連續 5d。黃體功能不足：於經期第 15～17d（基礎體溫上升 3d 後），500～1000U / d, im，連用 5d。功能性子宮出血：300～1500U / d,im，連用 3～5d。

【注意】宜臨用新配，注射前需作過敏試驗。生殖系統有炎症疾病、激素性活動型性腺癌、無性腺（先天性或手術後）患者忌用。

【規格】注射劑：1kU, 2kU,（絨毛膜激素針[進]）, 5kU（絨毛膜促性激素[進]）, 500U, 1000U, 2000U, 3000U, 5000U。

尿促性素（停經促性素）　Menotrophin（HMG）

【應用】同絨促性素。

【用法】開始 75～150U / d, im，連用 7～12d，至雌激素水平增高後，再 im 絨促性素（qd1000U，連用 5d，或 1 次 3000 U），經 12h 即排卵。用於精子缺乏症，1 週 200～1200U，分 3 次注射，總量 3200～19200U。

【注意】妊娠卵巢功能不全、多囊泡性卵巢、顱內病變、甲狀腺或腎上腺皮質功能減退等患者忌用。

【規格】注射劑：75U, 150U（喜美康）。

氯米芬（克羅米芬）　Clomifene

【應用】低劑量促進排卵，高劑量則抑制排卵。

【用法】有月經者自經期第 5d 開始，50mg, po, qd，連服 5d；無月經者任意 1d 開始，50mg, qd，連服 5d。一般在服藥後 7d 左右排卵，3 週後自然行經。連服 3 個週期為 1 療程。

【注意】肝腎功能不全者、卵巢囊腫及其他婦科腫瘤患者禁用。

【規格】片劑（膠囊劑）：50mg × 10。

重組人促卵泡成熟激素 rhFSH　（Gonal-F, Metrodin HF）

【應用】刺激卵泡的生長。

【用法】每日注射 1 次，給一個療程。有月經的患者，應在月經週期初 7 天內開始治療。

【注意】禁用於妊娠，非多囊卵巢綜合徵所引起的卵巢增大或囊腫，卵巢、子宮或乳腺癌，不明原因的婦科出血等。

【規格】注射劑：75U（果納芬[進]）。

曲普瑞林（色氨瑞林）　Triptorelin

【應用】促性腺激素釋放激素類似物。

【用法】0.1mg, hypo, qd。用於促排卵，於月經週期第 2d 開始，0.1mg, qd，連續 10～20d。

【注意】同戈舍瑞林。

【規格】注射劑：0.1mg（達必佳[進]），0.1mg（達菲林[進]），3.75mg（達必佳[進]），3.75mg（達菲林[進]）。

戈舍瑞林　Goserelin

見抗腫瘤藥。

第四章　避孕藥

一、短效避孕藥

炔諾酮（婦康）　Norethisterone

【應用】能抑制下丘腦促黃體釋放激素的分泌。

【用法】作短效口服避孕藥：月經週期第 5d 開始服藥，qd，連服 22 日，服完等月經來後的第 5d 繼續服藥。作探親避孕藥：於同居當晚開始服用，每晚 5mg，同居 10d 內，連服 10 次；同居半個月，連服 14 次；超過半個月者，服完 14 次後接著改服短效口服避孕藥，直至探親期結束。

【注意】漏服應在 24h 內補服一次。本品過敏者，患者心血管疾病、肝腎疾病、糖尿病、哮喘病、癲癇、偏頭痛、血栓性疾病、膽胰疾病、乳房腫塊及精神病患者忌用。

【規格】複方炔諾酮片（膜、紙片）：含炔諾酮 0.6mg 和炔雌醇 0.035mg。炔諾酮片（膜、紙片）：0.625mg × 100, 2.5mg × 40。

甲地孕酮（去氫甲孕酮，婦寧）　Megestrol

【應用】高效孕激素。

【用法】作短效口服避孕藥：從月經週期第 5d 起，qd，連服 22d，然後於第 5d 繼續服下一月的藥。作探親避孕藥：探親當日中午口服 1 片甲地孕酮探親避孕片一號，當晚加服 1 片，以後每晚服 1 片，直至探親結束，次日再服 1 片。作事後避孕藥：口服甲醚抗孕丸，於月經第 6～7d 服 1 次，以後每次房事時服 1 粒。甲醚抗孕膜可舌下含服，凡常住一起者，第一次於月經第 6d 含服 1 小格，以後每次房事含服 1 片。探親者，於探

親當日含服 1 片，以後每次房事含服 1 片。

【注意】肝、腎病患者忌用，子宮腫瘤、血栓病史及高血壓患者慎用。

【規格】醋酸甲地孕酮片劑、膜劑、紙片：1mg, 4mg。甲地孕酮探親避孕片 1 號：2mg。複方甲地孕酮片、膜、紙片：每片或每小格含甲地孕酮 1mg 和炔雌醇 0.035mg。

孕三烯酮（三烯高諾酮，18- 甲三烯炔諾酮）　Gestrinone

【應用】中等強度孕激素。

【用法】探親避孕藥：於探親當日 3mg, po，以後每次房事時服 1.5mg。事後避孕藥：從月經第 5～7d 開始服藥，1 週 2 次（間隔 3～4d）2.5mg。抗早孕：9mg / d, po，分 2～3 次服，連服 4d，停藥後 2d 於陰道後穹窿處放置 dl–15 甲基 $PGF_2\alpha$ 薄膜，2mg, q2～5h，共 4 次，然後經 2～5h 1.5～2mg, im。dl–15 甲基 $PGF_2\alpha$ 為 1 療程。如無組織物排出，隔 1d 後重複療程。

【注意】肝、腎功能不全者忌用。

【規格】片劑：1.5mg, 2.5mg × 10（內美通[進]）。膠囊：2.5mg × 8（言昌）。

去氧孕烯（地索高諾酮）　Desogestrel

【應用】同炔諾酮。

【用法】從月經第 1 天開始，1d1 片，連用 21d，停藥 7 d，第 29d 開始服下 1 週期藥片。

【注意】嚴重肝功能障礙，血栓形成或栓塞、乳腺癌、子宮癌患者及哺乳期禁用。糖尿病人需增加胰島素或其他降糖藥劑量。

【規格】複方片劑（×21）：去氧孕烯 150 μg，炔雌醇 30

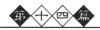

μg（媽富隆）。

左炔諾孕酮　Levonorgestrel

【應用】抑制垂體分泌促性腺激素，用於女性避孕。

【用法】在同居前兩天開始服藥，每晚 52mg，連服 10～15 d 不能間斷。

【注意】肝、腎疾病、高血壓等患者禁用。孕婦及哺乳期婦女禁用。

【規格】紙片：52mg（曼月樂）。

二、長效避孕藥

羥孕酮（長效黃體酮）　Hydroxyprogesterone

【應用】長效孕激素。

【用法】複方己酸羥孕酮注射液（避孕針 1 號）：深部 im，第 1 次於月經來潮第 5d 注射 2 支，以後每月 1 次，於月經來潮後 10～12d 注射 1 支。

【注意】患急慢性肝炎、腎炎及乳房腫塊者忌用。子宮肌瘤、高血壓患者慎用。

【規格】己酸羥孕酮注射液：0.125g / ml, 0.25g / ml, 0.25g / 2ml。複方己酸羥孕酮注射液（避孕針一號），每支 1ml 含己酸羥孕酮 250mg 和戊酸雌二醇 5mg。

黃體酮節育器　Progestasert

【應用】同黃體酮。

【用法】宮腔上環，每年 1 次，每環可使用 1 年。

【注意】主要有不規則出血或閉經。

【規格】宮內節育器：含黃體酮 38mg。

三、抗早孕藥

米非司酮　Mifepristone

【應用】為新型抗孕激素，無孕激素、雌激素、雄激素及抗雌激素活性。

【用法】抗早孕，主要用於閉經小於 7 週者，25mg, po, bid～qid，連服 3d 或 4d；閉經大小 7 週者，0.1g, bid，連服 4d；或 0.6g, 36～48h 或陰道見紅後肌注酮 0.25mg；或陰道放置吉美前列素 1mg 或卡前列甲酯 1mg；或口服前列醇 400μg。

【注意】35 歲以上孕婦避免使用，過敏者忌用。

【規格】片劑：25mg×6（米非司酮[進]），0.1g, 0.2g。

米索前列醇　Misoprostol

【應用】收縮妊娠子宮。

【用法】孕婦在服用米非司酮 0.6g, 36～48h 後，400μg, po。

【注意】過敏者忌用。

【規格】片劑：200μg×30[進]。

第五章　胰島素及其他影響血糖的藥物

胰島素　Insulin

【應用】加速糖酵解，促進糖原合成。

【用法】一般為 hypo, tid～qid。糖尿病性昏迷，100U 左右 iv，與葡萄糖（50～100g）一同 iv。

【注意】低血糖、肝硬化、溶血性黃疸、胰腺炎、腎炎患者忌用。

【規格】注射劑：400U / 10ml, 800U / 10ml。含防腐劑的注

射液不宜靜注，靜注宜用注射用胰島素製劑：50U, 100U, 400U。

賴脯胰島素

【應用】賴脯胰島素適用於需控制高血糖的糖尿病患者。

【用法】注射時間：餐前 15min 內注射。

【注意】禁忌證：低血糖發作；對賴脯胰島素或其組分過敏。

【規格】筆芯：300U/3ml（優泌樂）。

甘精胰島素

【應用】糖尿病。

【用法】定時 im, qd。

【注意】不良反應：低血糖，過敏反應。禁用於低血糖患者，對甘精胰島素或注射液中其他成分過敏者。

【規格】筆芯：300U / 3ml（來得時[進]）。

基因重組人胰島素

【應用】調節糖代謝。

【用法】根據不同產品和病情適當調整劑量。一般除治療糖尿病性昏迷等急症外，多採用 sc。

【注意】低血糖、胰島細胞瘤患者禁用。

【規格】注射劑：400U / 10ml（諾和靈 N，諾和靈 R，諾和靈 30R，甘舒霖 R，甘舒霖 N，甘舒霖 30R），筆芯：300U / 3ml（諾和靈 R，諾和靈 N，諾和靈 30R，諾和靈 50R）。100U / 3ml（甘舒霖 R，甘舒霖 N，甘舒霖 30R）。

門冬胰島素

【應用】與肌肉和脂肪細胞上的胰島素受體結合後，促進葡萄糖吸收，同時抑制肝糖元釋放來治療糖尿病。

【用法】餐前肌注。

【注意】低血糖，對門冬胰島素或製劑中其他成分過敏者禁用。

【規格】注射液：300U／3ml（諾和銳[進]）。

中性可溶性人胰島素

【應用】維持正常血糖水平。

【用法】sc，優沁林常規可靜脈內使用。

【注意】低血糖、對組成成分過敏者禁用。

【規格】筆芯：400U, 300U／3ml（常規優泌林）；400U, 300U／3ml（中效優泌林）；400U, 300U／3ml（混合優泌林）。

瑞格列奈　Repaglinide

【應用】口服抗糖尿病藥。非磺酰脲類促胰島素分泌劑。用於飲食控制、降低體重及運動鍛鍊不能有效控制高血糖的 2 型糖尿病患者。

【用法】起始劑量為 0.5mg，單次最大劑量為 4mg，餐前 15 min 服用。日劑量不應超過 16mg。

【注意】伴隨或不伴昏迷的糖尿病酮症酸中毒患者，妊娠或哺乳婦女，8 歲以下兒童，嚴重腎功能或肝功能不全的患者，與 CYP3A4 抑制劑或誘導劑合併治療時禁用。

【規格】片劑：0.5mg×30（孚來迪，諾和龍[進]），1.0 mg×30（諾和龍[進]），2.0mg×30（諾和龍[進]）。

那格列奈 Nateglinide

【應用】新型的餐時血糖調節劑，能有效控制餐後血糖水平，具有起效快、作用時間短，引起心血管副作用和低血糖發生率低等特點。

【用法】餐前 120mg。

【注意】禁用於 I 型糖尿病。糖尿病酮症酸中毒，妊娠和哺乳，重度感染、手術前後或有嚴重外傷的患者慎用。

【規格】片劑：120mg × 12（唐力[合]）。

格列本脲（優降糖） Glibenclamide

【應用】同甲苯磺丁脲但作用更強。

【用法】2.5～10mg, po，早飯後 1 次服，開始 2.5mg / d，然後根據情況逐增，但 1d 不超過 15mg，出現療效後維持量 2.5～5mg / d。1d 量超過 10mg 時應分早晚兩次服。

【注意】不良反應及注意事項見甲苯磺丁脲，但較易發生低血糖反應。

【規格】片劑：2.5mg × 100。

格列吡嗪（吡磺環已脲） Glipizide

【應用】同甲苯磺丁脲但作用更強。

【用法】推薦劑量：2.5～20mg / d，飯前 30min 服用，以後根據血糖和尿糖情況增減劑量，1 次增減 2.5～5mg。1d 劑量超過 15mg 時，分 2～3 次餐前給藥。最大劑量不超過 30mg。

【注意】對本品過敏者禁用。胰島素依賴型糖尿病、酮症傾向、合併嚴重感染及伴有肝腎功能不全者禁用。

【規格】片劑：2.5mg, 5mg × 30（美吡達[合]），5mg × 14（瑞易寧[進]）。

格列齊特（甲磺吡脲） Gliclazide

【應用】第二代磺酰脲類降血糖藥。

【用法】80mg, po, qd～bid，或根據病情調整劑量。

【注意】磺胺類過敏者慎用，妊娠婦女禁用。幼年型糖尿病、伴有酮症糖尿病、糖尿病性昏迷等需要注射胰島素，不能單獨應用本品。

【規格】片劑：30mg×30（達美康[合]），40mg, 80mg × 60（達美康[合]）。

格列美脲 Glimepiride

【應用】刺激胰島 β 細胞分泌胰島素，用於控制 II 型糖尿病。

【用法】起始劑量 1～2mg, qd。維持劑量 1～4mg, qd。

【注意】過敏史者用。不適用於 I 型糖尿病的治療。孕婦及哺乳婦女禁用。

【規格】1mg × 15（亞莫利[進]）。

格列喹酮（糖腎平） Gliquidone

【應用】同格列齊特。

【用法】口服，一般從小劑量開始，劑量範圍 15～120 mg，於餐前服用。在上述劑量範圍內，通常每日可遞增 15 mg，最佳劑量 45～60mg / d，分 3 次服用。

【注意】磺胺過敏、妊娠、胰島素依賴型糖尿病、糖尿病昏迷、酮症傾向患者禁用。本品會影響病人駕駛和從事緊張及全神貫注的工作。

【規格】片劑：30mg × 30（糖適平[進]）。

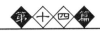

吡格列酮　Pioglitazone

【應用】提高外周和肝臟的胰島素敏感性而控制血糖血糖的生成、轉運和利用。

【用法】應每日服用 1 次。

【注意】存在肝毒性，心臟病人及肝腎功能不良者慎用。

【規格】片劑：15mg × 7（瑞彤，卡司平，艾汀）。

羅格列酮　Rosiglitazone

【應用】提高肝臟、肌肉和脂肪組織對胰島素的敏感性，改善血糖控制情況。

【用法】糖尿病治療應個體化。初始劑量可為 1d 4mg，每日 1 次或分兩次 po。

【注意】對該藥過敏患者、妊娠哺乳期婦女、18 歲以下患者、嚴重心臟病或肝病患者禁用，腎功能不全患者禁與二甲雙胍聯用。

【規格】片劑：4mg × 7（太羅，文迪雅[合]）。

二甲雙胍（甲福明）　Dimethylbiguanide

【應用】雙胍類降血糖藥。

【用法】推薦劑量 0.25g, po, bid，進餐時或餐後服用，以後視療效適當調整劑量，每日總量不宜超過 1.5g。

【注意】心力衰竭、心肌梗塞、腦血管意外等心血管病患者禁用。糖尿病酮症、糖尿病伴發嚴重感染、糖尿病視網膜病變者忌用。

【規格】片劑：0.25g、0.5g × 24（立克糖），0.5g、0.85 g × 20（格華止[合]）。

伏格列波糖　Voglibose

【應用】延遲糖分消化和吸收，導致飯後高血糖的改善。

【用法】200 μ g，飯前 po, tid。

【注意】禁用於嚴重酮症、糖尿病昏迷或昏迷前的患者，嚴重感染、手術前後、嚴重創傷的患者。

【規格】片劑：200 μ g×30（倍欣）。

阿卡波糖（抑葡萄糖苷酶）　Acarbose

【應用】新型口服降血糖藥。

【用法】劑量需個體化，一般 50～200mg, po, tid，飯前服用。

【注意】應避免與抗酸藥、消膽胺、腸道吸附劑和消化酶同時服用，以免降低阿卡波糖的作用。

【規格】片劑：50mg×30（拜糖平[合]，卡博平[合]），100 mg。

依帕司他　Epalrestat

【應用】醛糖還原酶抑制藥。

【用法】50mg，飯前 po, tid。隨年齡及症狀適當增減。

【注意】服用本品尿液呈褐黃色，會影響膽紅素及酮體尿定性試驗。妊娠及哺乳婦女忌用。

【規格】片劑：50mg × 10。

第六章　甲狀腺激素及抗甲狀腺藥物

甲狀腺　Thyroid

【應用】用於各種原因引起的甲狀腺功能減退症。

【用法】成人常用量：開始為每日 10～20mg, po，逐漸增加，維持量一般為每日 40～120mg，少數病人需每日 160mg。

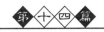

嬰兒及兒童完全替代量：1 歲以內 8～15mg；1～2 歲 20～45 mg；2～7 歲 45～60mg；7 歲以上 60～120mg。開始劑量應為完全替代劑量的 1 / 3，逐漸加量。

【注意】心絞痛、冠心病和快速型心律失常者禁用。動脈硬化、心功能不全、糖尿病、高血壓患者慎用。兒童、孕婦及老年人慎用。

【規格】片劑：40mg × 100。

左甲狀腺素（L-甲狀腺） Levothyroxine

【應用】人工合成的四碘甲狀腺原氨酸。

【用法】成人開始 25～50 μg, qd。每 2 週遞增 50 μg，最大劑量為每日 150～300 μg，維持量為每日 100～200 μg。

【注意】同甲狀腺粉。

【規格】片劑：25 μg, 50 μg × 100（優甲樂〔進〕），50 μg × 60（雷替斯〔進〕），100 μg × 100（優甲樂〔進〕），100 μg × 100（加衡）。注射劑：1mg / 1ml。

丙硫氧嘧啶 Propylthiouracil

【應用】抑制甲狀腺素的生成。

【用法】甲亢的內科治療：成人常用量，0.1～0.2g, po, tid，待症狀緩解後，改用維持量 25～100mg / d。兒童常用量，6～10 歲，50～300mg / d, po，分 3 次服；新生兒 10mg /（kg・d），分 3 次給藥。甲狀腺危象：0.4～0.8g / d，分 3～4 次服用，療程不超過 1 週，作為綜合治療措施之一。甲亢術前準備：術前服用本品使甲狀腺功能恢復到正常或接近正常，再加服 2 週碘劑。

【注意】孕婦、哺乳期婦女禁用，結節性甲狀腺腫合併甲狀

腺功能亢進症者、甲狀腺癌患者忌用。

【規格】片劑：50mg × 60（丙賽優），100mg。

甲巰咪唑（他巴唑）　Thiamazole（tapazole）

【應用】同丙硫氧嘧啶但作用更強。

【用法】開始 10～20mg, 30～60mg/d，維持量 5～10 mg/d。

【注意】同丙硫氧嘧啶。

【規格】片劑（賽治[進]）：5mg、10mg × 50。

碘化鉀　Potassium Iodide

【應用】補碘藥，促進甲狀腺素的合成。

【用法】常用量 0.1～0.5ml, po, 0.3～0.8ml / d；極量 1ml, 3 ml / d。

【注意】對碘有過敏史者禁用。

【規格】注射劑：10% 10ml。

碘酸鉀（金碘）　potassium Iodate

【應用】預防及治療地方性甲狀腺腫和地方性克汀病等碘缺乏病。

【用法】片劑，1 次 1 片，qd；孕婦及乳母服 1 片，或遵醫囑。po 顆粒劑，qd，1 次 1～2 包；孕婦及乳母 2～3 包。兒童 po 給藥：片劑，qd，4 歲以上服 1 片，4 歲以下服半片，或遵醫囑。顆粒劑，qd，4 歲以下兒童 1 包，4 歲以上 1～2 包。

【注意】對碘過敏者、甲狀腺功能亢進者禁用。

【規格】片劑：0.3mg × 15, 0.4mg。顆粒劑：0.15mg。

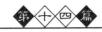

複方碘溶液（盧戈氏碘） Compound Iodine Oral Solution

【應用】本品為抗甲狀腺藥，適用於地方性甲狀腺腫的治療和預防，甲狀腺功能亢進症手術治療前的準備，甲狀腺功能亢進症危象。

【用法】治療甲狀腺功能亢進症狀控制後，於術前 10～14 d 開始口服複方碘溶液，tid，每次 3～5 滴（約 0.1～0.3 ml），應塗於食物服用。

【注意】活動性肺結核患者、對碘化物過敏者應禁用。嬰幼兒禁用。

【規格】口服液：500ml, 60ml。

促甲狀腺素 Thyrotrophin（TSH）

【應用】促使甲狀腺合成並分泌甲狀腺激素。

【用法】TSH 試驗，方法為，10 μ g, im, bid，共 3d。甲狀腺全切除後，10 μ g / d, im，共 7d，使轉移病灶的吸收率提高後，再給以治療量碘。

【注意】冠心病患者忌用。

【規格】注射劑：10 μ g / 6ml。

第七章　甲狀旁腺及鈣代謝調節劑

依降鈣素 Elcatonin

【應用】具有降低血清鈣的作用。

【用法】成人骨質疏鬆症：20U，每週 1 次肌肉注射。高鈣血症 40U, im, bid。應根據年齡適當增減劑量。變形性骨炎：40U, im, qd。

【注意】不得長期用藥。有過敏體質者慎用，支氣管哮喘或

有其既往史者慎用。

【規格】注射液：10U／ml, 20U／ml, 40U／ml（益鈣寧[進]）。

鮭魚降鈣素　Calcitonin

【應用】抑制破骨細胞的作用，減少體內鈣由能向血中的流動量。

【用法】不能使用常規的雌激素／鈣聯合治療的早期和晚期停經後骨質疏鬆症：每日 50～100U 或隔日 100U, hypo or im。變形性骨炎：100U／d, hypo or im，症狀改善後，可隔日或每日注射 50U。

【注意】長期使用可見藥物失效，停止用藥後，降鈣素的治療反應可恢復。

【規格】注射液：50U／ml（密鈣息[進]）。噴鼻劑：200U, 550U, 4400U（密鈣息[進]）。

羥乙磷酸鈉（依替膦酸二鈉，依曲膦酸二鈉）　Etidronate

【應用】小劑量抑制骨吸收，大劑量時抑制骨形成。

【用法】200mg, po, bid。

【注意】腎功能損害者、孕婦及哺乳期婦女慎用。

【規格】片劑：200mg。

阿侖膦酸鈉　Alendronate

【應用】同羥乙膦酸鈉但作用更強。

【用法】10mg, po, qd，每日早餐前至少 30min 空腹服用。

【注意】有消化道疾病者慎用，腎功能障礙者慎用。

【規格】片劑：10mg × 7（固邦，福善美[合]）。

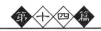

帕米膦酸二鈉　Pamidronate

【應用】用於腫瘤引起的高鈣血症及乳腺癌溶骨性骨轉移和多發性骨髓瘤骨質溶解的患者。

【用法】iv. drip，滴注速度不應超過 600mg / hr。最大濃度為 90mg / 250ml 滴注液。

【注意】不應靜脈推注。

【規格】乾粉劑：15mg（博寧），30mg（阿可達[進]）。

氯屈膦酸二鈉　Clodronadte Disodium

【應用】同帕米膦酸二鈉。

【用法】iv. drip，第 1～5d, 300mg / d。

【注意】同帕米膦酸二鈉。

【規格】注射劑：300mg（固令[進]）；片劑：400mg（固令[進]）。

第十五篇

維生素類、鈣製劑及營養藥物

第一章　維生素、微量元素及酶類藥

第一節　維生素類藥

一、水溶性維生素

維生素 B_1（鹽酸硫胺，硫胺素，抗神經炎素）　Vitamin B_1

【應用】用於腳氣病的防治和各種疾病的輔助治療，如消化不良、心肌炎、神經炎等。

【用法】$10\sim30$mg, po, tid。$50\sim100$mg, im 或 sc。

【注意】大劑量注射時可能會發生皮疹、瘙癢等過敏反應。肌注前應作皮試。

【規格】片劑：5mg、10mg×100；注射劑：50mg, 100 mg。複合維生素 B 片劑：×100。複合維生素 B 注射劑：甲硫氨酸 40mg 和維生素 B_1 4mg。

維生素 B_2（核黃素，乙二素）　Vitamin B_2

【應用】用於防治核黃素缺乏所致的結膜炎、角膜炎、口

角炎、脂溢性皮炎等。

【用法】5～10mg, po, tid，進餐時或飯後立即服用。5～10 mg, im，連用數週至病勢減退為止。

【注意】丙磺舒可減少 B₂ 吸收。長期用三環類抗抑鬱藥、吩噻嗪類藥的患者對本藥需要量增大。可使鏈黴素、紅黴素、四環素的抗菌活性下降。

【規格】片劑：5mg、10mg×100。注射劑：1mg, 5mg, 10 mg。

維生素 B₆（吡多辛，吡多醇，抗皮炎素） Vitamin B₆

【應用】參與氨基酸的代謝並影響脂肪代謝，降低膽固醇。

【用法】10～20mg, po, tid。50～100mg, iv、im 或 sc, qd。

【注意】孕婦接受大量維生素 B₆ 可致新生兒產生維生素 B₆ 依賴綜合徵。

【規格】片劑：10mg×100。注射劑：25mg, 50mg, 100 mg。霜劑：12mg。

維生素 B₁₂ Vitamin B₁₂

見第十二篇抗貧血藥。

腺苷輔酶VB₁₂（輔酶B₁₂，輔酶維生素 B₁₂，腺甘鈷胺） Cobamamide

【應用】主要用於巨幼紅細胞性貧血、營養不良性貧血、妊娠期貧血。

【用法】250～500 μg, po, qd～tid。500～1000 μg / d, im。

【規格】片劑：250 μg×100。針劑：500 μg / 1ml。

複合維生素 B　Compound Vitamin B

【應用】預防和治療 B 族維生素缺乏所致的各種疾病。

【用法】片劑：成人 1～3 片，兒童 1～2 片，po, tid。糖漿劑：成人 5ml / 次，兒童 2.5ml, po, tid。

【注意】當藥品性狀發生改變時禁止服用。

【規格】複方溶液劑：60ml、120ml（寶立康糖漿）。

泛酸鈣（維生素 B_5）　Calcium Pantothenate

【應用】用於防治維生素 B_5 缺乏症、鏈黴素中毒、術後腸梗阻等。

【用法】10～20mg, po, tid。對手術後腸絞痛 50mg, im, qd～tid。

【注意】血友病患者慎用，因其可延長出血時間。

【規格】片劑：20mg × 100。注射劑：50mg。

煙酸　Nicotinic Acid

見循環系統。

煙酰胺（維生素 PP，尼克酰胺，維生素 B_3）　Nicotinamide

【應用】參見用法。

【用法】糙皮病、口炎及舌炎：50～200mg, po, tid。心臟傳導阻滯：0.3～0.4g, qd，30 日為 1 療程。心律失常、病寶綜合徵、寶性心動過緩等疾病：0.5～0.7g，qd。

【注意】妊娠初期過量服用有致畸可能。長期服用異煙肼時應補充煙酰胺。

【規格】片劑：50mg、100mg × 100。注射劑：50mg, 100 mg。

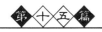

維生素C（丙種維生素，抗壞血酸） vitamin C

【應用】防治壞血病。用於急、慢性傳染病以補充需要和增強抵抗力。

【用法】5～10g, iv. drip。50～100mg，飯後 po, bid or tid。

【注意】與肝素、華法林合用可引起凝血酶原時間縮短。大量長期服用應逐漸減量停藥。

【規格】片劑：25mg、50mg、100mg × 100。注射劑：0.1 g, 0.25g, 0.5g, 2.5g。

二、脂溶性維生素

維生素A（維生素甲，視黃醇） Vitamin A

【應用】用於補充需要，如夜盲症、皮膚粗糙等。

【用法】補充需要：成人 4000U / d；兒童 2000～3000 U/ d；嬰兒 600～1500U / d。治療量 1 萬～2.5 萬 U，連服數週至數月。

【注意】成人 1次口服超過 100 萬 U，小兒 1 次超過 30 萬 U 可致急性中毒。

【規格】膠丸劑（×100）：100U, 1000U, 5000U, 2.5 萬 U。滴眼液：0.1g / 10g（諾沛〔合〕– 維生素 A 棕櫚酸眼水）。

維生素D（維生素丁，骨化醇（維生素 D_2），
膽維丁（維生素 D_3）） Vitamin D

【應用】用於防治鈣、磷缺乏所致疾病。

【用法】預防量為1d400U，治療量為 1d5000～10000U，po。im，1 次 30 萬～60 萬 U，注意加服鈣劑。

【注意】大量久服可致高血鈣、食慾不振、軟組織異位骨化等，並可致腎功能損害。

【規格】維生素 D_2 膠丸：1 萬 U。維生素 D_2 片劑：5000 U，1

萬 U。維生素 D_3 注射液：15 萬 U，30 萬 U，60 萬 U。維生素 AD 膠丸：每粒含維生素 A 3000U、維生素 D 300U。濃維生素 AD 膠丸：每粒含維生素 A 1 萬 U、維生素 D 1000U。維生素 AD 滴劑：①每 1g 含維生素 A 5000U、維生素 D 500U（伊可新）；②每 1g 含維生素 A 5 萬 U、維生素 D 5000U（伊可新）；③每 1g 含維生素 A 9000U、維生素 D 3000U（伊可新）。維生素 D_2 膠性鈣：1ml, 10ml，每毫升含 D_2 5 萬 U，膠性鈣 0.5mg。

骨化三醇（鈣三醇） Calcitriol

【應用】藥理作用同維生素 D_3，療效較強。

【用法】口服劑量應根據患者血鈣濃度來調整。

【注意】大劑量長期服用可致高血鈣症或鈣中毒。凡與高血鈣有關的疾病禁用本品。

【規格】膠囊劑：0.25 μg × 10（羅鈣全 [合]），0.5 μg。

阿法骨化醇 Alfacalcidol

【應用】參見用法。

【用法】用於慢性腎衰竭合併骨質疏鬆：0.5～1.0 μg，頓服。治療甲狀旁腺功能低下和抗維生素 D 佝僂病：1.0～4.0 μg / d, po。具體劑量根據血鈣水平調整。

【注意】高磷酸鹽血症者應用磷酸鹽結合劑（如氫氧化鋁凝膠等）控制血磷。

【規格】膠囊劑：0.25 μg × 20（阿法–D3 膠囊 [進]，萌格旺 [進]，法能），0.5 μg, 1.0 μg。

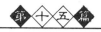

維生素 E（生育酚，產妊酚） Vitamin E

【應用】習慣性流產、先兆流產、不孕症、更年期綜合徵等疾病。

【用法】10～100mg, po, bid～tid； 5～10mg, im。

【注意】長期應用（6 個月以上）可引起血小板聚集和血栓形成。

【規格】片劑：10mg, 50mg。膠丸劑：50mg × 60（高維 E 丸），100mg（來益）。注射液：50mg。

三、複方維生素及其他

水溶性維生素 Water-soluble Vitamin

【應用】用以補充每日各種水溶性維生素的生理需要。

【用法】成人和體重 10kg 以上兒童：1 瓶 / d；體重低於 10 kg 的兒童：每日每公斤體重需要量為 1 / 10 瓶。

【注意】本品的混合液如為水溶液型時應避光。禁用於對其中任何一種成分過敏的患者。

【規格】凍乾粉針：0.5g（水樂維他，V 佳林，欣維，嘉利多維）。

脂溶性維生素 Fat-soluble Vitamin

【應用】提供每日需要量的脂溶性維生素，包括維生素 A、D、E、K。

【用法】成人及 11 歲以上兒童成人規格，10ml / d。11 歲以下兒童用兒童規格，1ml /（kg・d），日劑量不超過 10ml。

【注意】本品含維生素 K_1 能與香豆素抗凝劑發生作用，不宜合用。

【規格】注射劑（脂肪乳型）：10ml（維他利匹特），2ml

（脂維他，若維）。

蘆丁　Rutin

【應用】主要用於脆性增加的毛細血管出血症。

【用法】成人常用量：20～40mg, po, tid。複方蘆丁：1～2片，po, tid。

【注意】本品在體內幾乎不被吸收，故口服療效不確切。

【規格】複方片劑：蘆丁 20mg；維生素 C 50mg。

複合維生素

【應用】含水溶性和脂溶性維生素，適用於維生素缺乏患者作為胃腸外營養液。

【用法】成人及 11 歲以上兒童，每天給藥 1 支。

【注意】已知對本品任何成分過敏者，尤其是對 B_1 過敏者及 新生兒，嬰兒，11 歲以下的兒童禁用。

【規格】注射劑：5ml（施尼維他[進]）。

左卡尼汀　Levocarnitine

【應用】用於防治左卡尼汀缺乏。

【用法】成人 1～3g / d，分 1～3 次服用，用餐時服用。兒童起始劑量 50～100mg / kg（最大劑量為 3g / d）。

【注意】用胰島素或口服降糖藥物治療的糖尿病患者。本品含有少量乙醇，對乙醇過敏的病人慎用。

【規格】口服液：1g / 10ml（東維力）。

金施爾康　Theragran Gold

【應用】用於維生素及微量元素缺乏的預防。

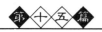

【用法】12 歲以上 1 片／d，飯後服用。

【注意】胃炎、潰瘍、哮喘患者及 12 歲以下兒童慎用。

【規格】片劑：30 片／盒。

施爾康　Theragran-M

【應用】用於維生素及微量元素缺乏的預防。

【用法】12 歲以上 1 片／d，飯後服用。

【注意】胃炎、潰瘍、哮喘患者及 12 歲以下兒童慎用。

【規格】片劑：30 片／瓶。

小施爾康　Theragran Junior

【應用】當機體缺乏時，可用其補充。

【用法】3～12 歲兒童，po 片劑：1 片／d，咀嚼；0～2 歲嬰幼兒，滴劑：0.5～1ml, qd，滴入口中或加入飲料中。

【規格】片劑：30 片／瓶。滴劑：15ml。

21- 金維它　21-Super-Vita

【應用】用於維生素及微量元素缺乏症。

【用法】成人 2 片／d, po，妊娠期及哺乳期婦女 2～4 片／d，兒童半片～2 片／d。

【注意】服用本品後尿色會變黃，勿需顧慮。

【規格】片劑：60 片／瓶，100 片／瓶。

善存　Centrum

【應用】用於預防因維生素和微量元素缺乏所引起的疾病。

【用法】1 片／d, po。

【注意】慢性腎功能衰竭、高鈣血症、高磷血症伴腎性佝

僂病患者禁用。

【規格】片劑：30 片／瓶。

善存銀片　Centrum Silver

【應用】用於 50 歲以上成年人多種維生素、礦物質和微量元素的補充。

【用法】1 片 / d, po。

【規格】片劑：每片含 13 種維生素、16 種礦物質及微量元素。

小兒善存　Centrum Junior

【應用】用於 3～12 歲兒童多種維生素和鈣、磷的補充。

【用法】1 片 / d, po。

【規格】片劑：30 片／瓶。

瑪特鈉　Matema

【應用】用於孕婦及哺乳期婦女多種維生素及礦物質的補充。

【用法】1 片 / d, po，飯後服用。

【注意】慢性腎功能衰竭，高鈣血症，高磷血症伴腎性佝僂病患者禁用。

【規格】片劑：30 片／盒。

多維康

【應用】補充多種維生素和微量元素。

【用法】2 粒, po, bid，少年兒童減半，隨餐食用。

【規格】注射劑：10ml。

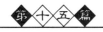

第二節　微量元素類藥

葡萄糖酸鋅　Zinc Gluconate

【應用】用於因缺鋅引起的生長發育遲緩、營養不良、厭食症等。

【用法】成人 10～25mg，飯後服，bid。小兒減量。

【注意】避免空腹服藥。忌與四環素、青黴胺、多價磷鹽同時服用。

【規格】片劑：70mg×100；膠囊劑：含鋅 25mg；口服液：含鋅 10mg / 10ml；智多鋅為鋅酵母顆粒劑。

十維鋅，鐵，鈣

【應用】用於妊娠及哺乳期婦女維生素與礦物質的補充。

【用法】1 粒 / d, po, qd。

【注意】慢性腎功能衰竭，高鈣血症，高磷血症伴腎性佝僂病患者禁用。本品含維生素 A，可從乳汁中分泌，哺乳期婦女過量服用可致嬰兒食慾不振，易激動，顱內壓增高等不良反應。嚴格按規定劑量服用。不應與含有大量鎂、鈣的藥物合用，以免引起高鈣、高鎂血症。

【規格】膠囊：0.5g×9（康耐得）。

複方鋅鐵鈣

【應用】用於鋅、鐵、鈣缺乏引起的有關疾病。

【用法】成人：1 包，po, tid；1～10 歲：1 包，bid；6～12 個月：1 包 / d；6 個月以下：半包 / d。

【注意】對本品中任一成分過敏者禁用。胃與十二指腸潰瘍、潰瘍性結腸炎、嚴重腎功能障礙者禁用。高鈣血症、高尿

酸血症、腎結石患者禁用。非缺鐵性貧血者禁用。酒精中毒、肝炎、急性感染、腸道炎症、胰腺炎等患者慎用。不良反應可見胃腸道不適，如噁心、嘔吐、上腹疼痛、便秘。

【規格】顆粒劑：5g × 10。

醋氨己酸鋅

【應用】用於治療胃及十二指腸潰瘍。

【用法】0.15～0.3g, po, tid，飯後服用。療程4～6週。

【注意】腎功能不全者慎用。早孕期婦女禁用。長期連續服用本品，可能影響血銅濃度，如治療需要，應間隔一定時間分別服用。

【規格】膠囊：0.15g × 24。

硫酸鋅　Zinc Sulfate

【應用】用於治療因缺鋅引起的生長發育遲緩、厭食症、以及復發性口腔潰瘍和痤瘡等。

【用法】成人：50ml, po, tid，飯後服；兒童1～3歲：10～20ml；4～6歲：15～30ml；7～9歲：20～40ml；10～12歲：30～50ml；均bid。

【注意】急性或活動性消化道潰瘍患者禁用。糖尿病患者慎用。

【規格】糖漿：400mg / 200ml（1ml相當於鋅0.45mg）。

亞硒酸　Selenite

【應用】用於防治缺硒引起的疾病，如癌症、心血管疾病、克山病等。

【用法】1～2mg, po, qd；小兒：2～4歲，0.5mg, 5～10歲，

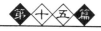

1mg。

【注意】飯後服用。

【規格】片劑：0.2mg×30。

硒酵母　Selenious Yeast

【應用】補硒藥。適用於低硒引起的腫瘤、肝病、心腦血管疾病病人或其他低硒引起的疾病。

【用法】100～200mg, po, qd～bid。

【注意】飯後服用。

【規格】片劑：50μg×50（西維爾）。

甘油磷酸鈉　Sodium Glycerolphosphate

【應用】實施腸外營養治療時補充機體對磷的需求。

【用法】一般患者每日需要15mmol的磷，這對於手術後的患者為每日0.2mmol/kg，而嚴重分解代謝的患者應每日給予0.5mmol/kg或更多。

【注意】僅供成人作為TPN時的添加劑，嬰兒與小孩的使用尚在探討之中。嚴重腎功能不足、休克和脫水患者禁用。腎功能損傷患者慎用。

【規格】注射劑：10ml（格利福斯）。

成人用凡命注射液添加劑

【應用】在成人腸外營養中應用以滿足對微量元素的基本需要。僅用於15kg以上兒童及成人長期腸外全營養時補充電解質和微量元素。

【用法】10ml（1安瓿）本品應加入500～1000ml的凡命氨基酸注射液或葡萄糖注射液內。

【注意】過量攝入有害，必須稀釋後應用，在輸注前 1h 將本品加入稀釋液中，輸注時間不超過 12h。腎功能不良及不耐果糖患者忌用。

【規格】注射劑：10ml（安達美）。

兒童用凡命注射液添加劑

【應用】供兒童用作凡命注射液的添加劑。

【用法】新生兒和嬰兒一般用 4ml /（kg・d）。

【注意】腎功能障礙和不耐果糖患者禁用，新生兒用藥須在腎功能健全之後（通常是出生第 2d）才能輸給。本品必須稀釋後使用。

【規格】注射劑：10ml（派達益爾）。

第三節　酶類藥

胰蛋白酶　Trypsin

【應用】能使膿液、痰液、血凝塊等消化變稀，易於引流排除，加速創面進化，促進肉牙組織新生。

【用法】5000～10000U, qd。

【規格】注射用結晶胰蛋白酶：2000U, 5000 U，1 萬 U，1.25 萬 U，2.5 萬 U，5 萬 U，10 萬 U；外用胰蛋白酶粉針劑：25mg, 50mg。

糜蛋白酶（胰凝乳蛋白酶，α–糜蛋白酶，α–胰凝乳酶）Chymotrypsin

【應用】用於眼科手術以鬆弛睫狀韌帶。

【用法】白內障晶體摘除手術可在角膜鞏膜或角膜結合膜切開後用 1～2ml 的 0.02％糜蛋白酶生理鹽水灌洗後房。

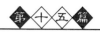

【注意】遇血液迅速失活，因此在用藥部位不得有未凝固的血液，溶解後不穩定，臨用現配。

【規格】粉針劑：4KU。

舍雷胎酶　Serrapeptase

【應用】用於手術或外傷後局部抗炎；慢性鼻竇炎、乳腺炎、膀胱炎等的抗炎。

【用法】5～10mg, po, tid，飯後服。

【注意】可致出血傾向。

【規格】片劑：5mg × 30（達先），10mg × 20（曲坦）。

鳳梨蛋白酶（菠蘿酶，鳳梨酶）　Bromelain

【應用】作為輔助用藥治療因外傷或手術引起的軟組織炎症、水腫和血腫。

【用法】3～9WU, po, tid。

【注意】消化性潰瘍者禁用。吞服，不可嚼碎。

【規格】片劑：3WU。

輔酶Q$_{10}$　Ubidecarenone

【應用】是細胞呼吸和細胞代謝的啟動劑，也是重要的抗氧化劑和非特異性免疫增強劑。

【用法】10～15mg, po, tid，2～4 週為 1 療程。

【注意】飯後服。

【規格】片劑：10mg × 30（能氣朗[合]）。

膠原酶　Collagenase

【應用】用於經保守療法無效的腰椎間盤突出症。

【用法】臨用前，用氯化鈉注射液 2ml 溶解，椎間孔內硬膜外或椎間盤內注射 1 次 1200U。

【注意】嚴重心血管病、嚴重肝、腎功能不全及孕婦禁用。部分患者可有腰痛加劇。

【規格】油膏：600U；1200U。

胰激肽原酶　Kallidinogenase

見循環系統藥物。

抑肽酶（抑胰肽酶，胰蛋白酶抑制劑）　Aprotinin

【應用】用於各型胰腺炎的預防與治療。

【用法】第 1、2d 注射 5 萬～10 萬 U / d，緩慢靜脈推注，維持用靜滴，2 萬～4 萬 U / d，分 4 次給藥。

【注意】不宜與皮質激素、肝素、含氨基酸或脂肪乳的營養液及四環素等藥物配伍。

【規格】注射液：56U, 112U, 278U（壹枚泰[合]）。

第二章　鈣製劑

氯化鈣　Calcium Chloride

【應用】主要用於低血鈣引起的手足搐搦症、腸絞痛等。

【用法】將 5％本品 10～20ml 以 25％葡萄糖注射液稀釋一倍後緩慢 iv。

【注意】注射速度宜慢。不宜 sc、im 或 po。在應用強心苷期間或停藥後 7 天內忌用本品。

【規格】注射液：0.3g / 10ml, 0.5g / 10ml, 0.6g / 20ml，1.0g / 20ml。氯化鈣葡萄糖注射液：為 5％氯化鈣與 25％葡萄糖的滅

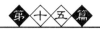

菌製劑。癢苦樂民注射液（氯化鈣溴化鈉注射液）：每 5ml 含氯化鈣 0.1g、溴化鈉 0.25g。

碳酸鈣　Calcium Carbonate

【應用】同氯化鈣，促進骨骼生長，亦可中和過多胃酸，抑制胃蛋白酶活性。

【用法】鈣缺乏症：0.3～0.6g / d, po。胃酸過多、胃及十二指腸潰瘍：0.5～2.0g, tid，飯前服用。

【注意】可引起噯氣、便秘。同噻嗪類藥物合用可使血鈣增高。可加強強心苷毒性。

【規格】片劑：0.3g × 30（鈣立得）、0.6g。複方片劑：碳酸鈣 600 mg，維生素 $D_3$125U×30（鈣爾奇 D[合]）；碳酸鈣 300mg，維生素 $D_3$100U×60（迪巧[合]）。碳酸鈣氧化鎂片：每片含碳酸鈣 0.5g、氧化鎂 1g。碳酸鈣氧化鎂散劑：每包含碳酸鈣 0.5g、氧化鎂 0.5g。碳酸鈣維 D 片：300mg[進] d。口服緩懸液：148ml（蘭達）。

葡萄糖酸鈣　Calcium Gluconate

【應用】參見用法。

【用法】低血鈣和過敏性疾病：成人 1 次 0.5～2g，兒童 1 次 0.5～1.0g, po, tid。成人 10％溶液 10～20ml, iv。小兒手足搐搦症：5～10ml 加等量 5％～25％葡萄糖注射液稀釋後緩慢 iv。

【注意】參見氯化鈣。

【規格】片劑：0.1g、0.5g × 100。含片：0.1g, 0.15g, 0.2g。注射劑：10％10ml。口服液：1g / 10ml。

活性鈣

【應用】對孕婦、產婦、哺乳婦女及發育旺盛期嬰兒幼兒及兒童有預防和補充缺鈣的功效。

【用法】片劑：tid，每次 2～4 片。沖劑：tid，每次 1～2 袋。

【規格】片劑：25mg。沖劑：5g / 袋（含鈣 50mg）。 泡騰片 100mg。

氨基酸螯合鈣　Calcium Smino Scid Chelate

【應用】同氯化鈣。用於防治鈣質和其他微量元素缺乏性疾病。

【用法】大於 6 歲者 1日1～2 粒，小於 6 歲者每日半粒，po。

【注意】高血鈣症者及腎功能不全者忌用。

【規格】膠囊劑：1.0g × 30（樂力〔合〕）。

枸櫞酸鈣　Calcium Citrate

【應用】同氯化鈣。

【用法】補充鈣質，1g, po, tid。

【注意】參見氯化鈣，腎功能不全者慎用。

【規格】片劑：0.5g × 48（司特立）。

葡萄糖酸鈣鋅　Calcium and Zinc Gluconates

【應用】用於治療缺鈣及缺鋅性疾病。

【用法】嬰幼兒 5～10ml / d，成人 20～30ml / d，分 2～3 次飯後服用或遵醫囑。

【注意】勿與四環素、多價磷酸鹽及青黴胺等藥同用。血鈣、血鋅過高及甲狀旁腺功能亢進者禁用。

【規格】口服液：10ml × 10（鋅鈣特）。

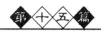

第三章　胃腸內外營養藥

第一節　胃腸道內營養藥

瑞素　Fresubin

【應用】適用於無嚴重消化或吸收功能障礙、但有營養攝入障礙的病人。

【用法】管飼或口服：30ml（30kcal）/（kg・d），平均劑量 2000ml（2000kcal）/d。以本藥補充營養的患者：每日 500～1000ml。管飼給藥時，應逐漸增加劑量，第 1d 的速度約為 20 ml / h，以後逐日增加 20ml / h，最大滴速 125ml / h。

【注意】所有不宜用腸內營養的疾病，及有嚴重消化和吸收功能障礙的疾病禁用本藥。本藥含維生素 K，對使用香豆素類抗凝劑的患者應注意藥物相互作用。

【規格】乳劑：500ml〔合〕。

瑞高　Fresubin 750 MCT

【應用】用於分解代謝和液體入量受限病人的均衡營養治療。

【用法】以本藥作為唯一營養來源時，20～30ml（30～40 kcal）/（kg・d）。以本藥補充營養的患者：500ml / d。

【注意】同瑞素。

【規格】乳劑：500ml〔合〕。

瑞能　Supportan

【應用】可提高病人細胞免疫功能。可抑制腫瘤細胞生長。

用於癌症病人的腸內營養。

【用法】以本藥為唯一營養來源的患者：30kcal／（kg·d）；以本藥為補充營養的患者：2～6 瓶／d。

【注意】同瑞素。

【規格】乳劑：200ml〔合〕。

瑞代　Fresubin Diabetes

【應用】適用於糖尿病患者，也可用於其他糖尿病患者補充營養。

【用法】鼻飼或 po，應按患者體重和消耗狀況計算每日用量。以本藥作為唯一營養來源：30ml／（kg·d），平均劑量 2000ml／d。以本藥作為補充營養：500ml／d。管飼同瑞素。

【注意】同瑞素。必要時根據本藥用法適當調節降糖藥用量。嚴重的腹瀉及吸收不良患者慎用。

【規格】乳劑：500ml〔合〕。

能全素　Nutrison Powder

【應用】營養完善、均衡，能作為患者唯一的營養來源。

【用法】將本品溶解後置入餵養管到胃、十二指腸或空腸上段部分。正常滴速為 100～125ml／h。

【注意】胃腸道功能衰竭、完全性小腸梗阻及嚴重的腹腔內膿毒病患者禁用。本品不能作為 1 歲以內的嬰兒、1～5 歲孩子的單一營養來源。

【規格】粉劑：430g〔進〕。

能全力　Nutrison Fibre

【應用】營養完善、均衡，可以作為唯一的營養來源。

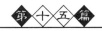

【用法】主要用於住院重病人的營養治療；術後早期腸內管飼餵養；口服補充營養治療。正常滴速 100～125ml／h（開始滴速宜慢）。一般患者給予 4 瓶／d；高代謝患者（嚴重燒傷，創傷）可用到 8 瓶／d；初始劑量最好從 2 瓶／d 開始，在 2～3d 內逐漸增加至需要量。

【注意】不適用於 1 歲以內嬰兒及 1～5 歲兒童的單一營養來源，不作靜脈內使用。禁用於胃腸道功能衰竭、完全性小腸梗阻、嚴重的腹腔內感染。

【規格】溶液劑：500ml〔進〕，1000ml。

百普力　Peptison

【應用】特別適應於脂肪代謝障礙的病人，改善危重病人的氮平衡，提供人體足夠的必需脂肪酸。

【用法】本藥能用於糖尿病病人。用法與用量同能全力。

【注意】同能全力。對初次胃腸道餵養的病人，初始劑量最好從 1000Kcal（2 瓶）開始，在 2～3d 內逐漸增加至需要量。

【規格】混懸劑：500ml〔進〕。

百普素　Pepti~2000 Variant

【應用】為易吸收的腸內營養劑，能改善營養不良狀況。

【用法】標準用量（1d 平均需要量）為 504g ＋ 適量水 ＝ 2000ml 溶液 ＝ 8268kJ（1976kcal）。

【注意】本品僅供腸內使用，不能用於靜脈輸注。

【規格】粉劑：126g。

愛倫多　Elental

【應用】是一種易吸收、殘渣少的腸內高品質營養劑。應

用於手術前後患者。

【用法】通常取本品 80g，加飲用水或溫開水，溶解成 300 ml（1kcal / ml），用鼻飼法或腸管飼法 24h 連續輸入十二指腸或空腸內（輸液速度為 75～100ml / h）。

【注意】重症糖尿病、大量使用類固醇且疑有糖代謝異常者及有氨基酸代謝異常患者禁用。小腸大面積切除後造成短腸綜合徵的患者，應於手術後第 4 日前後慎重地開始使用。

【規格】粉劑：80g / 包。

茚沛　Impact

【應用】可顯著提高病人的免疫功能。

【用法】用於危重病人營養支持。管飼或口服。

【注意】不建議用於需要免疫抑制的病人。

【規格】乳劑：1000ml。

氨基酸　Amino Acid

【應用】適用於各種疾病所導致的蛋白質缺乏症。

【注意】對本品過敏者忌用。

【規格】膠囊劑：0.25g × 30（和安）。

田參氨基酸　Notoginseng Ginseng and Amino Acid

【應用】用於放療和化療所致白細胞減少症的輔助治療。

【用法】0.5g, po, bid。

【注意】不宜飲茶和進食蘿蔔。孕婦慎用。

【規格】膠囊劑：0.25g × 20（田參氨基酸膠囊）。

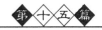

冠迪糖漿

【應用】補充維生素和礦物質以糾正和預防細胞代謝的紊亂。

【用法】1～5 歲兒童：7.5ml, po, qd；學齡兒童、青少年及成人：15ml, po, qd。早餐或午餐前服用。

【注意】過量服用主要是脂溶性維生素 D 的毒性。體內鈣代謝紊亂、腎功能不全者禁用。

【規格】糖漿：100ml。

海匯要素

【應用】能改善人體的營養狀況，提高血漿蛋白量，增進機體免疫功能，促進疾病康復。

【用法】po，鼻伺鼻伺或胃管滴入，乾混懸劑用 40℃～70℃的溫開水稀釋 4 倍後使用。1 次用量 500～1000ml（125～250g），以後逐漸增加或遵遺囑。

【注意】避免同時使用抗酸劑。孕婦慎用。3 個月以下嬰兒禁用。

【規格】粉劑：125g。

整蛋白型腸內營養劑　Enteral Nutrition

【應用】含適量谷氨酰胺。適用於有部分腸道功能或營養不良的患者及外科手術前的病人。

【用法】管飼滴入，用 60℃的溫開水 200ml，加安素粉 6量匙，搞拌均勻後成為 250ml 安素液，管飼連續滴入法。

【注意】嚴禁於胃腸道外應用。消化吸收有障礙的患者，可選用多肽或結晶氨基酸為氮原的腸道營養製劑。

【規格】粉劑（含香草型調味劑）：400g（能全素）。

第二節　胃腸道外營養藥

一、氨基酸注射液

複方氨基酸（3%, 5%, 10%）

Compound Amino Acid（3%, 5%, 10%）

【應用】含有合成蛋白質必需的 20 種氨基酸，用於預防和治療因蛋白質的丟失或需求增加而引起的蛋白質不足。

【用法】輕度蛋白質缺乏症，按 0.8～1.6g 氨基酸／（kg·d）補充；術後患者蛋白質補充按 1.6～2g 氨基酸／（kg·d）。

【注意】氨基酸代謝障礙、充血性心力衰竭、酸中毒、晚期肝疾患伴有氮質血症患者忌用。

【規格】注射劑：100ml, 200ml（綠支安），250ml（力命，久安安命），500ml。

小兒複方氨基酸（18）

【應用】仿人奶氨基酸成分，適應嬰幼兒代謝的特點，降低了苯丙、蛋、甘氨酸的用量，增加半胱、組氨酸的用量，滿足了小兒營養需要。

【用法】3 歲以下嬰幼兒及早產兒：靜脈點滴 1.5～2.5g /（kg·d）。

【注意】氨基酸代謝失調、休克、腎功能不全、肝細胞損傷、水腫、代謝性酸中毒、敗血症患者禁用。應合併補充葡萄糖、脂肪和電解質。

【規格】注射液（6%）：100ml, 250ml（愛咪特）。

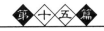

複方氨基酸 3H（肝醒，肝腦清）

【應用】由 3 種支鏈氨基酸（亮、異亮、纈氨基酸）組成的靜脈輸液。

【用法】用於急性、亞急性、慢性重症肝炎以及肝硬化、慢性活動性肝炎、肝性腦病等； 250ml～500ml／d, iv. drip 或用 5%～10%葡萄糖注射液適量混合後，緩慢 iv.drip。

【注意】重度腹水、胸水時，應注意水的平衡，避免輸入量過多。

【規格】注射劑：250ml 內含總氨基酸 10.65g（八峰氨基酸 3AA）。

複合氨基酸（18）　Compound Aminoacid Injection（18）

【應用】具有抑制酮體生成、節省蛋白質、提高氨基酸利用及促進肝糖原蓄積的作用。

【用法】營養不良、低蛋白血症：500ml，緩慢 iv. drip。外科手術：1500ml，按 30～40 滴／min 滴入。

【注意】肝昏迷趨向、腎功能不全、血氮過多及氨基酸代謝異常者忌用。嚴重酸中毒、充血性心力衰竭者慎用。

【規格】注射劑：5%（八峰氨基酸 18AA），8.5%（樂凡命）、10%（安平）11.4%（樂凡命）。

複合氨基酸 9R（腎必安）　Amino Acid 9R Compound

【應用】可使慢性腎衰進展延緩，保護腎功能。

【用法】用於非終末期慢性腎衰患者。成人 250ml／d，或 0.2g／（kg・d）, iv. drip，每分鐘 15 滴。

【注意】病人應給予低蛋白、高熱量飲食。糖尿病腎病患者需應用適量胰島素。

【規格】注射劑：250ml（八峰氨基酸 9AA）。

低分子右旋糖酐氨基酸　Dextran and Amino Acid

【應用】用於治療有蛋白質缺乏的血容量減少，微循環不良和血栓患者。

【用法】500ml, iv. drip, qid，可連續用藥 4～5d。

【注意】對充血性心力衰竭和有嚴重的出血性疾病患者忌用。

【規格】注射液：500ml（右安）。

脂肪乳氨基酸　Fat Enx.Ision. Aminc Acids and Glucose

【應用】本品用於不能或功能不全或被禁忌經口／腸道攝取營養的成人患者。

【用法】所需的氨量應根據患者實際情況（如營養狀況與代謝應激等）決定。

【注意】重度高血脂症、嚴重肝功能不全、先天性氨基酸代謝異常、嚴重腎功能不全且無法進行腹透與血透者禁用。不適宜新生兒與 2 歲以下嬰幼兒使用。

【規格】注射液：2400ml, 1920ml, 1440ml（卡文）。

二、靜脈脂肪乳劑

脂肪乳（長鏈）　Fat Emulsion

【應用】提供營養所需的熱量和必需脂肪酸。用於需要高熱量（如腫瘤及其他惡性病）、腎損害、禁用蛋白質和由於某種原因不能經胃腸道攝取營養的患者。

【用法】成人：按脂肪量計，每天最大推薦劑量為 3g（甘油三酯）/ kg, iv. drip。早產兒及低體重新生兒，最好是 24h 連

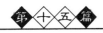

續輸注，開始時每天劑量為 0.5～1g／kg，以後逐漸增加到每天 2g／kg。

【注意】嚴重急性肝損害及嚴重代謝紊亂，特別是脂肪代謝紊亂患者（脂質腎病、嚴重高脂血症等）禁用。長期使用應注意脂肪排泄量及肝功能。

【規格】注射乳劑：20%／100ml（英脫利匹特），30%／100ml（英脫利匹特），20%／250ml（英脫利匹特，力能），30%／250ml（英脫利匹特），50g／250ml。

脂肪乳（中鏈及長鏈複合劑）

【應用】可抑制體內蛋白質和其他氮源的消耗，維持身體能量和使體力恢復，並加速傷口的癒合。還可提供人體必需脂肪酸。

【用法】250～500ml／d, iv.drip。

【注意】嚴重肝損害、血栓形成或凝血功能障礙、高血脂、糖尿病伴酮中毒者禁用。輕度肝功能不全、凝血功能障礙、嚴重敗血症、代謝性酸中毒患者、溫箱中的早產兒慎用。

【規格】注射劑：10%, 20%（力能 MCT），（力保肪寧）。

三、其　他

轉化糖　Inverl Sugar

【應用】適用於需要非口服途徑補充水分或能源的患者的補液治療。

【用法】成人常用量為每次 250～1000ml, drip。滴注速度應低於 0.5g／（kg·h）（以果糖計）。

【注意】長期單純使用可引起電解質紊亂。遺傳性果糖不耐受患者禁用，痛風和高尿酸血症者禁用。應警惕本品過量使用

或不正確使用有可能引起危及生命的乳酸性酸中毒，未診斷的遺傳性果糖不耐受症患者使用本品可能有致命的危險。

【規格】注射液：250ml（耐能）。

果糖 Fructose

【應用】用於腦血管病、腦外傷、腦腫瘤、腦水腫等症。

【用法】成人：250～500ml, drip, qd～bid，每 250ml 需滴注 1～1.5h。根據年齡、症狀可適當增減。

【注意】本品一般無不良反應。對有遺傳性果糖不耐症患者禁用。對嚴重循環系統機能障礙、尿崩症、糖尿病患者慎用。本品含氯化鈉 0.9％，用藥時須注意患者食鹽攝入量。

【規格】注射液：250ml、500ml（豐海能）。

木糖醇 Xylitol

【應用】用於糖尿病人補充能量和體液，調整代謝，減輕症狀，消除酮血症。

【用法】drip，1 次 25～50g。滴注速度，按木糖醇計，$\leq$ 0.3 g / kg / h。1d 劑量 $\leq$ 100g。

【注意】肝、腎障礙患者慎用。10％木糖醇注射液滴注速度應更加緩慢，滴注速度稍快可引起代謝性酸中毒、腎損傷、大腦功能損傷等嚴重反應。

【規格】注射液：12.5g / 250ml（康乃爾），25g / 500ml（伊凡利），25g / 500ml。

水解蛋白 Protein Hydrolysate

【應用】用於手術嚴重創傷、大面積燒傷引起的嚴重氨基酸缺乏，以及各種疾病引起的低蛋白血症。

【用法】500～1000ml / d, iv. drip。

【注意】應嚴格控制輸液速度。

【規格】注射液：500ml（水解蛋白注射液）。

丙氨酰谷氨酰胺　N（2）-L-alanyl-L-glutamine

【應用】適用於需要補充谷氨酰胺患者的腸外營養。

【用法】1.5～2.0ml /（kg・d），iv. drip。最大劑量 2.0ml /（kg・d）。

【注意】不可直接輸注。嚴重肝、腎功能不全患者禁用。

【規格】注射劑：100ml（力肽[合]）。

注射用能量合劑

【應用】營養藥。用於輔助肝炎、腎炎、肝硬化、心力衰竭等疾患的改善和恢復。

【用法】1d 1 瓶，iv 或 drip 或 im，2～6 週為 1 療程。iv 用 25%葡萄糖注射液溶解後注射；drip 用 5%葡萄糖注射液 500ml 溶解後注射；im 用氯化鈉注射液 2ml 溶解後注射。

【注意】本品含胰島素，不宜空腹使用，靜脈注入時要緩慢，否則易引起心悸、出汗等。

【規格】複方注射劑：三磷腺苷20mg、輔酶A50 單位、胰島素 4 單位，輔料 L～精氨酸 6mg、低分子右旋糖酐 5mg（豐原能）。

第十六篇

調節電解質、酸鹼平衡藥

氯化鈉注射液

【應用】0.9％氯化鈉注射液可補充血容量和鈉離子，用於各種缺鹽性失水症。10％氯化鈉注射液主要用於調節滲透壓。

【用法】iv drip or ih 根據據病情決定用量，一般每次 100～1000ml。

【規格】0.9％, 10ml, 250ml, 10％10ml。

氯化鉀　Potassium Chloride

【應用】用於低血鉀症的防治，亦可用於強心苷中毒引起的陣發性心動過速或頻發性期外收縮。

【用法】1g, tid。病情危急或因嚴重吐瀉口服不易吸收時用 iv. drip，1 次用 10％～15％氯化鉀注射液 10ml，用 5％～10％葡萄糖注射液稀釋或按病情而定。

【注意】腎功能嚴重減退者尿少時慎用；無尿或血鉀過高時忌用。靜滴不宜過量過快。

【規格】片劑：0.25g, 0.5g。控釋片：0.5g×24（補達秀）。膠囊：0.75g。注射劑：1g/10ml。

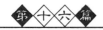

口服補液鹽　Oral Rehydration Salt（ORS）

【應用】體液補充藥。能調節水，電解質及酸鹼平衡，用於各種原因引起的輕度或中度脫水及腹瀉等症。

【用法】用溫開水沖服，1～2 包／次，將藥粉加 1 升開水溶解混勻後服用。

【注意】腎功能不全者慎用，配好後超過 24h 不能再服。

【規格】13.95g／包；20g／包。含氯化鈉 3.5g、氯化鉀 1.5 g、碳酸氫鈉 2.5g（或枸櫞酸鈉水合物 2.9g）。

谷氨酸鉀　Potassium Glutamate

【應用】適用於伴高氯血症或代謝性酸中毒的低鉀血症，肝性腦病伴低鉀血症時尤為合適。

【用法】補鉀劑量、濃度和速度參照氯化鉀。

【注意】對肝昏迷患者，長期應用大劑量時應注意鹼中毒。對少尿、尿閉症和腎功能不全患者慎用或禁用。禁用於伴有腹水的患者。

【規格】注射劑：6.3g／20ml。

門冬氨酸鉀鎂（天冬鉀鎂）
Potassium Aspartate and Magnesium
見循環系統。

磷酸鈉　Sodium Phosphate

【應用】用於低磷血症的預防和治療，含鈣腎結石的預防。

【用法】低磷血症：相當於 250 mg 磷的磷酸鈉溶液，po，qid。維生素 D 佝僂病：每次用量可加至 500mg 磷。血清磷大於 1.5mmol／L 時應停止補給。按磷計算，成人 310～465mg／d。

小兒按體重 31～62mg /（kg・d），iv. drip，同時應酸化尿液及防止尿路結石復發。

【注意】高磷血症、腎結石、嚴重的腎功能損害、內生肌酐清除率小於正常的 30％者禁用。可能發生高磷血症、低鈣血症的情況，水腫性疾病，如充血性心力衰竭、急性肺水腫、嚴重的肝臟病、高血壓、高鈉血症、腎功能損壞、妊娠高血壓綜合徵者慎用。

【規格】磷酸鈉溶液的配方為每 1ml 含磷酸二氫鈉 276 mg、磷酸氫二鈉 142mg，亦即每 1ml 含磷 93mg。

硫酸鎂（瀉鹽、苦鹽） Magnesium Sulfate

【應用】抑制中樞神經興奮。用於低鎂血症的預防和治療。治療先兆子癇和子癇。

【用法】成人常用量：防治低鎂血症：輕度鎂缺乏，1g 硫酸鎂（4.1mmol 鎂）溶為 50％注射液，im, q6h；重度鎂缺乏，0.25g / kg 硫酸鎂（1mmol / kg 鎂），im, q4h；先兆子癇和子癇：將 1～5g 硫酸鎂（4～20mmol 鎂）配成 25％～50％注射液，im，最多 6 次 / d。小兒抗驚厥：20～40mg/kg 配成 20％注射液，iv。

【注意】禁用於心臟傳導阻滯；心肌損害，嚴重腎功能不全，慎用於腎功能不全，呼吸功能不全。在產前 2h 內，不應用硫酸鎂。

【規格】注射劑：1g / 10ml, 2.5g / ml。

氯化鎂 Magnesium Chloride

【應用】參見硫酸鎂。用於防治低鎂血症和配製血液透析液和腹膜透析液。

【用法】防治低鎂血症，尤其適用於伴有低氯血症時。輕

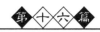

度鎂缺乏，1g 氯化鎂溶於 5%葡萄糖注射液 500ml 內緩慢滴注：重度鎂缺乏，2g 氯化鎂溶於 5%葡萄糖注射液 500ml 內緩慢滴注。配製腹膜透析液和血液透析液，一般腹膜透析液鎂濃度為 0.75mmol／L，血液透析液鎂濃度為 0.5～0.85mmol／L。

【注意】其不良反應參閱硫酸鎂。

【規格】注射劑：0.5g／ml, 1g／ml。

葡萄糖酸鈣 Calcium Gluconate
乳酸鈣 Calcium Lactate
碳酸鈣 Calcium Carbonate
氯化鈣 Calcium Chloride
見「第十五篇第四章 鈣製劑」。

碳酸氫鈉（小蘇打） Sodium Bicarbonate

【應用】口服可於胃部中和過多胃酸。

【用法】輕中度酸中毒者：片劑，1～2g, po,tid～qid。重度酸中毒則靜脈輸入，給藥劑量依下式計算：5%碳酸氫鈉注射劑毫升數＝〔50～測得的 CO_2 結合力（容積%）〕×0.5×體重（kg），並依脫水情況選用 1.25%等滲液或 4%和 5%高滲液。

【注意】補充過快或過量，可導致血鈣減少，發生手足搐搦。嚴重酸中毒者，血液鹼化後，K^+迅速轉入細胞內，導致低血鉀症，應注意監測鉀水準並補鉀。

【規格】片劑：0.5g×1000。注射劑：0.5g／10ml, 12.5g／250ml。

乳酸鈉 Sodium Lactate

【應用】體內經肝氧化代謝轉化為碳酸根離子，而糾正血

中過高的酸度。

【用法】用於治療代謝性酸中毒，iv. drip 劑量計算：1mol 乳酸鈉毫升數＝正常 CO_2 結合力～測得 CO_2 結合力（容積％）$\times 0.3 \times$ 千克體重 / 2.24，應用時用 5％～10％葡萄糖注射液稀釋 6 倍（1 / 6mol 濃度即 1.87％），成人滴速不超過 300ml / h（1 / 6mol 乳酸鈉）。

【注意】過量可造成鹼血症和高鈉血症。肝病、休克缺氧、心功能不全者不宜使用。

【規格】注射劑：2.24g / 20ml, 5.6g / 50ml。

平衡電解質
（平衡液、平衡鹽水、複方乳酸鈉注射液、乳酸鈉林格液）

【應用】可補充體液及鈉離子氯離子及少量鉀離子、鈣離子和酸根離子；預防和糾正一定的酸中毒。用於戲班外脫水或戲班外為主的脫水及低血容量。

【用法】iv，根據具體情況調整劑量。

【注意】鹼中毒，細胞外液過多、心功能不全患者禁用。

【規格】500ml / 瓶。

乳酸鈉溶液

【應用】為糾正酸血症的藥物。用於糾正代謝性酸血症。

【用法】11.2％溶液 5～8ml / kg iv。

【注意】肝病、休克、缺氧、心功能不全者不宜食用。

【規格】注射劑：2.24g / 20ml。

葡萄糖（右旋糖） Glucose

【應用】主要用於補充水和糖份。高滲注射液提高血液滲

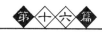

透壓。

【用法】補充水份和熱量：5％～10％葡萄糖注射液 iv. drip。用於脫水：25％～50％葡萄糖注射液 iv 可用於腦水腫、肺水腫及降眼內壓，一次 iv50％葡萄糖注射液 40～60ml。用於低血糖症。用於高血鉀症 10％葡萄糖注射液 500ml，每 2～4g 葡萄糖加 1U 正規胰島素，於 3～4h 滴完。

【注意】高滲葡萄糖注射液靜脈輸注外漏可刺激組織。5％～10％葡萄糖注射液 pH 為 4～5，長期同一部位輸注可引起靜脈炎。不應與血液混合輸注，否則發生紅細胞凝聚和溶血。

【規格】注射劑：25g／500ml, 50g／500ml, 5g／100ml, 5g／20ml, 10g／20ml。

血代（血脈素，人造血）

【應用】用於補充血容量。

【用法】劑量和輸注速度按照個體情況調整，一般每日 500～2000ml。

【注意】對本品過敏者、充血性心力衰竭、高血壓、肺水腫、嚴重腎功能損害及無尿症病人禁用。

【規格】500ml／vial。

琥珀酰明膠注射液（佳樂施，血定安）

【應用】低血容量時的交替性容量替代液。用於血液稀釋、體外循環及預防脊髓或硬膜外麻醉後可能出現的低血壓。

【用法】iv 一般 1～3h 輸注 500～1000ml。

【注意】本品不能充分補充失血或血漿引起的蛋白缺乏。

【規格】500ml／袋。

賀斯（羥乙基澱粉注射液 6%，10%）

【應用】用於治療和預防血容量不足及休克，手術中節約出血，治療性血液稀釋。

【用法】推薦每日最大劑量 6%33ml／（kg·d）；10%20 ml／（kg·d）。

【注意】禁用於嚴重充血性心力衰竭，腎功能衰竭及嚴重凝血障礙的病人。肺水腫及慢性肝病患者，妊辰早期婦女慎用。

【規格】6%, 10% × 500ml。

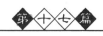

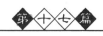

第十七篇

臨床各科室常備用藥和醫院常用自製製劑

第一章　外科用藥及消毒防腐收斂藥

戊二醛　Glutaral

【應用】當 pH 為 7.5～8.5 時作用最強，可殺滅細菌繁殖體、芽胞、真菌、病毒。

【用法】金屬器械消毒滅菌：將金屬消毒滅菌添加劑加入原液中，溶解攪勻後將需消毒滅菌的器械洗淨後於該溶液中浸泡 5～10min。非金屬用具、衣物、洗手消毒滅菌：將本品水稀釋 20～40 倍浸泡、噴灑或擦拭 5～10min 後再用清水沖洗乾淨即可。

【注意】重複使用可使皮膚出現過敏反應，對人體組織具有中等毒性。消毒後物品在 2h 以內未用需重新消毒。其鹼性溶液可腐蝕鋁製品。

【規格】溶液劑：25%，供配製本品各種濃度消毒液之用。

聚維酮碘（碘伏，強力碘）　Povidone Iodine

【應用】係由表面活性劑與碘絡合而成的不穩定絡合物，為廣譜殺菌劑。

【用法】皮膚消毒：用 0.5％有效碘作術前洗手、患者皮膚消毒和注射部位皮膚擦拭消毒等。黏膜消毒：用 0.05％有效碘。醫療器械消毒：用 0.1％有效碘，適用於醫院各種不銹鋼或鍍鉻器械的消毒。患者污染的衣物、用具的消毒：用 0.05％有效碘浸泡、消毒 30min。

【注意】對碘過敏者慎用，燒傷面積大於 20％者不宜用。避光、避熱、密閉、陰暗處保存。

過氧乙酸（過醋酸，過氧醋酸） Peracetic Acid

【應用】對細菌繁殖體、芽胞、真菌、病毒均有殺滅作用。

【用法】浸手消毒：0.02％溶液浸泡 1～2min；室內物體表面消毒：2％過氧乙酸 8ml／m³ 噴霧，密閉 30min；治療甲癬：1％溶液浸泡 20min，tid，連續 2 週；治療手足癬：0.5％溶液局部用；食具、衣服、醫護用品等的消毒：0.2％～0.5％溶液浸泡。

【注意】對金屬有腐蝕性。高濃度過氧乙酸有強腐蝕性與刺激性。對皮膚、眼睛有強烈刺激，能產生嚴重灼傷。切勿吞咽，應防止吸入其蒸氣。氣溫低於 10℃應延長消毒時間。40％濃溶液為危險品。原液應盛於聚乙烯瓶內，盛量不應超過 4/5，置陰涼通風處。

【規格】溶液：20％、30％、40％。

「84」消毒液

【應用】具有殺菌作用，為廣譜、高效、速效的殺菌劑。

【用法】痢疾桿菌、大腸桿菌等腸道致病菌感染的痢疾、腸炎、腹瀉和金黃色葡萄球菌引起的化膿性感染者污染物的消毒，可將藥液按 1：250 比例配製使用消毒 10min。不同病毒感染的病毒性感冒、病毒性肺炎、病毒性肝炎等患者污染物品的

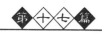

消毒，可將藥液按 1：20 比例稀釋後消毒 90min。

【注意】對金屬製品、棉織品有腐蝕及脫色作用，勿直接使用。需避光保存。

魚石脂（依克度） Ichthammol（Ichthyol）

【應用】有抑菌、消炎、抑制分泌和消腫等作用。

【用法】外用塗搽（硫桐脂為其代用品）。

【規格】軟膏（5％,0％）：30g。

松節油 Oleum Terebinthinae

【應用】用於肌肉痛、風濕痛或神經痛。

【用法】局部塗搽。

【規格】松節油搽劑（含松節油 65％、軟皂 7.5％、樟腦 5％）：500ml。

乙醇（酒精） Alcohol（ethyl alcohol）

【應用】75％乙醇用於滅菌消毒；50％稀醇用於防褥瘡；25％～50％乙醇擦浴用於高熱病人的物理退熱。

【用法】體積分數為 75％乙醇塗擦皮膚。

【注意】使用體積分數一般不超過 80％。

【規格】75％,95％乙醇溶液：500ml。

甲醛溶液（福馬林） Formaldehyde Solution（Formalin）

見醫院常用自製製劑。

碘 Iodine

【應用】對細菌、芽胞、病毒和阿米巴原蟲有強大殺滅作用。

【用法】2%碘酊用於皮膚及手術部位消毒。

【規格】碘酊（2%）：20ml, 500ml。

碘仿　Idoform

【應用】有防腐、除臭作用，可用於充填口腔、會陰等深而易污染的傷口。

【用法】外用。

【規格】4%～6%碘仿紗布。

甲紫（龍膽紫）
Methyl Rosanilinium Chloride（methyl violet, gentian violet）

【應用】有較好的殺菌作用，且無刺激性及毒性。溶液用於表淺創面、糜爛、潰瘍及皮膚感染。糊劑用於足癬繼發感染及膿皮病等。

【用法】外用。

【規格】紫藥水（含龍膽紫1%）：20ml, 500ml；1%糊劑。

高錳酸鉀　Potassium Permanganate（P. P.）

【應用】0.1%～0.5%溶液可用於除臭、消毒、沖洗感染創面及膀胱；眼科用0.01%～0.02%溶液；洗胃用1：1000～5000溶液；坐浴0.02%溶液；水果、食具消毒用0.1%溶液。

【注意】溶液應新配，久置或加溫可迅速失效。

【規格】500g／瓶。

過氧化氫溶液（雙氧水）　Hydrogen Peroxide Solution
見醫院常用自製製劑。

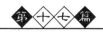

汞溴紅（紅汞） Merbromin（mercurochrome）

【應用】防腐作用較弱，刺激性小，可外用消毒。

【用法】外用。

【注意】不可與碘酊同時塗用。

【規格】紅藥水（含汞2%）。紅汞醑（含紅汞2%、丙酮10%）。

硝酸銀 Silver Nitrate

【應用】有腐蝕作用，用於燒灼黏膜潰瘍及出血點、裂口等，然後用鹽水沖去。近年常試用於大面積燒傷。

【注意】避光保存。

【規格】配製時必須用蒸餾水，5%～20%溶液；軟膏劑：50g。

氧化鋅（鋅氧粉） Zinc Oxide

【應用】常與其他藥物配成複方製劑用於各種皮膚病如濕疹等及腸瘺周圍的皮膚保護。

【用法】外用塗搽。

【規格】15%氧化鋅軟膏。複方鋅糊。鋅氧油（含氧化鋅40%）。撲粉。痱子粉等。

爐甘石（異極石） Calamine

【應用】有收斂及輕度防腐作用，用於濕疹及止癢。

【用法】外用塗搽。

【規格】爐甘石洗劑（含爐甘石15%、氧化鋅5%）。

水楊酸甲酯（冬青油）
Methyl salicylate（winter-green oil）

【應用】外用發赤劑，可促進局部血循環，用於肌肉痛、關節痛及神經痛。

【用法】外用局部塗搽。

冰片（合成龍腦） Borneolum Syntheticum

【應用】有止痛消腫作用，治口腔潰瘍及小兒鵝口瘡，也可用於配製中藥。

【用法】口腔潰瘍可用冰硼散塗布患處。

【規格】冰硼散（冰片、硼砂、朱砂、元明粉配成）。

苯紮溴銨（新潔爾滅） Benzalkonium Bromide

【應用】1：1000～1：2000 溶液廣泛用於手、皮膚、黏膜、器械的消毒。

【注意】不可與肥皂配伍。泡器械可加 0.5％亞硝酸鈉，不適用膀胱鏡、眼科器械、橡膠及鋁製品的消毒。

【規格】1：1000～1：2000 溶液。

度米芬（杜滅芬） Domiphen Dromide

【應用】可用於口腔感染的輔助治療及皮膚消毒。

【用法】喉片，qid 含化。皮膚消毒用 0.5％醇溶液。局部濕敷用 0.02％水溶液。

【規格】喉片：0.5mg。

消毒淨 Myristylpicoline Bromide

【應用】為陽離子表面活性廣譜殺菌劑，殺菌力強，常用

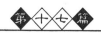

於手、皮膚、黏膜、器械等的消毒。

【用法】不可與合成洗滌劑或陰離子表面活性劑接觸，亦不可與肥皂配伍，泡器械加0.5%亞硝酸鈉。

【規格】1：1000～1：2000。

溶液薄荷腦　Mentholum

【應用】局部應用時，有促進血循環及消炎、止癢等作用，可用於消炎、止癢、止痛、減輕浮腫等。

【用法】滴鼻、口含或吸入用，複方薄荷腦滴鼻劑。

【規格】薄腦含片。10%薄荷醑。

醋酸（乙酸）　Acetic acid

【應用】0.1%～0.5%溶液用於陰道滴蟲；1%～3%溶液用於綠膿桿菌感染；食醋薰蒸（2ml／m³）預防流感。

【用法】按需要而定。

【規格】食醋含醋酸約5%。

十一烯酸　Undecylenic Acid

【應用】本品及其鋅鹽有抗真菌作用，常用於皮膚真菌感染。

【用法】外用，用於黏膜時濃度不宜超過1%。

【規格】腳氣靈膏（含本品20%，十一烯酸鋅5%）。

第二章　皮膚科用藥

維A酸（維甲酸）　Vitamine A Acid

【應用】促進上皮細胞的分化與生長、角質溶解。用於痤

瘡、毛髮紅糠疹、銀屑病。

【用法】推薦劑量：20～60mg po，分 2～3 次服用。外用 0.05％冷霜或軟膏，bid。

【注意】內服可致頭痛、頭暈、口乾、脫屑等症狀。治療部位避免照射日光或太陽燈。肝腎功能不良者、濕疹、曬傷時慎用，孕婦禁用。

【規格】霜劑（迪維）：0.025％, 0.1％。

維胺酯　Viaminate

【應用】本品為維 A 酸衍生物，具有調節和控制上皮細胞分化與生長，抑制角化，減少皮脂分泌，抑制角質形成細胞的角化過程。用於治療重、中度痤瘡，對魚鱗病、銀屑病、苔蘚類皮膚病、及某些角化異常性皮膚病也有一定療效。

【用法】25～50mg, po, bid or tid。療程：痤瘡為 6 週，脂溢性皮炎為 4 週。

【注意】本藥的副作用與維生素 A 過量的臨床表現相似，常見的副作用包括皮膚乾燥、脫屑、瘙癢、皮疹、脆性增加、掌跖脫皮、瘀斑、繼發感染等；妊娠服藥可導致自發性流產及胎兒發育畸形；禁與維生素 A 同服；避免強烈日光或紫外光過度照射。

【規格】膠囊：25mg × 20（三蕊）。

他紮羅汀　Tazarotene

【應用】用於尋常性斑塊型銀屑病。

【用法】每晚睡前適量塗於患處。

【注意】主要不良反應為皮膚反應。孕婦、哺乳期婦女、近期有生育願望的婦女禁用。

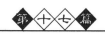

【規格】凝膠：30g, 0.05％（快維）。

過氧苯甲酰（過氧化苯酰） Benzoyl Peroxide

【應用】用於痤瘡、酒糟鼻及癤腫、痱子的防治。

【用法】5％～10％乳膏外用，tid。

【注意】用藥後可能有短暫的刺痛或灼燒感，勿需停藥。可引起接觸性皮炎，勿接觸眼睛。

【規格】凝膠：15g, 5％（班賽）。

卡泊三醇 Calcipotriol

【應用】用於尋常性銀屑病。

【用法】外用，bid。

【注意】用藥後可能有短暫局部刺激。過敏或鈣代謝失調者禁用。

【規格】凝膠：15g：0.75mg（達力士[進]）；搽劑：30 ml：1.5mg（達力士[進]）。

莫匹羅星 Mupirocin

【應用】用於原發性皮膚感染及創傷合併感染等繼發性感染。

【用法】局部塗於患處，tid, 5d 1療程，必要時可重複1療程。

【注意】對莫匹羅星和聚乙二醇過敏者禁用；不宜用於眼內或鼻內；中、重度腎損傷者及孕婦慎用。

【規格】軟膏劑：2％（百多邦）。

複方黃柏液

【應用】清熱解毒、消腫止痛、祛腐生肌、促進癒合。

【用法】外用。

【規格】每瓶裝 20ml、100ml。

聯苯苄唑　Bifonazole

【應用】適用於各種皮膚真菌病，對念珠菌病也有效。

【用法】塗敷患處，qd，2～4 週為 1 療程。

【注意】對本藥過敏者禁用，妊娠初期 3 個月不宜使用。避免接觸眼睛。

【規格】乳膏劑或霜劑：1%（黴克，孚琪，必伏）。溶液劑：1%。

鹵米松　Halometasone

【應用】適用對皮質類固醇治療有效的非感染性炎症性皮膚病。

【用法】塗敷患處，qd～bid，藥效欠佳者可短時密封包紮以增強療效。

【注意】細菌、病毒性、真菌性皮膚病、玫瑰痤瘡、尋常痤瘡、口周皮炎患者及過敏者禁用，孕婦及哺乳期婦女慎用，幼兒及兒童避免長期連續使用。

【規格】乳膏劑：5g：2.5mg（澳能[進]）。

舍他康唑　Sertaconazole

【應用】用於皮真菌、酵母菌、念珠菌、曲黴菌引起的皮膚感染。

【用法】患處外用，bid，連用 28d。

【注意】極少數病人出現皮膚發紅等刺激，停藥後可自行消失。過敏者禁用。

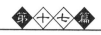

【規格】軟膏劑：2％10g（立靈奇）。

布替萘芬　Butenafine

【應用】用於真菌引起的手、足癬。

【用法】患處外用，bid，連用 7d 或 qd 連用 4 週；體、股癬：qd，連用 2 週。

【注意】主要不良反應為皮膚反應。過敏者禁用，孕婦及哺乳期婦女慎用，避免接觸眼及其他黏膜。

【規格】軟膏劑：1％10g, 1％15g（邁可舒）。搽劑：1％10ml（潔寧）。

鬼臼毒素（足葉草酯毒素，足葉毒素，疣敵，疣特）Podophyllotoxin

【應用】用於治療尖銳濕疣、扁平疣、尋常疣等。

【用法】用藥前清洗患處並擦乾，再用塗藥棒將藥物塗於疣體上，tid，連續應用 3 日。

【注意】對皮膚和黏膜有強烈刺激感，對本藥過敏者、孕婦及哺乳期婦女、開放性傷口、痣、胎記、脆性出血或新近作活檢疣禁用；兒童勿用；肝、腎功能不全者慎用。本品僅供外用，勿接觸眼睛和黏膜。

【規格】酊劑：0.5％。

噴昔洛韋　Penciclovir

【應用】口唇或面部單純疱疹，生殖器疱疹。

【用法】外用：塗於患處，每天 4～5 次，應儘早開始治療（如有先兆或損害出現時）。

【注意】偶見用藥局部灼熱感、疼痛、瘙癢等。對本品過

敏者禁用。

【規格】軟膏：10g：0.1g（丹普樂，夫坦）。

煤焦油　Coal Tar

【應用】具有抑制皮膚增生、防腐、殺菌、抗瘙癢等作用。用於治療頭部銀屑病、脂溢性皮炎、頭皮屑。

【用法】搖勻藥液倒適量在頭上並輕輕揉搓，保留 5min，然後徹底沖淨，1 週 2～3 次。

【注意】若發生刺激或過敏，應停用並適當處理。勿與甲氧沙林或三甲沙林合用；勿接觸眼睛。對焦油過敏者、嬰兒禁用。

【規格】洗劑：1%純煤焦油（澤它）。

克羅米通　Crotamiton

【應用】止癢，殺滅疥蟲。主要用於疥瘡。

【用法】治療前洗淨全身，將本品自頸以下塗搽全身，特別是皺折部位及腹股溝，24h 後塗第 2 次，再隔 48h 洗淨，對頑固病例，1 週後重複 1 次。

【注意】有急性炎症性糜爛或滲出性皮膚損害者和嬰兒禁用。勿接觸眼、黏膜。

【規格】乳膏：10%。洗劑：10%。

丁苯羥酸　Bufexamac

【應用】用於濕疹和神經性皮炎。

【用法】適量塗於患處，bid～qid。

【注意】過敏者禁用，避免接觸眼和其他黏膜。

【規格】乳膏：5%10g。

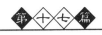

夫西地酸　Fusidic Acid

【應用】主要用於敏感細菌引起的皮膚感染。

【用法】患處塗擦，bid～tid，一般療程為 7d。

【注意】不良反應主要是用藥局部皮膚反應，過敏者、哺乳婦女乳房部位禁用。不能長時間、大面積使用。

【規格】乳膏：5g：0.1g（立思丁[進]），15g：0.3g（立思丁[進]）。

新黴素軟膏

【應用】用於淺表皮膚感染和預防繼發感染，塗患處，bid。

【用法】塗於患處，一日 2～3 次。

【注意】可見皮疹、瘙癢、紅腫或其他刺激反應。對本品過敏者禁用。

【規格】每 1g 軟膏含新黴素 2000 單位與桿菌肽 250 單位。

皮康王軟膏（含酮康唑、丙酸氯倍他索）

【應用】用於真菌、念珠菌引起的皮膚感染、陰道感染等。用於皮膚感染，外塗於患處，必要時包敷，bid。用於念珠菌陰道炎，睡前將藥膏（約 5g）擠入陰道深處，10d 為 1 療程。

【用法】清洗後，取適量均勻塗擦患處。bid。療程：一般體股癬為 2 週，手足癬以 4 週為宜。

【注意】對本品組成成分、其他吡咯類、氨基糖苷類及皮質激素類藥物過敏者禁用。

複方康納樂霜
（含制黴菌素、硫酸新黴素、短桿菌肽、曲安縮松）

【應用】用於念珠菌感染的皮膚病、伴有念珠菌或細菌感

染的異位濕疹樣皮炎、接觸性皮炎、脂溢性皮炎、神經性皮炎、嬰兒濕疹、肛門及外陰瘙癢等。

【用法】塗擦患處，bid～tid。

【注意】禁用於病毒性皮膚病、念珠菌以外的真菌性皮膚病和對本品過敏者。

皮清霜（含苯海拉明、慶大黴素、咪康唑、倍他米松）

【應用】用於濕疹、瘙癢症、接觸性皮炎、神經性皮炎、脂溢性皮炎等。

【用法】外塗患處，bid～tid。

【注意】禁用於眼、口處感染性皮膚病。不宜長期連續使用。

複方健療霜

（含醋酸曲安縮松、硫酸新黴素、咪康唑、苯海拉明）

【應用】用於濕疹、接觸性皮炎、神經性皮炎、脂溶性皮炎。

【用法】外塗患處，bid。

【注意】孕婦和對本品過敏者禁用。長期大面積使用可致皮膚萎縮、毛細血管擴張及色素沉著斑。

皮定康氣霧劑（含吡咯硫鋅、甲基乙基硫酸鈉）

【應用】能抑制表皮細胞過快增殖和角質分離，調節皮脂腺分泌，緩解瘙癢。

【用法】距皮損區 15cm 處噴 3s, bid～tid。

【注意】勿接觸口、眼。

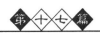

希爾生洗劑（含1%硫化硒）

【應用】抑制表皮及濾泡上皮細胞過度生長，減少角質細胞的產生。

【用法】塗於患處，保5～10min，再用大量水沖洗，bid，1週2次，連續2～4週。

【注意】勿接觸金屬器皿，避免接觸口、眼。

必麥森凝膠（含紅黴素、過氧苯甲醯）

【應用】抑制皮脂腺分泌，殺菌除臭；另有使皮膚恢復正常角化過程的作用。

【用法】用於治療各型痤瘡。每次用藥前先清潔局部皮膚，擦乾後外塗患處 bid，4週為1療程。

【注意】兩藥混合調勻後應冷藏保存。妊娠或哺乳期婦女慎用。

氯黴素酊

【應用】抑菌、消炎。

【用法】外擦患處。

複方間苯二酚擦劑

【應用】具有抗真菌、止癢作用用於真菌感染、濕疹等。

【用法】外擦患處。

白降汞軟膏

【應用】具有殺菌、收斂、消毒作用用於膿疱瘡及真菌性皮膚病。

【用法】清洗患處後塗敷，qd～bid。

【注意】忌與金屬用具接觸。

魚肝油軟膏

【應用】調節表皮增生與分化用於角化型皮膚病、皮膚潰瘍等。

【用法】局部外塗。

松餾油軟膏

【應用】具有止癢、收斂、溶解角質、防腐等作用，用於慢性皮炎、牛皮癬、慢性濕疹、慢性脂溢性皮炎等。

【用法】局部外塗。

氧化鋅軟膏

【應用】具有收斂、保護作用用於濕疹、亞急性皮炎等。

【用法】塗敷患處 qd～bid。

樟腦軟膏

【應用】有止癢、鎮痛、擴張血管等作用，用於未破裂的凍瘡、皮膚乾裂、瘙癢等。

【用法】局部塗敷。

【注意】陰涼處保存。

水楊酸軟膏

【應用】抑制真菌生長、軟化皮膚角質，用於局部角質增生和淺部真菌病。

【用法】局部塗敷。

【注意】忌與鐵器接觸。

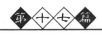

鋅氧油

【應用】具收斂、滋潤、保護皮膚的作用用於急性皮炎、濕疹。

【用法】局部塗敷。

鞣酸軟膏

【應用】收斂、滋養皮膚的作用用於嬰兒濕疹、痔瘡、褥瘡等。

【用法】局部塗敷。

【注意】忌接觸鐵皿。

【規格】10%～20%軟膏：30g。

第三章 眼科用藥

普羅碘銨（安妥碘） Prolonium Iodide

【應用】主要用於晚期眼底出血、虹膜睫狀體炎、玻璃體渾濁及角膜斑翳。

【用法】結膜下注射：1 次 0.1～0.2g，2～3d 1 次，5～7 次為 1 療程。im0.4g／次，每日或隔日 1 次，10 次為 1 療程，一般治療 2～3 個療程，中間停藥 1～2 週。

【注意】因本品能刺激組織水腫，一般不用於病變早期。碘過敏者、嚴重肝腎功能不全者、活動性肺結核、消化道潰瘍隱性出血者禁用；甲狀腺腫大及有甲狀腺功能亢進家族史者慎用。不得與甘汞製劑合併使用。

【規格】注射劑：0.4g。

噻嗎洛爾　Timolol

【應用】主要用於原發性開角型青光眼、某些繼發性青光眼和高眼壓。

【用法】滴眼，1次每眼1滴，qd～bid。

【注意】支氣管哮喘患者慎用；明顯心功能衰竭、房室傳導阻滯、竇性心動過緩及對本品過敏者禁用。不宜與其他 β 受體阻滯劑合用。

【規格】滴眼劑：0.25％, 0.5％。

毛果芸香鹼（匹魯卡品）　Pilocarpine

【應用】適用於閉角型青光眼及開角型青光眼。

【用法】滴眼，1日3～6次。

【注意】本品可致視力模糊、眼刺激、哮喘、肌肉震顫等不良反應。禁用於急性虹膜炎。支氣管哮喘者、急性結膜炎者應慎用。

【規格】硝酸毛果芸香鹼滴眼液：0.5％，1％，2％。硝酸毛果芸香鹼眼膏：1％。

乙醯唑胺（醋氮酰胺，醋唑磺胺）　Acetazolamide

【應用】碳酸酐酶抑制劑，適用於各型青光眼。

【用法】成人：首量0.25g，1日1～4次，維持量0.25g，bid。小兒按8～15mg／（kg·d），分次服用。

【注意】可有四肢麻木、噁心、厭食、嗜睡等不良反應，還可誘發腎絞痛。對磺胺過敏者、孕婦禁用。糖尿病患者、肝腎功能不全者、腎上腺皮質功能減退者慎用。長期服用，應補鉀。

【規格】片劑：0.25g×50。注射劑：0.5g。

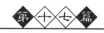

托吡卡胺（托品酰胺） Tropicamide

【應用】用於眼底檢查和診斷時散瞳，也可用於防治青少年近視。

【用法】每晚臨睡前 1 滴（0.25％），療程 1～3 個月。

【注意】青光眼患者禁用。點藥後壓迫淚囊部 1～2min，出現眼壓升高及過敏症狀時可重複使用。

【規格】滴眼液：0.25％，0.5％，1％。

透明質酸 Hyaluroate

【應用】適用於人工晶體和角膜移植、視網膜剝離等眼科手術。

【用法】注入前房，根據需要 1 次 0.1～0.3ml。

【注意】可引起暫時性眼壓上升。低溫保存。

【規格】注射劑：1％。

小牛血清提取物眼膏劑

【應用】適用於治療各種原因引起的角膜潰瘍和損害。

【用法】適量塗於眼內，qd～tid。

【規格】眼膏劑：20％。

吡諾克辛 Pirenoxine

【應用】防止晶狀體蛋白質變性，主要用於老年性白內障。

【用法】將 1 片藥片溶於 15ml 溶液中，混勻，1 次 1～2 滴，1 日 3～5 次滴於眼內。

【注意】若出現眼瞼炎、接觸性皮炎、結膜充血、刺激感等症狀，應立即停藥，置於陰涼處保存。

【規格】滴眼劑：15ml（卡他靈[進]），5ml（卡林 U[進]）。

苄達賴氨酸　Bendazac lysine

【應用】用於早期老年性白內障。

【用法】1 次 1～2 滴，tid。

【注意】不良反應：一過性刺激，眼外傷及嚴重感染時不應使用。

【規格】滴眼劑：40mg / 8ml（莎普愛思）。

卵磷脂絡合碘　Iodizedlecithin

【應用】治療中心性漿液性脈絡膜視網膜病變，中心性滲出性脈絡膜視網膜病變。玻璃體出血，玻璃體渾濁，視網膜中央靜脈阻塞等。

【注意】對碘過敏患者禁用。慎用於慢性甲狀腺疾病患者，曾患凸眼性甲狀腺腫患者，內源性甲狀腺素合成不足的患者。

【規格】片劑：1.5mg。

氯黴素滴眼液

【應用】改善組織營養，促進細胞再生和組織修復，改善眼球乾燥症狀。主要用於乾眼症、急慢性結膜炎、沙眼等症。

【用法】滴眼用，1 次 1～2 滴，1 日數次。

【規格】滴眼劑：12.5mg / 5ml（潤舒）。

珍珠明目滴眼液

【應用】清熱瀉火，養肝明目，用於肝虛火旺引起視力疲勞症和慢性結膜炎。長期使用 可以保護視力。

【用法】滴入眼瞼內，1 次 1～2 滴。1d 3～5 次。

【規格】滴眼液：10ml, 8ml。

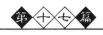

酮咯酸氨丁三醇　Ketrolac Tromethamine

【應用】為非類固醇抗炎藥，部分作用機制為抑制前列腺素的生物合成。

【用法】季節性過敏性結膜炎所致眼部瘙癢：1 滴，qid；白內障：摘除術後 24h 開始連用 4 週。

【注意】孕婦、哺乳期婦女慎用，配戴接觸眼鏡時及過敏者禁用。

【規格】滴眼劑：25mg / 5ml（安賀拉[進]）。

依美斯汀　Emedastine

【應用】一種相對選擇性的組胺 H_1 受體拮抗劑，暫時緩解過敏性結膜炎症狀。

【用法】1 滴，bid，必要時 qid。

【注意】常見不良反應為頭痛，偶有異夢、乏力、視物模糊、刺痛等，孕婦、哺乳期婦女慎用，配戴接觸眼鏡時及過敏者禁用。

【規格】滴眼劑：2.5mg / 5ml（埃美丁[進]）。

七葉洋地黃雙苷　Esculin and Digitalisglycosides

【應用】用於眼底黃斑變性，眼肌性、神經性、適應性眼疲勞。

【用法】1 滴，tid。

【注意】用藥後至少 15min 方可配戴隱形眼鏡。

【規格】滴眼劑：0.4ml（施圖倫[進]）。

溴莫尼定　Brimonidine

【應用】一種選擇性腎上腺 α 受體激動劑，降低眼內壓。

【用法】1 滴，bid。

【注意】常見不良反應：口乾、眼部充血、灼痛感、頭痛、視物模糊等。正接受單胺氧化酶製劑治療、過敏者禁用；孕婦及哺乳期婦女慎用。

【規格】滴眼劑：10mg / 5ml（沐欣）。

布林左胺　Brinzolamide

【應用】布林左胺主要抑制眼組織中佔優勢的碳酸酐酶2型同工酶而降低眼壓。用於高眼壓症、開角型青光眼。

【用法】1 滴，bid。

【注意】高氮性酸中毒、嚴重腎功能不全、孕婦、哺乳期婦女、過敏者禁用。

【規格】滴眼劑：50mg / 5ml（派立明[進]）。

維生素 A 棕櫚酸酯　Vitmain A Palmitate

【應用】作為淚液替代物治療包括角結膜炎乾燥症及淚膜不穩定或角膜缺乏潤濕所產生的乾眼症。

【用法】1 滴，tid～qid。

【注意】偶有短暫燒灼感、眼瞼黏著或視力模糊，孕婦、哺乳期婦女、過敏者禁用。

【規格】凝膠：10g：0.1g（諾沛[進]）。

那素達　Naphcon A

【應用】減輕過敏症狀及收縮眼部血管。

【用法】1～2 滴，q3～4h。

【注意】偶有瞳孔散大、眼壓增高症狀，長期應用可能出現全身反應。配戴隱形眼鏡者用藥 15min 後方可戴鏡。孕婦、哺

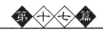

乳期婦女慎用；閉角型青光眼、過敏者禁用。

【規格】滴眼液：15ml〔進〕。

硫酸阿托品滴眼液或眼膏

【應用】由阻斷 M 膽鹼受體，拮抗乙酰膽鹼作用，使瞳孔括約肌和睫狀肌鬆弛，產生擴瞳，調節麻痹作用。

【用法】用於虹膜睫狀體炎、檢查眼底、驗光等。

【注意】用藥次數根據需要而定。青光眼及前列腺肥大患者禁用。

【規格】0.5%～2%。

去氧腎上腺素滴眼液

【應用】興奮瞳孔擴大肌，產生擴瞳作用，維持時間短用於檢查眼底、晶狀體及治療充血性過敏性結膜炎。

【用法】滴眼，1 次 1～2 滴，1d 1～5 次。

【注意】高血壓患者及急性青光眼患者禁用。

【規格】1%。

依色林滴眼液或眼膏

【應用】抗膽鹼酯酶藥，有縮小瞳孔、降低眼內壓、調節痙攣作用。

【用法】1 次 1～2 滴，tid～qid，或根據需要使用。

【注意】滴眼時應壓迫內眥，避免藥液流入鼻腔後吸收中毒。

【規格】0.5%。

利福平滴眼液

【應用】抗生素類藥，對某些病毒也有效用於沙眼、結膜炎等。

【用法】滴眼，1次1～2滴，1d 4～6次，藥液於冷暗處保存。

【規格】1％。

礦胺醋酰鈉滴眼液

【應用】礦胺類抗生素藥，用於沙眼、結膜炎、角膜炎等。

【用法】滴眼，1次1～2滴，1d 3～5次。

【規格】15％。

鹽酸丁卡因滴眼液

【應用】表面麻醉劑，有止痛作用。用於測量眼壓、眼部手術前的麻醉及止痛等。用藥量根據需要而定。

【用法】滴眼，遵醫囑。

【規格】1％。

硫酸鋅滴眼液

【應用】消毒防腐藥，有收斂作用。用於結膜炎、沙眼等。

【用法】滴眼，1次1～2滴，tid～qid。

【規格】0.25％～0.5％。

硫酸卡那黴素滴眼液

【應用】抗生素類藥，殺菌消炎。用於結膜炎、角膜炎、虹膜睫狀體炎等。

【用法】滴眼，1次1～2滴，1d 5～6次。

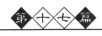

【規格】0.5％。

碘化鉀滴眼液

【應用】有促進炎症病灶吸收的作用。用於真菌性結膜炎、青光眼、玻璃體混濁等。

【用法】滴眼，1 次 1～2 滴，tid～qid。

【規格】2％。

氯黴素滴眼液

【應用】抗生素類藥，有消炎作用。用於沙眼、角膜炎、結膜炎等。

【用法】滴眼，1 次 1～2 滴，1d 3～5 次。

【規格】0.25％。

甲基纖維素滴眼液

【應用】有增稠、防止眼球乾燥作用，用於眼球乾燥症及眼底檢查時作介質用。按需要使用。

【用法】按需要滴 1～2 滴到患眼。

【注意】配製時甲基纖維素應冷溶。

【規格】1％。

醋酸可的松滴眼液

【應用】皮質激素類藥，有抗炎、抑制上皮生長等作用。用於角膜炎、鞏膜炎等。

【用法】滴眼，1 次 1～2 滴，q4h。

【注意】用前搖勻，樹枝狀角膜炎患者慎用。

【規格】0.5％。

妥布黴素滴眼液（托百士）

【應用】氨基糖苷類抗生素，對革蘭陰性和陽性菌均有效。用於敏感菌所致眼部感染。

【用法】輕中度感染患者 1～2 滴 / 4h，重者 2 滴 / h，病情緩解後減量。

【注意】對本品過敏者禁用，孕婦、哺乳婦女慎用。

艾氟龍

【應用】控制炎症介質的合成，產生抗炎作用。用於結膜炎、角膜炎等炎症。

【用法】滴眼，1 次 1～2 滴，bid～qid。

【注意】禁用於病毒性和真菌性感染。2 歲以下兒童及孕婦慎用。

【規格】含氟米龍 0.1%。

百力特

【應用】控制炎症介質的合成，產生抗炎作用。用於結膜炎、角膜炎等炎症。

【用法】滴眼：1～2 滴，bid～qid。

【注意】不宜中途終止治療，應逐步減量停藥。2 歲以下兒童及孕婦慎用。

【規格】含醋酸潑尼松 1%。

拂炎

【應用】由控制炎症介質的合成，產生抗炎作用。

【用法】治療初期（24～48h 內），滴眼 1～2 滴／次，1 次／2h，以後 4 次／日。

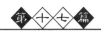

【注意】本藥過敏及患有角膜潰瘍、病毒性角結膜炎、結核性眼部疾患，真菌性眼部疾患及化膿性眼疾患者禁用。

【規格】含醋酸氟美松龍 0.1%。

點必舒

【應用】由控制炎症介質的合成，產生抗炎作用。

【用法】滴眼：1～2 滴，1／4h，嚴重者可增至 1／2h。

【注意】樹枝狀角膜炎患者禁用。

【規格】含妥布黴素 0.3%，地塞米松 0.1%。

帕利百

【應用】由控制炎症介質的合成，產生抗炎作用。

【用法】1 次 1 滴，每 3～4h 1 次，必要時可加大用藥頻度。

【注意】樹枝狀角膜炎患者禁用由病毒、結核菌、真菌引起的角膜炎、結膜炎及未經治療的急性化膿性感染禁用，孕婦、哺乳婦女、兒童慎用。

【規格】每 ml 含醋酸潑尼松龍 5mg、硫酸新黴素 5mg、硫酸多粘菌素 B10000U。

貝他根

【應用】為 β 受體阻滯劑，由減少房水產生降眼壓。用於慢性開角型青光眼及高眼壓症。

【用法】滴眼，1 次 1 滴，bid。

【注意】支氣管哮喘、竇性心動過緩、心源性休克、心衰者禁用。

【規格】含鹽酸左旋布諾洛爾 0.5%。

貝特舒

【應用】β受體阻滯劑，由減少房水生成起到降眼壓作用，還可增加眼血流量。

【用法】滴眼，1次1～2滴，bid。

【注意】對本品過敏者、竇性心動過緩、一度以上房室傳導阻滯、明顯心功能衰竭者禁用。

【規格】含鹽酸倍他洛爾0.28%。

淚 然

【應用】為擬天然淚液的無菌滴眼液可迅速而持續地緩解眼球乾燥、過敏及刺激性症狀，並可替代淚膜用於減輕眼部乾燥引起的灼熱、刺激等不適症狀，保護眼球。

【用法】根據病情滴眼，1次1～2滴。

【注意】用藥後若感到眼部疼痛、視物模糊、持續性充血及刺激感或病情加重持續72h以上，應立即停藥。

利奎芬

【應用】改善和潤滑眼睛，用於乾眼症及各種原因所致的眼部乾澀不適。

【用法】需要時點眼一滴。

【注意】配戴軟性接觸眼鏡時勿用。

【規格】含聚乙烯醇1.4%。

鹽酸卡替洛爾

【應用】為β受體阻滯劑，由抑制房水生成，降低眼壓，用於青光眼、高眼壓症。

【用法】滴眼，1次1滴，bid。

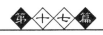

【注意】不易控制的心功能不全、哮喘、支氣管痙攣者，及對本品過敏者禁用。

【規格】1%。

歐可芬

【應用】由阻斷前列腺素合成產生止痛、解熱、抗炎作用。

【用法】術前 2h 起，每半小時給藥 1 滴，共 4 滴；用於其他方面每 4h 1 次，1 次 1 滴，共 2～3 週。

【注意】單純疱疹病毒性角膜炎、對本品過敏者禁用。

【規格】含氟比洛芬鈉 0.03%。

歐斯啉

【應用】為 α 受體激動劑，具有收縮血管的作用。用於緩解過敏性結膜炎、非感染性結膜炎的眼部症狀以及各種因素引起的眼部充血。

【用法】滴眼，1 次 1～2 滴，tid。

【注意】不能散瞳的病人及對該藥過敏者禁用。

【規格】含鹽酸羥甲唑啉0.025%。

鹽酸地匹福林滴眼液

【應用】在人眼內轉化為腎上腺素，由減少房水產生和增加房水排出而降低眼壓，不縮瞳。

【用法】青光眼初期治療，常用量為 1 滴 / 12h。

【注意】前房角狹窄的青光眼患者及對本品過敏者禁用。

【規格】0.1%。

貝復舒（重組牛鹼性成纖維細胞因子）

【應用】促進角膜上皮再生，角膜基質層和內皮層的修復各種原因引起的角膜上皮缺損和點狀角膜病變。

【用法】滴眼：1～2滴，4～6／d。

【注意】用藥時間不宜超過2週。

易貝（重組人表皮生長因子）

【應用】促進角膜上皮細胞再生，縮短受損角膜癒合時間。

【用法】將本品直接滴入眼結膜囊內，每次1～2滴，每日4次，或遵醫囑。

【注意】2～8℃冷藏，開啟後1週內使用。

阿結根

【應用】為 α - 腎上腺素能受體激動劑，既減少房水生成，又增加葡萄膜鞏膜外流。降低開閉型青光眼及高眼壓症患者的眼內壓。

【用法】本藥的推薦劑量為qd，每次一滴，滴入患眼。眼內壓在下午達到高峰或眼內壓需要另加控制的患者，下午可增加一滴。

【注意】禁用於對成分過敏及使用單胺氧化酶抑制劑患者，嚴重心血管患者慎用。

【規格】酒石酸溴莫尼定0.2%。

遞法明

【應用】增加靜脈張力，保護血管糖尿病引起的視網膜病變。

【規格】片劑：20片／盒。含歐洲越桔果提取物 β - 胡蘿

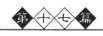

葡素。

第四章　耳鼻喉科及口腔科用藥

羥甲唑啉　Oxymetazoline

【應用】為 α 腎上腺素能受體激動劑，能迅速收縮鼻黏膜血管，改善鼻塞症狀。適用於急慢性鼻炎、鼻竇炎、過敏性鼻炎、肥厚性鼻炎。

【用法】0.05％噴霧劑噴入鼻腔，1 次 1～3 撳，早晨和睡前各 1 次，兒童酌減；或滴鼻，成人和 6 歲以上兒童，1 次 1～3 滴，早晨和睡前各 1 次。

【注意】個別患者可出現輕微的燒灼感、針刺感、鼻黏膜乾燥感等不良反應。孕婦、接受單胺氧化酶抑制劑治療的患者、2 周歲以內兒童及對本品過敏者禁用；冠心病、高血壓、甲亢、糖尿病患者和代謝性疾病的患者慎用。不宜長期使用，每次連續使用時間不宜超過 7 天。

【規格】噴鼻劑：5.0mg／10ml（達芬林）。滴鼻劑：0.05％（必通）。

布地奈德（雷諾考特）　Budesonide

見主要作用於呼吸系統的藥物。

曲安奈德　Triamcinolone

【應用】為一種強效的糖皮質激素，有明顯抗過敏作用。適用於季節性和常年性的過敏性鼻炎。

【用法】成人及 12 歲以上兒童 4 噴，qd 或遵醫囑；6～12 歲兒童減半。

【注意】偶有局部刺激，輕微鼻出血、頭痛等，極少數病人可能發生眼壓升高、鼻中隔穿孔。過敏者禁用，鼻中隔潰瘍、鼻部手術或創傷後者、孕婦及哺乳期婦女慎用。

【規格】噴鼻劑：6.6mg / 6ml（珍德）。

莫米松　Mometasone

【應用】為一種局部用糖皮質激素，適用於季節性和常年性的過敏性鼻炎。

【用法】成人4噴，qd 或遵醫囑；6～11 歲兒童減半。

【注意】偶有局部刺激，輕微鼻出血、頭痛等。過敏者禁用，呼吸道結核感染、未經治療的真菌、細菌、全身性病毒感染、眼單純疱疹患者、鼻中隔潰瘍、鼻部手術或創傷後者、孕婦及哺乳期婦女慎用。

【規格】鼻噴霧劑：50 μg × 140 噴、50 μg × 60 噴（內舒拿[進]）。

氮䓬斯汀　Azelastine

【應用】潛在的長效抗過敏化合物，適用於季節性和常年性的過敏性鼻炎。

【用法】成人及6歲以上兒童2噴，bid 或遵醫囑。

【注意】少見局部刺激，偶有噁心症狀。6歲以下兒童、哺乳期母親、孕婦、過敏者禁用。

【規格】噴鼻劑：10ml（愛賽平，敏奇）。

康鼻素噴劑（含新福林、苯紮溴銨、佛手柑油）

【應用】局部收縮鼻黏膜血管，減輕水腫、腺體分泌，抗過敏症狀，另有廣譜殺菌作用。用於各種急慢性鼻炎、鼻竇炎、

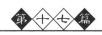

過敏性鼻炎及麻黃素不能耐受者等。

【用法】噴鼻腔，3～5 次 /d；3 歲以上兒童，bid or tid。

【注意】青光眼患者、3 歲以下兒童禁用，高血壓、心臟病、甲亢患者慎用。

【規格】噴劑，15ml / vial。

西地碘片

【應用】用於慢性咽喉炎、白色念珠菌感染性口炎、口腔潰瘍、慢性牙齦炎、牙周炎等。

【用法】口含，1 片，1d 3～5 片。

【注意】孕婦、哺乳婦及對本品過敏者禁用。

【規格】1.5mg×12（華素片，每片含西地碘 1.5mg）。

鹽酸塞洛唑啉滴鼻劑（諾通）

【應用】用於急慢性鼻炎、鼻竇炎、過敏性鼻炎、肥厚性鼻炎等。

【用法】滴鼻，滴 0.1％溶液，6～12 歲兒童滴用 0.05％溶液，1 次 2～3 滴，bid。

【注意】接受單胺氧化酶抑制劑或三環抑鬱劑治療者、對本品過敏者及幼兒禁用。

利林喉片　Delin

【應用】用於咽喉炎、舌炎、牙齦炎、扁桃體炎等。

【用法】1 片，口含，q2～3h。

【規格】（每片含地喹氯胺 0.25mg）。

鹽酸麻黃鹼滴鼻劑

【應用】用於鼻黏膜腫脹、感冒鼻塞、鼻竇炎、鼻出血等。

【用法】滴鼻，1 次 1～2 滴，tid～qid。

【注意】不宜長期連續使用。

【規格】0.5%～1%。

碳酸氫鈉滴耳劑（耵聹液）

見醫院常用自製製劑。

酚甘油

見醫院常用自製製劑。

碘甘油溶液劑

【應用】用於口腔炎、急性扁桃體炎、急性咽喉炎及齒齦感染。

【用法】局部塗搽。

【注意】對碘過敏者禁用。

【規格】0.5%～1%。

複方硼砂漱口片（多貝爾漱口片）

【應用】用於口腔炎、咽喉炎、扁桃體炎。

【用法】1 片加溫開水 1 杯（60～90ml），溶後含漱，1 日數次。

【注意】久用可引起類脂性肺炎。

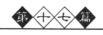

第五章　醫院常用自製製劑

一、外用製劑

硼硫酸液

【應用】供濕疹等冷濕敷用。

【用法】局部外敷。

【規格】3％, 500ml。

硫代硫酸鈉溶液（汗斑一號）

【應用】有殺疥蟲及黴菌作用。用於治療癤瘡、皮癬、皮脂、汗斑等。

【用法】外擦（先用）。

【規格】40％, 200ml。

稀鹽酸（汗斑二號）

【應用】配合硫代硫酸鈉溶液使用。

【用法】外擦（後用）。

【規格】40％, 200ml。

優瑣溶液

【應用】有殺菌除臭作用，用於濕敷或洗滌傷口。

【用法】外用。

【規格】500ml。

高錳酸鉀

【應用】可用於清楚皮膚表面的膿性分必物或惡臭，供冷濕敷或泡洗用。

【用法】局部外用。

【規格】5g／每包。

灰甲二號

【應用】殺滅真菌，治療灰指甲。

【用法】配成 0.025％～0.01％溶液外用。

【規格】60ml。

水楊酸酊

【應用】用於花斑癬（汗斑）、手足癬及體癬。

【用法】局部外用。

【規格】3％、5％, 60ml。

甲醛溶液（福爾馬林醑）

【應用】用於手足多汗或腋臭。

【用法】局部外用。

【規格】5％，60ml。

樟腦醑

【應用】用於瘙癢性皮膚病、凍瘡或局部發赤。

【用法】局部外用。

【規格】60ml。

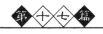

氯滅芥醑

【應用】治療癧瘡。

【用法】塗患處。

【規格】60ml。

咪康唑搽劑

【應用】殺滅真菌，治療皮膚癬。

【用法】塗擦患處。

【規格】60ml。

複方雷瑣辛

【應用】常用於皮膚科癬症、濕疹的止癢防腐。殺菌止癢、治療體癬、花斑癬。

【用法】雷酚溶液塗搽治腳癬。局部塗擦。

【規格】雷酚溶液（本品 8g、苯酚 4g、硼酸 0.8g、丙酮 4 g、加水至 100ml）：60ml。

魚爐洗劑

【應用】收斂止癢，是用於無滲出性的急性或亞急性皮炎，濕疹。

【用法】局部塗擦，用前搖勻，一日數次。

【規格】100ml。

鋅氧油（氧化鋅油）

【應用】吸水消炎止癢保護皮膚。用於急性皮炎濕疹，於濕敷的間歇期外塗於患部。加 0.1％利凡諾或 0.25％呋喃西林，可用於急性濕疹的繼發感染。

【用法】局部塗擦。

【規格】30g。

龍膽紫糊

【應用】有抗菌、收斂、止癢作用，用於濕疹。

【用法】塗患處。

【規格】30g。

酚氧化鋅糊

【應用】收斂防腐。用於濕疹，皮炎。

【用法】塗患處。

【規格】30g。

硼酸軟膏

【應用】用於化膿性皮膚病或軟化痂病。

【用法】局部塗擦。

【規格】30g。

魚肝油軟膏

【應用】用於魚鱗病、慢性濕疹、射線皮炎等。

【用法】局部塗擦。

【規格】30g。

水楊酸軟膏

【應用】真菌性皮膚病或手足皸裂。

【用法】局部塗擦。

【規格】30g。

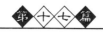

魚石脂軟膏

【應用】用於癤、丹毒或蜂窩組織炎等。

【用法】局部塗擦。

【規格】10％，30％，50％。

硫磺軟膏

【應用】脂溢性皮膚病、癤或牛皮癬。

【用法】局部塗擦。

【規格】5％，10％，30％。

凍瘡膏

【應用】治療凍瘡。

【用法】局部塗擦。

【規格】30g。

複方苯甲酸軟膏

【應用】皮膚真菌病，手足皸裂。

【用法】局部外用。

【規格】全濃度，半濃度，30g。

酚軟膏

【應用】外用防腐，止癢。

【用法】局部外用。

【規格】30g。

尿素軟膏

【應用】促進角質與水結合，使皮膚軟化，防止手足皸裂。

【用法】每日塗捺數次。

【規格】30%, 30g。

鞣酸軟膏

【應用】收斂藥,用於嬰兒紅臀症。

【用法】塗捺患處,bid～qid。

【規格】10%, 30g。

強的松冷霜

【應用】消炎止癢,用於接觸性皮炎,過敏性皮炎。

【用法】塗捺患處,tid～bid。

【規格】30g。

維 E 珍珠軟膏

【應用】潤澤肌膚,抗皺出斑,防止皮膚乾裂。

【用法】外捺,每日數次。

【規格】30g。

複方阿昔洛韋軟膏

【應用】抗病毒、殺菌、止痛。用於疱疹病毒等多種皮膚病。

【用法】外捺,每日 4～6 次。

【規格】30g。

硫乳膏

【應用】用於濕疹,脂溢性皮炎。

【用法】塗患處,tid～qid;眼科用製劑。

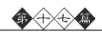

【規格】2％，30g。

阿托品滴眼劑

【應用】可阻斷乙酰膽鹼的作用，使瞳孔括約肌和睫狀肌麻痹而引起散瞳及調節麻痹。作用長達 10～12d，用於角膜炎，虹膜睫狀體炎，白內障手術前後及驗光等。

【用法】滴眼，次數根據需要而定。

【規格】8ml。

【注意事項】小兒對此藥易中毒，滴時應壓迫眼囊，以防進入鼻腔吸收而中毒，青光眼患者禁用。

毛果芸香鹼滴眼劑

【應用】有縮瞳及降低眼內壓作用，用於青光眼，常用於開角型青光眼，用藥後 15min 開始縮瞳，能持續 4～5h。

【用法】滴眼，1d 3～6 次。

【規格】8ml。

【注意事項】濃度 1％。

毒扁豆鹼滴眼劑

【應用】有縮瞳及降低眼內壓作用，多用於急性青光眼，也可用作對阿托品的拮抗劑。

【用法】滴眼 tid～qid。

【規格】8ml。

【注意事項】用藥後壓迫眼囊，以防吸收中毒。溶液避光保存，變紅則不宜用。

磺胺醋酰鈉滴眼劑

【應用】用於治療砂眼、結膜炎、角膜炎等。

【用法】滴眼，qid。

【規格】8ml。

【注意事項】本品為高滲液，用時對眼有刺激性；久置易變色，若變為深黃色或棕色則不可用。

醋酸可的松滴眼劑

【應用】抑制炎性反應，組織敏感及上皮生長等，常用於角膜炎、鞏膜炎、虹膜炎、疱疹性眼炎、交感性眼炎、白內障術後等。

【用法】滴眼，1日6次。

【規格】8ml。

【注意事項】樹枝狀角膜炎患者慎用。

甲基纖維素滴眼劑

【應用】治療某些眼球乾燥症。前方角鏡及眼底接觸鏡檢時作介質用。

【用法】按需要使用。

【規格】8ml。

【注意事項】甲基纖維素應冷溶。

氫氧化汞滴眼劑

【應用】殺菌劑，主要用於結膜炎、角膜潰瘍及手術前結膜囊消毒。

【用法】滴眼 tid～qid。

【規格】8ml。

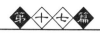

【注意事項】不宜受熱。

二、耳、鼻、喉、口腔科製劑

酚甘油

【應用】有消炎殺菌劑及止痛作用，用於急性及慢性中耳炎及外耳道炎。

【用法】滴耳，tid。

【規格】10ml。

硼酸滴耳劑

【應用】用於慢性化膿性中耳炎。

【用法】2滴每次，滴耳，tid。

【規格】10g。

碳酸氫鈉滴耳劑

【應用】軟化耳垢及沖洗耳道。

【用法】滴耳，tid。每次用量要大，應將藥液充滿耳內。

【規格】5％，8ml。

碘甘油

【應用】有防腐消毒作用，用於咽部慢性炎症及角化症，也可用於慢性萎縮性鼻炎。

【用法】塗抹患部，bid～tid。

【規格】10ml。

鹽酸麻黃鹼滴鼻劑

【應用】有收縮血管作用，用於急性鼻炎、鼻竇炎、慢性

肥大性鼻炎。

【用法】滴鼻，tid。

【規格】1％、0.5％, 8ml。

硫酸鏈黴素滴鼻劑

【應用】用於萎縮性鼻炎，乾燥性鼻炎。

【用法】滴鼻，tid。

【規格】8ml。

複方薄荷鼻劑

【應用】鼻腔潤滑劑，有消炎除臭作用，用於萎縮性鼻炎，乾燥性鼻炎，即感冒鼻塞。

【用法】1～2滴／次，滴鼻，tid～qid。

【規格】10ml。

液體石蠟

【應用】黏膜潤滑劑。

【用法】2滴／次，滴鼻，tid。

【規格】10ml。

雙氧水

【應用】消毒防腐，用於消除耳道分必物。

【用法】洗耳，tid～qid。

【規格】3％，10ml。

複方硼砂漱口水

【應用】有消毒防腐和溶解黏液蛋白的作用。用於口腔炎、

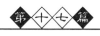
咽喉炎及扁桃腺炎等。

【用法】10～20ml／次，漱口，日數次。

【規格】200ml。

三、內服製劑

顛茄合劑

【應用】用於胃腸解痙止痛。

【用法】常用量 10ml／次，tid；極量 30ml／次，90ml／天，飯後口服。

【規格】100ml。

【注意事項】不易久服；青光眼病人禁用。

巴氏合劑

【應用】能調節中樞神經興奮與抑制過程。主要用於因中樞神經機能失調而引起的疾病。如失眠、神經衰弱、精神抑鬱等。

【用法】10ml／次，po，tid。

【規格】100ml。

【注意事項】不宜長期使用，以免蓄積中毒。

三溴合劑

【應用】鎮靜藥。用於神經衰弱、失眠等症。

【用法】5～10ml／次，溫開水稀釋後於飯後口服，tid。

【規格】10ml。

【注意事項】以引起蓄積中毒，長期使用，可同時服大量氯化鈉液體，不宜與鹼性藥物伍用；腎功能不全及忌鹽患者禁用。

勃氏合劑

【應用】用於癲癇的治療和預防。

【用法】10ml／次，po tid。

【規格】500ml。

【注意事項】不宜用於機能性痙攣發作；忌用於心血管系統代償失調期的各種疾病，開放性肺結核、腎病、潰瘍疾病惡化、肝病惡化、腦瘤等的癲癇病人。

水合氯醛合劑

【應用】催眠和抗驚厥藥，用於失眠，煩躁不安及驚厥。

【用法】不宜久儲；不宜於鹼性藥物伍用；長期服用可引起慢性中毒；嚴重心，肝，腎不全者慎用。

【規格】5～10ml／次 po，極量 30ml。

枸櫞酸合劑

【應用】溶解尿路結石。

【用法】10ml／次，po tid。

複方甘草合劑

【應用】鎮咳、祛痰。

【用法】5～10ml／次 po tid。

【規格】100ml。

【注意事項】不宜久儲。

苯海拉明糖漿

【應用】抗組胺藥，用於蕁麻疹及其他過敏性疾患。

【用法】成人 5ml／次 po tid；兒童 0.25ml／kg／次。

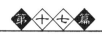

【規格】60ml。

硫酸鋅糖漿

【應用】用於缺鋅。治療因腹瀉引起的痤瘡，脂溢性皮炎。還用於小兒食慾不振，發育不全等。

【用法】10ml／次，tid。小兒遵醫囑。

【規格】1％, 200ml。

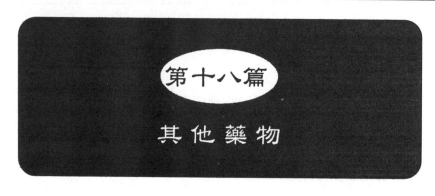

第一章　解毒藥

一、金屬中毒解毒藥

還原型谷胱甘肽　Reduced Glutathione

【應用】促進糖類、脂肪及蛋白質代謝，影響細胞的代謝過程。解毒，保護肝臟，抗過敏等多種作用。

【用法】輕症：0.3g, im or iv, qd～bid；重症：0.6g, im or iv, qd～bid。

【注意】不良反應有藥疹、胃痛、噁心、嘔吐。

【規格】粉針劑：0.3g, 0.6g（泰特〔進〕，阿拓莫蘭，雙益健），1.2g（綠汀諾）。谷胱甘肽眼水：5ml。

美司鈉　Mesna

見抗腫瘤藥。

青黴胺（D-鹽酸青黴胺）　Penicillamine D

【應用】同二巰丁二鈉。

【用法】重金屬中毒：成人用量為 1g / d，分 4 次服，5～7 d 為 1 療程，停藥 2d 開始下 1 療程，一般可用 1～3 個療程。用於 Wilson 疾病：1.0～1.5g / d，分 4 次，長期服用，症狀改善後可間歇給藥。類風濕性關節炎、慢性活動性肝炎等免疫性疾病：成人用量為 1.5～1.8g / d，分 3～4 次服，可用 6 個月以上。

【注意】不良反應有噁心、頭痛。青黴素過敏病人禁用。本品宜空腹使用。

【規格】片劑：0.125g × 100。

二硫丙醇（二硫丙醇，雙硫代甘油） Dimercaprol

【應用】同二巰丁二鈉。

【用法】需反覆給藥，直到金屬排盡為止。砷，汞，金中毒，第 1，2 日 2～3mg / kg，深部 im, q4h，第 3dq6h，以後 q12h, 7～10d 為 1 療程，注意更換注射部位。兒童急性鉛腦病：2.5～4mg / kg, q4～6h，合用依地酸鈣油，12.5mg / kg, bid，兩藥療程共 3～5d。

【注意】不良反應多見高血壓和心動過速等。禁用於汞化物中毒。

【規格】注射劑：0.1g / ml, 0.2g / ml。

二硫丙磺酸（二硫丙酸磺，二硫基丙醇磺酸）
Dimercaptporpoane Sulfonate

【應用】同二巰丁二鈉。

【用法】對急性汞中毒效力較好，用於汞、砷、鉛、鉻中毒。常用 5% 注射液 5ml im，開始 tid～qid，第 2 日 bid or tid，以後 qd or bid，連用 5～7 日。

【規格】注射劑：125mg/2ml。

二、有機磷中毒解毒藥

碘解磷定（解磷定，碘磷定）　Pralidoxime Iodide

【應用】膽鹼酯酶復活劑。用於解救多種有機磷酸酯類殺蟲劑的中毒治療。

【用法】輕度中毒：成人 0.4g，用 0.9％氯化鈉注射液或葡萄糖注射液溶解後，緩慢 id or iv，必要時 2～4h 重複 1 次；小兒　15mg / kg。用於中度中毒：成人首次 0.8～1.2g，以後每 2h 0.4～0.8g，共 2～3 次，或採用 id 給藥維持，1h 0.4g，共 4～6 次；小兒 20～30mg / kg / 次。治療重度中毒：成人首次用 1～1.2g, 30min 後如無效可再給 0.8～1.2g，以後 0.4g / h；小兒 1 次 30mg / kg, id or 緩慢 iv。

【注意】注射後可引起噁心、嘔吐、心率增加等症狀，禁用於對碘過敏者，老年人使用時應減少用量和減低注射速度，對中毒患者應儘早使用，若超過 36h 則療效甚差。

【規格】注射劑：0.4g, 0.5g / 20ml。

氯磷定　Pyraloxime Methylchloride

【應用】同碘解磷定。

【用法】用於輕度中毒時，0.25～0.5g, im，必要時 2h 後重複 1 次；用於中度中毒時，0.5～0.75g, im；用於重度中毒時，1g, iv。

【注意】同碘解磷定，但中、重度中毒時必須合用阿托品。

【規格】注射劑：0.25g / 2ml, 0.5g / 5ml, 0.5g / 2ml, 2ml（解磷注射液＜含苯那辛和氯解磷定＞）。

三、氰化物中毒解毒藥

亞甲藍（美藍） Methylthioninium Chloride

【應用】為氧化還原劑。

【用法】低濃度時可用於治療高鐵血紅蛋白血症。5～10 ml, iv；或本品 150～250mg po, q4h。高濃度則可將血紅蛋白氧化為高鐵血紅蛋白。使用時以 1％溶液 25～50ml iv。尿路結石，65mg, po, tid，1 日量可用至 300mg。

【規格】注射劑：20mg / 2ml。

硫代硫酸鈉（大蘇打，海波） Sodium Thiosulfate

【應用】酶的參與下結合，變為無毒的硫氰酸鹽排出體內而解毒。

【用法】須先用作用迅速的亞硝酸鈉、亞硝戊酯或亞甲藍，然後 12.5～25g 緩慢 iv。口服還須用 5％溶液洗胃。用於抗過敏時，5％溶液 10～20ml iv，10～14d 為 1 療程，qd。

【注意】不良反應有頭暈、乏力、噁心、嘔吐等，iv 時速度過快會引起低血壓。

【規格】注射劑：0.64g, 0.5g / 10ml, 1g / 20ml。溶液劑：40 ％，200ml。

亞硝酸鈉 Sodium Nitrite

【應用】解毒作用同亞甲藍但作用更強。用於治療氰化物中毒。

【用法】3％溶液 10～20ml（或 6～12mg / kg），iv，注射速度宜慢（2ml / min）。

【注意】本品用量不可過小，應使病人稍呈青紫，才能迅

速有效地解毒。

【規格】注射劑：0.3g/10ml。

四、有機氟中毒解毒藥及其他解毒藥

氟馬西尼（安易醒） Flumazenil

【應用】選擇性的苯二氮䓬類拮抗劑。

【用法】終止以苯二氮䓬類誘導及維持的全身麻醉，初次量 200 μg iv，視需要每 60s 鐘追加 100 μg，直到總劑量 1mg 為止；常用劑量 300～600 μg。用於解救昏迷病人時，初次量 300 μg iv，如 60s 內未恢復到預期的意識程度，可重複注射直到病人蘇醒，或者總量達 2mg 為止，如果再度嗜睡可以 100～400 μg / hid。

【注意】對本藥過敏者禁用。

【規格】注射劑：500 μg。

納洛酮 Naloxone

【應用】強嗎啡競爭性拮抗劑。

【用法】用於治療嗎啡、呱替啶等急性中毒時，5～10mg, 10～15min 內肺換氣量尚未增加時，可再注射 1 次，1d 量不超過 40mg。用於嚴重酒精中毒時，0.4～0.8mg im or iv。

【規格】注射劑：0.4mg/ml（蘇諾，凱因諾彤，欣萊樂），10mg / ml。

五、蛇 藥

精製抗蝮蛇毒血清（蝮蛇抗毒素）

【應用】可中和蝮蛇蛇毒。

【用法】用於腹蛇咬傷患者，搶救時多採用 6000～12000U

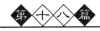

/ 次，iv，用 20～40ml 0.9％氯化鈉注射液或 25％～50％葡萄糖注射液稀釋後緩慢 iv。

【注意】為預防血清過敏，注射前應做皮試。

【規格】注射劑：6000U / 10ml。

精製抗五步蛇毒血清

【用法】用於治療五步蛇，烙鐵頭蛇，竹葉青蛇咬傷，用精製抗五步蛇毒血清 20～30ml，以注射用生理鹽水稀釋 1 倍緩慢 iv。

【注意】用前先做皮內實驗，試驗呈陰性反應者才能用。

【規格】注射劑：2000u / 10ml（可中和五步蛇毒 100mg）。

精製抗眼鏡蛇毒血清

【用法】用於眼鏡蛇咬傷，一次用 10000v 稀釋後 iv。

【注意】注射前應先作皮內試驗，皮內試驗方法同抗蝮蛇血清。陰性反應才能應用。

【規格】注射劑：2500U / 10ml（可見和眼鏡蛇毒 25mg），1000U / 10ml。

精製抗銀環蛇毒血清

【用法】治療銀環蛇螫傷，應用抗銀環蛇毒血清 10000v iv 即可。用前應作皮內試驗，方法同抗蝮蛇毒血清。

【規格】注射劑：10000U / 2ml（可中和銀環蛇毒 4～5mg），8000U / 2ml。

精製抗金環蛇毒血清

【用法】治療金環蛇咬傷，每 10ml 抗金環蛇毒血清含抗毒

素 5000v，能中和一條金環蛇咬傷注入的毒素。

【規格】注射劑：5000U／10ml（可中和金環蛇毒素 30 mg）。

精製多價抗蛇毒血清

【應用】在診斷不明何種毒蛇咬傷時，用精製多價抗蛇毒血清比較安全。但精製多價抗蛇毒血清的作用不及單價的中和作用強，如症狀沒有控制可加量應用。治療的方法同精製抗蝮蛇毒血清。

季德勝蛇藥

見第十九篇中藥製劑。

第二章　診斷用藥

碘化鈉　Sodium Iodide

【用法】膀胱、尿路和膽管造影劑，使用時按需要量注入造影部位。

【注意】毒性較大，不宜 iv。肝、腎功能不全及對碘過敏者忌用。

【規格】注射劑：12.5％500ml 滅菌溶液。

泛影葡胺　Meglumine Diatrizoate

【用法】尿路、心腦血管造影劑，用於尿路造影時 20ml 60％ or 76％溶液 iv；用於周圍血管造影時 10～40ml 60％ or 76％溶液 iv；用於心血管造影時 40ml 76％溶液 iv；用於腦血管造影時 20ml 60％溶液 iv。

【注意】不良反應有噁心、嘔吐、眩暈等，嚴重肝腎功能

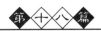

障礙、活動性結核、甲亢及對碘過敏者禁用。

【規格】注射劑：60％100ml, 65％100ml（安其格納芬），65％50ml，76％20ml（複方泛影葡胺），60％20ml（複方泛影葡胺）。

膽影葡胺　Meglumine Adipiodon

【應用】膽道造影劑。

【用法】一般用 30％ 20ml iv，胖者用 50％ 20ml。也可於 20min 內滴注入靜脈。

【注意】必須緩慢 iv，肝腎功能嚴重減退、甲亢及碘過敏者禁用。

【規格】注射注射劑：30％（20ml），50％（20ml）。

硫酸鋇　Barium Sulfate

【應用】胃腸 X 光線造影劑。

【用法】口服或灌腸，常加阿拉伯膠及糖漿製成混懸劑供用。

【注意】應在檢查前 1d 晚餐後禁食，且檢查前 1d 禁用瀉藥、阿托品、鉍劑、鈣劑等。

【規格】粉劑：200g（硫酸鋇，雙重硫酸鋇），500mg，1000g。

碘帕醇（碘異肽醇，碘必樂）　Ipoamidol

【應用】為水溶性非離子型 X 線造影劑。用於脊髓、大腦血管、周圍動脈和靜脈、心血管、左腦室、尿路、關節及擇別性臟腑造影、CT 增強掃描等。

【規格】注射劑：200mg 碘 / ml，300mg 碘 / 30ml，300mg

碘 / 50ml，300mg 碘 / 100ml，370mg 碘 / 100ml。

釓噴酸葡胺（磁顯葡胺，馬根維顯）
Gadpoentetic Acid Dimeglumine Salt

【應用】磁共振造影劑。

【用法】每公斤體重 0.1～0.2ml iv，可獲得良好的成像效果，如病灶顯示不準，可在 30min 內重複原用劑量 1 次，這可提高 MRI 的診斷效果。

【規格】注射液：10ml, 12ml, 15ml, 20ml, 9.38g / 20ml（釓噴酸葡胺注射液）。

歐乃派克（碘苯六醇）　Iohexol

【應用】用於心血管造影，腦血管造影，DSA 與 CT 增強掃描，尿路造影及脊髓造影。

【用法】CT 增強掃描，100～250ml（濃度 240mgI / ml）；心血管造影，30～60ml（濃度 300mgI / ml）；腦血管造影，5～10ml（濃度 300mgI / ml）；尿路造影，40～80ml（濃度 300～350mgI / ml）；腰及胸脊髓造影，10～15ml（180mgI / ml），8～12ml（240mgI / ml）。

【規格】140mgI / ml，每瓶 50ml；180mgI / ml，每瓶有 10 ml，15ml，及 50ml；240mgI / ml，每瓶有 10ml～50ml；300 mgI / ml，每瓶有 10ml，20ml，50ml，75ml 及 100ml，350mgI / ml，每瓶有 20ml，50ml 及 100ml。

碘化油　Codinatedoil

【應用】為植物油與碘結合的有機碘化合物。可用與瘻管，

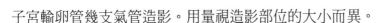

子宮輸卵管幾支氣管造影。用量視造影部位的大小而異。

【規格】注射液：4.8g / 10ml ﹝進﹞ 。

螢光素鈉　Fluorescein Sodium Injection

【應用】診斷用藥，是一種染料，只對損傷的角膜上皮染成綠色而顯示出角膜損傷、潰瘍等病變。

【用法】供診斷眼角膜損傷、潰瘍和異物，眼底血管造影：5ml（10％），iv，循環時間測定：5ml（10％），前臂 iv。也用於術中顯示膽囊和膽管：術前 4h, 5ml（10％）, iv，以及結核性腦膜炎的輔助診斷：5～10ml（10％）, im。

【規格】3ml0.6g, 5ml10％（立攝得 ﹝進﹞ ）。

釓貝葡胺　Gadobenate Dimeglumin

【應用】適用於肝臟和中樞神經系統的診斷性核磁共振成像（MRI）的順磁性造影劑。

【用法】適用於探測已知或懷疑患有原發性肝癌或轉移性疾病患者的病灶性肝臟病變；也適用於腦和脊柱的 MRI 檢查，改善損害的檢出以提供更多的診斷資訊。

【規格】10ml（莫迪司 ﹝進﹞ ）。

枸櫞酸鐵銨泡騰顆粒
Ferric Ammonium Citrate Effervesscent Granules

【應用】用於腹部磁共振成像，對消化道（胃、十二指腸及空腸）進行造影。

【用法】成人用量為 1 袋，溶於 300ml 水中，po；Prn，2 袋，po，溶於同樣的水中。通常在服藥後 20min 內進行磁共振成像。

【規格】顆粒：3g（復銳明）。

第三章　檢查用試紙

尿糖試紙

【應用】體外診斷用品，用於快速檢測尿液中葡萄糖含量。

【用法】膜片部分浸入尿液並在 30～60s 內與標準色版比較。

【規格】1 支。

血糖試紙

【應用】體外診斷用品，用於快速檢測血尿液中葡萄糖含量。

【規格】1 支（優越血糖試紙[進]，樂士試紙，穩捷血糖試紙，穩豪血糖試紙，樂康全血糖試紙，穩步血糖試紙）。

第四章　生物製品

流行性 B 型腦炎滅活疫苗

【用法】接種對象主要為 6 個月～10 周歲的兒童和由非疫區進入疫區的兒童和成人，於上臂外側三角肌附著處 hypo，第 1 次需注射 2 針，間隔 7～10d，6 個月～7 歲的兒童兩針均為 0.5 ml，7 歲以上每針均為 1.0ml，以後每年加強一針，劑量同前。

【規格】注射劑：2ml，另附亞硫酸氫鈉 0.2ml。

B 型肝炎基因工程疫苗

【用法】適用於 B 肝易感者，特別是嬰幼兒和與 B 肝患者密切接觸的人群。接種物件應為 B 肝病毒表面抗原陰性和轉氨

酶正常者，於上臂三角 5 μg im。全程免疫為 3 針。對 B 肝表面抗原陽性母親的新生兒在出生後 24h 內及 1 個月後、6 個月後各注射 5 μg，如與 B 肝免疫球蛋白合用，效果更佳。其他易感人群在注射第 1 針 5 μg 後，於 1 個月後、6 個月後各注射 5 μg。

【規格】注射劑：5 μg。

人用濃縮狂犬病疫苗

【用法】用於被狂犬病毒感染的動物咬傷、抓傷的患者及有感染危險的（如林業工人、狂犬病醫護人員等）群體。一般咬傷者於 0（第 1d）、3（第 4d）、7、14、30d 於上臂三角肌或臀部 im。嚴重咬傷者（頭、面、頸、手等多部位 3 處以上咬傷、咬穿皮膚或舔觸黏膜者）或深度咬傷者（大量出血、皮膚咬掉），應於 0、3d 注射加倍疫苗，於 0 日合用抗狂犬病血清。凡聯合用抗狂犬血清者必須在全程疫苗注射完後再注射 2～3 針加強針，即在全程疫苗注射完畢後 15、75 日或 10、20、90 日再給加強針，有感染危險者可於 1、8、21 日各注射 1 次，以後每年加強 1 針。

【規格】液體疫苗：2.5 單位 1ml。凍乾疫苗：臨用前加等量滅菌注射用水溶解後注射。

凍乾麻疹活疫苗

【用法】用於 8 個月以上的麻疹易感者，於上臂外側三角肌處 0.2ml, hypo。

【規格】液體疫苗：2ml。凍乾疫苗：注射用水稀釋，1 次 0.2ml。

脊髓灰質炎活疫苗

【用法】用於 2 個月以上的兒童。首次免疫從 2 個月開始，第 1 年連續服 3 次，每次 1 丸，1 次間隔 4～6 週。然後按最後 1 次的 10～24 個月再口服 1 丸，4 歲時加強 1 丸。

【製劑】糖丸。

A 型肝炎減毒活疫苗

【用法】免疫接種對象為八月齡以上易感者，可預防 A 型肝炎病毒感染。接種部位為上臂外側三角肌附著外皮膚。接種方法為 1.0ml, hypo。

【規格】注射劑：1.0ml。

凍乾風疹活疫苗
Lypohilized Rubella Live Attenuated Vaccine

【用法】接種對象為年齡 1 歲以上的風疹易感者，重點為 10～14 歲的少女。將滅菌注射用水按瓶簽標出量加入，等完全溶解後使用；上臂外側三角肌附著外皮膚，用酒精消毒待乾後 0.5ml hypo。

【規格】注射劑（凍乾型）：1 人份，2 人份。

水痘疫苗　Varicella Zoster Vaccine

【用法】用於高危和易感人群，包括白血病患者和其他接受免疫抑制治療的病人，減毒疫苗（OKA 株）用於 hypo 的常用劑量為 2000PFU，劑量的間隔時間為 3 個月。在感染 3d 內使用能有效防止水痘。如能與水痘免疫球蛋白聯合使用效果更佳。

【規格】注射劑：>2000PFU（PFU= 蝕斑形成單位）。

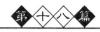

腦膜炎球菌多糖菌苗（A群）

【用法】用於 6 個月至 15 歲的兒童，流行期間也用於應急接種以預防 A 群腦膜炎球菌引起的流行性腦脊髓膜炎。取 30 μg 用 0.9％氯化鈉注射液 0.5ml 稀釋，於上臂外側三角肌處 hypo，6～12 月齡嬰幼兒用 30 μg 初種 2 針，間隔 3 個月。在 2、4、7、10 歲時用相同劑量各複種 1 針。

【規格】注射劑：10ml，每毫升含多糖抗原 60～100 μg。

卡介苗（結核活菌苗，BCG） Vaccine Calmette-Guerin

【應用】預防結核，屬特異性免疫製劑，還具有促進巨噬細胞吞噬功能的作用，為非特異性免疫增強劑。

【用法】1.腫瘤：①瘤內注射：劑量為卡介苗懸液 0.05～0.15ml。②po：每週服 75～150mg1～2 次，直至 1 年以上。③胸腔內注射：在術後 3～5 日由胸腔引流管內注入卡介苗 1 億活菌。2.預防結核：①po：限用於出生後 2 個月以內的嬰兒，出生後次日開始服用，隔日 1 次，共服 3 次；或每日 1 次，連服 3 次，每次用量 1ml。②皮內注射法：主要用於 1 歲以上健康兒童，每次注射 0.1ml。

【注意】1.本品是活菌苗，用時禁止日光曝盼。注射器要專用。2.有活動性結核病的病人忌用，結核菌素反應強陽性的病人慎用。

【規格】注射劑：75mg / 1ml，片劑：25mg。

吸附精製白喉類毒素

【用法】用於 6 個月～12 周歲的兒童接種，於上臂三角肌處 im0.5ml，第 1 年 2 次，相隔 4～8。

【規格】注射劑：5ml，10ml（每 ml 含白喉類毒素 30～50

個絮狀單位），供兒童使用。成人用吸附精製白喉類毒素注射劑：2ml, 5ml（每 ml 含白喉類毒素 4 個絮狀單位）。

吸附精製破傷風類毒素

【用法】主要用於孕婦和發生創傷機會較多的人群。於上臂三角肌處 im。全程免疫 2 年，共 3 次，每次均為 0.5ml。第 1 年 2 次間隔 4～8 週，第 2 年（2 次注射後 6～12 個月）加強 1 次，以後每 10 年加強 1 次，如在最後一次注射後超過 3 年受外傷者再注射 0.5ml。嚴重污染的創傷或傷前未經全程免疫者應加用破傷風抗毒素。

【規格】注射劑：2ml, 5ml, 10ml（有濃方和原方兩種，濃方每 ml 含 18 個絮狀單位；原方每 ml 含 7 個絮狀單位）。

精製破傷風抗毒素

【用法】預防用 ih 或 im，每次 1500～3000U，兒童劑量同成人，傷勢重者加 1～2 倍。經 5～6 日還可重複。治療用第 1 次 5 萬～20 萬 U im or iv，兒童與成人同量。iv 宜慢，開始不超過 1ml／min，以後不超過 4ml／min，成人 1 次不超過 40ml，兒童不超過 0.8ml／kg，亦可稀釋後靜滴。

【規格】注射劑：1ml 含 1500U、3000U、1 萬 U、1.5 萬 U、3 萬 U。粉針劑：4 萬 U。

精製肉毒抗毒素

【用法】治療時採用第 1 次為 1 萬～2 萬 U（每型）im or iv，以後視情況每 12h 注射 1 次，以後可逐漸減量或延長給藥間隔。其他參見精製白喉抗毒素。

【規格】注射劑：多價，每支含 A、B、E 型各 1 萬 U；單

價，每支各含 A、B、E 型 1 萬 U。

A 型肉毒毒素 （Botulismotoxin A Type）

【用法】用於治療眼瞼痙攣，面肌痙攣等成人患者及 12 歲以上的各種斜視患者。眼瞼及面肌痙攣，每點起始量為 2.5v / 0.1ml。注射 1 週後視病情作追加或加倍量注射，但一次注射總量不應超過 55v，1 月內使用總劑量不應超過 200v.斜視：每條肌肉起始量為 1.25～2.5v，以後根據藥物反應酌情增至 5.0v / 次，每條 im 容積不應超過 0.1ml。

【規格】注射劑（凍乾型）：110 U。

B 型肝炎免疫球蛋白

【用法】成人與兒童 100U im，必要時可間隔 3～4 週再注射 1 次。預防母嬰垂直感染可於嬰兒出生 24h 內注射 100U，隔 1、2、6 個月分別注射 B 型肝炎疫苗 30μg 或按醫囑。

【規格】注射劑：200U / ml, 400U / ml。

破傷風免疫球蛋白

【用法】臀部 im。預防用兒童與成人每次用量均為 250 U，創傷嚴重者可加倍。治療用每次 3000～6000U，可同時使用破傷風類毒素進行自動免疫。

【規格】注射劑：250U（蓉生逸普，人破傷風免疫球蛋白）。

狂犬病免疫球蛋白　Rabies Immunoglobulin

【用法】受傷部位用總劑量的 1 / 2 作皮下侵潤注射，餘下 1 / 2 進行 im。按 20U / kg 計算，1 次注射。

【規格】每 ml 含狂犬病抗體效價不低於 100U。

丙種球蛋白（免疫血清球蛋白，人血丙種球蛋白）
γ–Globulin

【應用】增強機體抵抗力以預防感染的作用。

【用法】用於免疫缺陷病以及傳染性肝炎病毒感染的防治：2～5ml, q3w, im，用於內源性過敏性疾病，每次10ml，3週內注射2次。胎盤球蛋白每次6～9ml。

【注意】除專供靜注用的製劑外，一般製劑不可靜注。

【規格】2.5g（武漢靜丙，博欣，蓉生靜丙，上海靜丙），5g（博欣）。

人血白蛋白　Albumin Prepared from Human Plasma

【應用】增加血容量和維持血漿膠體滲透壓，解毒和營養供給。

【用法】嚴重燒傷或失血等所致休克，5～10g, id or iv, q4～6h。治療腎病及肝硬化等慢性白蛋白缺乏症，5～10g, id or iv, qd，直至水腫消失，血清白蛋白含量恢復正常為止。

【規格】20％50ml（申萊士，成都蓉生，貝林），20％25 ml（小兒人血白蛋白），5g50ml（武漢生物），10g50ml（武漢生物），10g（江西博雅），25％50ml（拜斯明[進]）。

抗胸腺細胞球蛋白（抗胸腺細胞免疫球蛋白，抗人胸腺細胞球蛋白，ATG）　Antithymocyte Globulin
見影響免疫功能的藥物免疫抑制劑。

抗淋巴細胞球蛋白（ALG）　Antilymphocyto Globuliu
【用法】見影響免疫功能的藥物免疫抑制劑。

第一章　內科用藥

一、抗感冒藥

強力感冒片

【成分】金銀花、牛蒡子、連翹、桔梗、薄荷、淡竹葉、荊芥、甘草、淡豆豉、對乙醯氨基酚（每片含 180～220mg）。

【應用】辛涼解表，清熱解毒，解熱鎮痛。用於傷風感冒，發熱頭痛，口乾咳嗽，咽喉疼痛。

【用法】po，2 片／次，bid～tid。

【規格】12 片／盒。

感冒退熱顆粒

【成分】大青葉、板藍根、連翹、拳參。

【應用】清熱解毒。用於風熱感冒，或溫毒引起的發熱重、惡寒輕、全身酸痛、咳嗽咽痛、咽乾、鼻流濁涕等。

【用法】開水沖服，18～36g／次，tid。

【注意】忌菸酒、辛辣油膩。

【規格】18g×20 袋／盒。

玉屏風膠囊

【成分】黃芪、防風、白朮。

【應用】益氣，固表，止汗。用於表虛不固，自汗惡風，面色皎白，或體虛易感風邪者。

【用法】po，1g／次（2粒），tid。

【規格】0.5g×20 粒。

三九感冒靈顆粒

【成分】三叉苦，金盞銀盤，野菊花，崗梅，對乙酰氨基酚，馬來酸氯苯那敏，咖啡因。

【應用】解熱鎮痛，用於感冒引起的頭痛，發熱，鼻塞，流涕，咽痛等。

【用法】1 袋／次，tid。

【注意】用藥期間不宜駕駛車輛，管理機器及高空作業等。

【規格】10g×9 袋／盒（含對乙酰氨基酚 0.2g）。

清熱解毒片

【成分】生石膏、金銀花、玄參、地黃、連翹、梔子、甜地丁、黃芩、龍膽、板藍根、知母、麥冬。

【應用】清熱解毒，抗病毒。

【用法】成人，po，4 片／次，tid，兒童酌減、孕婦在醫生指導下使用。

【規格】0.31g×48 片。

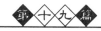

四季抗病毒合劑

【成分】魚腥草、桔梗、桑葉、連翹、荊芥、薄荷、紫蘇葉、苦杏仁、蘆根、菊花、甘草。

【應用】清熱解毒，消炎退熱。用於上呼吸道感染，病毒性感冒，流感，肋腺炎等病毒性感染疾患。症見頭痛，發熱，流涕咳嗽等。

【用法】po，成人 10～20ml／次，tid；小兒 2～5 歲 5ml／次，5～7 歲 5～10ml／次，tid。

【規格】250ml。

連花清瘟膠囊

【成分】連翹、金銀花、灸麻黃、炒苦杏仁、石膏、板藍根、綿馬貫眾、魚腥草、廣藿香、大黃、紅景天、薄荷腦、甘草。

【應用】清瘟解毒，宣肺泄熱。用於治療流行性感冒屬熱毒襲肺證，病見；發熱或高熱，惡寒，肌肉酸痛，鼻塞流涕，咳嗽，頭痛，咽乾咽痛，舌偏紅，苔黃或黃膩等。

【用法】po，4 粒／次，tid。

【規格】0.25g。

金葉敗毒顆粒

【成分】金銀花、大青葉、蒲公英、魚腥草。

【應用】清熱解毒。用於風溫肺熱病熱在肺衛證，症見發熱，咽痛或乳蛾紅腫，流涕，咳嗽，咯痰，頭痛，口喝等。

【用法】開水沖服，10g／次，tid。

【規格】每袋裝 10g。

午時茶顆粒

【成分】蒼朮、柴胡、羌活、防風、白芷、川芎、廣藿香、前胡等。

【應用】解表和中。用於感受風寒，內傷食積，寒熱吐瀉。

【用法】開水沖服，6g／次，qd～bid。

【注意】無積滯或風熱感冒者不宜用。

【規格】6g×20袋／盒。

感咳雙清膠囊

【成分】黃芩苷、穿心蓮內酯。

【應用】清熱解毒。用於急性上呼吸道感染、急性支氣管炎、症見發熱、咳嗽、咽痛、鼻塞、噴嚏、舌尖邊紅、苔薄黃等。

【用法】po，1～2粒／次，tid。

【規格】0.3g×24粒／盒。

翹、鬱金、藿香、蘆根等

【應用】清熱祛濕，涼血解毒。為抗病毒藥，用於風熱感冒、溫病發熱及上呼吸道感染、流感、腮腺炎、流行性出血性結膜炎等病毒感染性疾患。

【用法】po，10ml／次，bid～tid，小兒酌減。

【規格】口服液：10ml×10支／盒。

一力感冒清膠囊

【成分】金盞銀盤、板藍根、大青葉、山芝麻等。

【應用】清熱解毒。用於治療傷風發熱。現代用於治療流行性感冒。

【用法】po，1～2粒／次，tid。

【注意】用藥期間不宜駕駛車輛、管理機器及高空作業等。

雙黃連粉針劑

【成分】金銀花、黃芩、連翹。

【應用】用於風濕邪在肺衛或風熱閉肺證、發熱、咳嗽氣促、咯痰色黃、咽紅腫痛以及流行性感冒、急性上呼吸道感染、急性扁桃體炎、急性支氣管炎等病毒及細菌感染性疾病。

【用法】iv. drip，1 次 60mg / kg, qd。iv. drip 藥物濃度不超過 1.2%（g / ml），速度為小兒 0.5～1ml / min（20～40 滴 / min），成人 1～2.5ml / min（40～100 滴 / min）。

【規格】0.6g。

雙黃連口服液

【成分】金銀花、黃芩、連翹。

【應用】辛涼解表、清熱解毒。用於外感風熱引起發熱、咳嗽、咽痛。

【用法】po，2 支／次，tid，小兒酌減，或遵醫囑。

【規格】10ml × 10 支／盒。

清熱消炎寧膠囊

【成分】九節茶。

【應用】清熱解毒，消炎止痛，舒筋活絡。用於流行性感冒、咽喉炎、肺炎、菌痢、急性胃腸炎、闌尾炎、燒傷、瘡瘍膿腫、蜂窩組織炎。

【用法】po，2～4 粒／次，tid；外用，將內容物加溫開水溶化後，按患處大小搽敷，bid～tid。

【規格】0.5g × 20 粒／盒。

穿心蓮片

【成分】穿心蓮。

【應用】清熱解毒，涼血，消腫。用於感冒發熱、咽喉腫痛、口舌生瘡、頓咳勞嗽、泄瀉痢疾、熱淋澀痛、癰腫瘡瘍、毒蛇咬傷。

【用法】po，2～3 片／次，tid～qid。

【注意】大劑量有時出現轉氨酶升高，停藥可恢復；多服易引起噁心、嘔吐、食慾不振等；有服用後發生過敏反應的報導。

【規格】0.2g × 80。

川芎茶調顆粒

【成分】川芎、白芷、羌活、細辛、防風、荊芥、薄荷、甘草。

【應用】疏風止痛。用於風邪頭痛、或有惡寒、發熱、鼻塞。

【用法】飯後清茶沖服，1 袋／次，2 次 / d。

【注意】氣虛、血虛及肝腎不足，陽氣亢盛所致頭痛不宜用；孕婦慎用。

【規格】7.8g × 10。

裸花紫珠片

【成分】裸花紫珠浸膏粉。

【應用】用於細菌感染引起的炎症，急性傳染性肝炎，呼吸道、消化道出血。

【用法】po，1 次 2 片，tid。

【規格】0.5g × 24。

消炎退熱沖劑（寶光牌）

【成分】大青葉、薄公英、紫花地丁。

【應用】清熱解毒、涼血消腫。用於感冒發熱，上呼吸道感染，咽喉腫痛，各種瘡癤腫痛。

【用法】沖服。1 袋／次，qid。

【規格】10g × 12 袋／盒。

板蘭根沖劑

【成分】板蘭根、大青葉。

【應用】清熱解毒、涼血。用於溫病發熱，發斑，風熱感冒，咽喉腫爛，流行性 B 型腦炎，肝炎，腮腺炎等。

【用法】po，1 袋／次，tid，小兒酌減。

【規格】10g × 10 袋／大袋。

二、止咳祛痰平喘藥

蛇膽陳皮液

【成分】蛇膽汁、陳皮。

【應用】順氣，止痰，化痰，用於咳喘、痰多。

【用法】po，10ml／次，1d 3～4 次。

【規格】10ml × 6，10 支。

鎮咳寧膠囊

【成分】甘草流浸膏、桔梗酊、桑白皮酊、鹽酸麻黃鹼。

【應用】鎮咳祛袗。用於傷風咳嗽，支氣管炎，哮喘等。

【用法】po，1～2 粒／次，tid；或遵醫囑。

【注意】密封、置陰涼乾燥處。

【規格】0.35g × 20。

西洋參蜜煉川貝枇杷膏

【成分】西洋參、川貝母、枇杷葉、北沙參、桔梗、苦杏仁、甘草、薄荷腦、杏仁水。

【應用】滋陰潤肺，止咳化痰。用於陰虛咳嗽，咽乾咽痛，痰少而黏，舌紅少苔等。

【用法】po，1次1湯匙（15ml），tid。

【注意】1. 痰熱壅盛、痰黃者慎用。2. 藥品性狀發生改變時禁止服用。

【規格】150ml／瓶。

十味龍膽花顆粒

【成分】龍膽花、烈香杜鵑、小蘗皮等。

【應用】清熱化痰、止咳平喘。用於痰熱壅肺所致的咳嗽、喘鳴、痰黃或兼發熱、流涕、咽痛、口渴、尿黃、便乾等症。急性氣管炎、慢性支氣管炎急性發作見以上症候者。

【用法】開水沖服。1袋／次，tid。

【規格】3g×10袋／盒。

蛤蚧定喘膠囊

【成分】蛤蚧、鱉甲、黃連、麻黃、苦杏仁等。

【應用】滋陰清肺、祛痰平喘。用於虛勞咳喘，氣短胸悶，自汗盜汗等。

【用法】po，3粒／次，bid，或遵醫囑。

【規格】0.5g×48粒／盒。

強力枇杷膠囊

【成分】枇杷葉、罌粟殼、百部、白前、桑白皮、桔梗、

薄荷腦。

【應用】養陰斂肺，鎮咳袪痰。用於久咳癆嗽，支氣管炎等。

【用法】po，2 粒／次，tid。

【注意】本品含罌粟殼，不宜長期使用；孕婦、哺乳期女及兒童慎用。

【規格】0.3g × 24。

克咳膠囊

【成分】桔梗、苦杏仁、甘草等。

【應用】止咳、定喘、袪痰。用於各型咳嗽、頑固性久咳、喘息氣短。

【用法】po，3 粒／次，bid，小兒遵醫囑。

【規格】0.3g × 12 粒／盒。

桂龍咳喘寧膠囊

【成分】桂枝、龍骨、半夏、黃連等。

【應用】止咳化痰、降逆平喘。用於感冒，急、慢性支氣管炎、支氣管哮喘、肺氣腫、肺心病等咳嗽病症。

【用法】po，兒童 1 次 1 歲 1 粒，2 歲 2 粒，3～7 歲 3 粒，8 歲以上及成人 5 粒，bid～tid 慢性氣管炎、支氣管哮喘 30 天為一療程。可連服 1～2 個療程，以減少或防止復發。

【注意】服藥期間忌生冷食物。

【規格】0.3g×50 粒 / 盒。

止咳橘紅顆粒

【成分】化橘紅、法半夏、苦杏仁、紫苑、冬花、麥冬、

陳皮、瓜蔞皮、茯苓、地黃等。

　　【應用】清肺、止咳、化痰。

　　【用法】po，3g／次，bid～tid，兒童用量請遵醫囑。

　　【規格】3g×18袋／盒。

複方鮮竹瀝口服液

　　【成分】鮮竹瀝、魚腥草、桔梗等。

　　【應用】清熱、化痰、止咳。用於痰熱咳嗽。

　　【用法】po，20ml／次，bid～tid。

　　【規格】100ml×2瓶／盒。

急支糖漿

　　【成分】魚腥草、金蕎麥、四季青等。

　　【應用】清熱化痰、宣肺止咳。用於治療急性支氣管炎，感冒後咳嗽，慢性支氣管炎急性發作等呼吸系統疾病。

　　【用法】po, 20～30ml／次，tid～qid，小兒酌減。

　　【規格】200ml／瓶。

寧漱露糖漿

　　【成分】麻黃、紫苑、百部、甘草、苦杏仁。

　　【應用】止咳化痰。用於傷風咳嗽，急、慢性支氣管炎。

　　【用法】po，15ml／次，tid。

　　【規格】100ml／瓶。

杏蘇止咳露糖漿

　　【成分】苦杏仁、桔梗、紫蘇葉、甘草、前胡、陳皮。

　　【應用】宣肺氣、散風寒、鎮咳祛痰。用於感冒風寒、咳

嗽氣逆。

【用法】po，10～15ml／次，tid，小兒酌減。

【規格】120ml／瓶。

蜜煉川貝枇杷膏

【成分】川貝、枇杷葉、沙參、茯神、桔紅、桔梗等。

【應用】清宣肺氣、化痰止咳。用於風熱感冒，咳嗽氣喘，咽乾音啞，喉痛。

【用法】po，10ml／次，qid，小兒減半。

【注意】心臟性氣喘、高血壓患者遵醫囑。

【規格】150ml／瓶。

三、祛暑濕藥

藿香正氣軟膠囊

【成分】蒼朮、陳皮、厚朴（薑製）、白芷、茯苓、大腹皮、生半夏、廣藿香油等。

【應用】解表化濕，理氣和中。用於外感風寒、內傷濕滯、頭痛昏重、胸膈痞悶、脘腹脹痛、嘔吐泄瀉及胃腸型感冒。

【用法】po，2～4粒／次，bid。

【注意】偶有過敏反應，陰虛火旺者忌服，酒精過敏者慎用，忌生冷、油膩。

【規格】0.45g／粒。

鳳油精

【成分】薄荷腦、樟腦、桉油、丁香酚、水楊酸甲酯。

【應用】清涼，止痛，驅風，止癢。用於蚊蟲叮咬及傷風感冒引起的頭痛，頭暈，暈車不適。

【用法】外用，塗擦於患處。po，4～6 滴／次。

【規格】25ml／瓶。

四、助消化及胃腸道用藥

健胃癒瘍片

【成分】柴胡、黨參、白芍、延胡索、白及、珍珠層粉、青黛、甘草。

【應用】疏肝健脾，解痙止痛，止血生肌。主治肝鬱脾虛、肝胃不和型消化性潰瘍活動期，症見胃脘脹痛、噯氣吐酸、煩躁不食、腹脹、便溏等。

【用法】po，4～5 片／次，qid。

【規格】0.3g × 60。

參柴顆粒

【成分】柴胡、黃芩、半夏（製）、人參、大棗、生薑、甘草。

【應用】疏肝和胃。用於肝胃不和所臻的胃病、脇脹痛，嘔吐泛酸，煩躁口苦，神疲納差，慢性肝炎，慢性胃炎見有上述症候者。

【用法】po，5g／次，tid；小兒酌減。

【規格】5g × 12 袋。

胃復寧膠囊

【成分】麥芽（炒）、六神曲（炒）、顛茄浸膏、雞蛋殼。

【應用】消食化積，止痛，制酸。用於胸腹脹滿，食慾不振。

【用法】po，4～6 粒／次，tid。

【規格】0.3g×12粒／板×4板／盒。

健胃膠囊

【成分】人參（去蘆）、半夏（製）、黃連、乾薑、黃芩（炒）、延胡索、甘草（炙）。

【應用】健脾和胃，平調寒熱，除痞止痛。用於治療本虛標實，寒熱錯雜之慢性、萎縮性胃炎。症見胃脘痞滿，疼痛，納差，噯氣，嘈雜，體倦乏力等。

【用法】po，4粒／次，tid。飯前溫開水送服或遵醫囑。

【規格】0.3g×36粒。

六味木香膠囊

【成分】木香、梔子、石榴、鬧羊花、豆蔻、蓽茇。

【應用】開鬱行氣，止痛，用於胃痛，腹痛，噯氣嘔吐。

【用法】po，4~6粒／次，qd~bid。

【規格】0.42g×48。

六味安消膠囊

【成分】土木香、大黃、山奈、寒水石（煅）、訶子、鹼花。

【應用】和胃健脾，異滯消積，行血止痛。主治胃痛脹滿，消化不良，便秘，痛經。症見：胃痛脹滿，食慾不振，飯後飽脹，燒心，打嗝反酸，腹脹，腹痛，便秘，痛經。

【用法】po，3~6粒／次，bid~tid。

【規格】0.5g×36粒／盒。

賽胃安膠囊

【成分】石膏、冰片。

【應用】止血，消炎，收斂，促進肉芽新生，使潰瘍面癒合。用於胃、十二指腸潰瘍，急、慢性胃炎，食道炎，口腔炎。

【用法】po，3粒／次，tid。飯前半小時用開水送服，口腔食道炎去膠囊殼含吞藥粉。

【注意】服藥期間忌服鹼性藥物；本品應空腹服用，使該藥接觸潰瘍面機會較多，癒合更快；症狀消失後，應繼續服藥3～4週，使潰瘍面全部癒合，以免復發。

【規格】0.87g×27。

小建中膠囊

【成分】桂枝、白芍、甘草、生薑等。

【應用】溫中補虛，緩急止痛。用於脾胃虛寒、脘腹疼痛，喜溫喜按，嘈雜吞酸，食少，心悸；胃及十二指腸潰瘍等。

【用法】po，2～3粒／次，tid。

【規格】0.4g×24粒／盒。

胃復春片

【成分】香茶菜、枳殼等。

【應用】健脾益氣、活血解毒。用於治療胃癌癌前期病變及胃癌手術後輔助治療。

【用法】po，4片／次，tid。（宜飯前服用，3個月為一個療程，或遵醫囑。）

【規格】60片／瓶。

奇正潔白丸

【成分】訶子、寒水石、翼首草、紅花、五靈酯膏、丁香等。

【應用】健脾和胃，止痛止吐，分清泌濁。用於胸腹脹滿，

胃脘疼痛，消化不良，嘔逆泄瀉，小便不利。

【用法】吞服。4 粒／次（0.8g），bid～tid。

【規格】0.2g×15 粒×2 板／盒。

雲胃寧膠囊

【成分】雲南天然植物彝藥期東猛（彝）、放土傲（彝）等。

【應用】溫中散寒，解痙鎮痛，收斂止血。用於急、慢性胃炎，萎縮性胃炎，淺表性。胃炎，胃及十二指腸潰瘍，胃神經官能症，胃痙攣，胃出血等。

【用法】1 粒／次，bid ～ tid。7d 為 1 療程，可連服 1～2 個療程或遵醫囑。

【注意】嚴重青光眼、嚴重心臟病患者禁用。

【規格】0.2g×12 粒／盒。

溫胃舒膠囊

【成分】黨參、白尤、山楂、黃芪、肉蓯蓉、肉桂、砂仁等。

【應用】扶正固本、溫胃養胃、行氣止痛、助陽暖中。用於慢性萎縮性胃炎、慢性胃炎引起的胃脘涼痛、腹脹、暖氣、納差、胃寒無力等症。

【用法】po，3 粒／次，bid。

【注意】胃大出血時忌用。

【規格】0.4g×12 粒／盒。

養胃舒膠囊

【成分】黨參、黃精、玄參、烏梅、白尤、菟絲子、山楂等。

【應用】扶正固本、滋陰養胃、調理中焦、行氣消導。用

於慢性萎縮性胃炎、慢性胃炎引起的胃脘灼熱脹痛、手足心熱、口乾、納差、消瘦等症。

【用法】po，3 粒／次，bid。

【規格】0.4g × 12 粒／盒。

胃腸康膠囊

【成分】厚朴、大蒜等。

【應用】消炎止痛、行氣通便。用於急慢性胃炎，慢性結腸炎及手術後胃腸功能紊亂等。

【用法】po，4～6 粒／次，tid。

【規格】30 粒／盒。

健胃消食片

【成分】太子參、山藥、山楂。

【應用】健胃消食。用於脾胃虛弱，消化不良；老人食後飽脹、兒童厭食腹脹及其他疾病引起的食慾不佳，消化不良。

【用法】po，3 片／次，tid，小兒酌減。

【規格】0.8g×32 片 / 盒。

香砂六君丸

【成分】木香、砂仁、黨參、炒白朮、茯苓、炙甘草、陳皮、製半夏。

【應用】益氣健脾、和胃。用於脾虛氣滯，消化不良，噯氣食少，脘腹脹滿，大便溏泄。

【用法】po，6g（約 60 粒）/ 次，bid。

【規格】60g / 瓶。

木香順氣丸

【成分】木香、砂仁、香附、檳榔、甘草、陳皮、厚朴、枳殼、蒼朮、青皮。

【應用】行氣化濕、健脾和胃。用於濕濁阻滯氣機，胸膈痞悶，脘腹脹痛，嘔吐噁心，噯氣納呆。

【用法】po，6～9g／次，bid～tid。

【規格】3g×10瓶／盒。

胃蘇顆粒（無糖型）

【成分】紫蘇梗、香附、陳皮、佛手等。

【應用】理氣消脹、和胃止痛。主治氣滯型胃脘痛，症見胃脘脹痛，竄及兩肋，得噯氣或矢氣則舒，情緒遇怒則發作加重。胸悶食少，排便不暢，舌苔薄白、脈弦等。用於慢性胃炎及消化性潰瘍見上述症候者。

【用法】po，5g／次，bid，1療程15d，可服1～3個療程，或遵醫囑。

【注意】偶有口乾、嘈雜。

【規格】5g×3袋／盒。

三九胃泰顆粒（無糖型）

【成分】三椏苦、九里香、白簕生杷、木香等。

【應用】消炎止痛、行氣健胃。用於淺表性胃炎、糜爛性胃炎。

【用法】po，1袋／次，bid，開水沖服。

【規格】2.5g×10袋／盒。

氣滯胃痛顆粒

【成分】柴胡、枳殼、甘草、香附等。

【應用】舒肝行氣、和胃止痛。用於肝鬱氣滯、胸痞脹滿、胃脘疼痛。

【用法】開水沖服。1 袋／次，bid。

【規格】5g × 6 袋／盒。

【注意】孕婦慎用。

補脾益腸丸

【成分】木香、黃芪、當歸、黨參、白芍等。

【應用】補中益氣、健脾和胃、補血生血；澀腸止瀉、止痛生血、生肌消種。用於各種慢性腹瀉症，慢性結腸炎，潰瘍性結腸炎，結腸過敏所致的腹瀉、腹痛、腹脹、腸鳴、黏液血便或陽虛便秘，及消化道潰瘍、慢性胃炎等。

【用法】po，6g／次，tid，1 療程 30d，兒童酌減；重症加量或遵醫囑。

【規格】90g／瓶。

香蓮片

【成分】黃連（吳茱萸製）、木香。

【應用】清熱燥濕、行氣止痛。用於濕熱痢疾，裏急後重，腹痛泄瀉，菌痢，腸炎。

【用法】po，3 片／次，bid～tid，小兒酌減。

【規格】36 片／盒。

延參健胃膠囊

【成分】人參（去蘆）、半夏（製）、黃連、乾薑、黃岑

（炒）、延胡索、甘草（炙）。

【應用】健脾和胃，平調寒熱，除痞止痛。用於治療本虛標實，寒熱錯雜之慢性、萎縮性胃炎。症見胃脘痞滿，疼痛，納差，噯氣，嘈雜，體倦乏力等。

【用法】po，4粒／次，tid。飯前溫開水送服。

【注意】服藥期間忌食辛辣刺激性食物。偶有腹瀉或胃腸道不適。

【規格】0.3g×12粒／板×3／盒。

五、肝膽疾病用藥

肝康寧片

【成分】虎杖、白花蛇舌草、垂盆草、雞骨草、人參、三七等13味中藥。

【應用】清熱解毒、舒肝活血、健脾祛濕、提高機體免疫功能。用於急、慢性病毒性肝炎（A、B型）有全身乏力，食慾減退，腹脹，噁心嘔吐，肝區疼痛，肝脾腫大等症狀及肝功能損害，免疫指標陽性。

【用法】po，3～5片／次，tid，兒童酌減。

【規格】0.5g×30片／盒。

十味蒂達膠囊

【成分】蒂達等。

【應用】清熱解毒、舒肝利膽、退黃。用於急慢性肝炎、B肝陽轉陰、急慢性膽囊炎。

【用法】po，2～3粒／次，tid。

【規格】0.40g×24粒／盒。

熊膽膠囊

【成分】熊膽粉。

【應用】清熱解毒、利膽明目。用於咽喉腫痛、癲癇、驚風抽搐。

【用法】po，2粒／次，tid，兒童酌減。

【規格】0.25g × 24粒／盒。

和絡舒肝膠囊

【成分】香附、鱉甲、虎杖、莪朮等27味中藥。

【應用】疏肝理氣，清化濕熱，活血化瘀，滋養肝腎。用於慢性遷延性肝炎，慢性活動性肝炎及早期肝硬化。

【用法】po，5粒／次，tid，小兒酌減。

【規格】0.93g（總藥材）× 60粒／盒。

複方鱉甲軟肝片

【成分】鱉甲、赤芍、黃芪、冬蟲夏草、板藍根等。

【應用】軟堅散結、化瘀解毒、益氣養血。用於脅肋隱痛或脅下痞塊、面色晦黯、脘腹脹滿、納差便溏、神疲乏力、口乾口苦、赤縷紅絲、朱砂紅掌、舌質暗或有瘀斑，舌苔黃膩，脈弦細。慢性肝炎肝纖維化及早期肝硬化屬瘀血阻絡、氣血虧虛、熱毒未盡證候者。

【用法】po，4片／次，tid，6個月為一個療程。

【注意】偶見輕度消化道反應，一般可自行緩解。孕婦禁服。

【規格】0.5g × 100片／盒。

B 肝健片

【成分】花錨、黃芪、甘草等。

【應用】利膽退黃、改善肝功能、調節免疫機能、抑制 B 肝病毒，用於急慢性 B 型肝炎和其他肝炎（如 A 型、C 型等）。

【用法】po，A、B 片合用，1 次各 3 片，tid，1 療程 3 個月，每療程間隔 10d。

【注意】宜飯後服用。

【規格】A、B 片各 0.25g×60 片／瓶。

茵虎黃片

【成分】茵陳、虎杖等。

【應用】清熱解毒、利膽通下。用於急慢性膽系感染。

【用法】po，4～6 片／次，tid。

【規格】100 片／瓶。

利膽化瘀片

【成分】茵陳、莪朮、鬱金、紅花等。

【應用】利膽止痛、行氣化瘀。用於慢性膽系感染、膽石症的非急性發作肝炎及膽道術後綜合症。

【用法】po，4～6 片／次，bid～tid。

【規格】100 片／瓶。

澳泰樂顆粒

【成分】返魂草、鬱金、白芍、黃精（蒸）、麥芽等。

【應用】舒肝理氣、清熱解毒。用於疲乏無力，厭油膩，納呆食少，肋痛腹脹，口苦噁心，AB 型肝炎及各種慢性肝炎。

【用法】飯後溫開水沖服。一次 15g, tid，一個療程 30 天。

【規格】5g×9 袋／盒。

利肝隆顆粒

【成分】茵陳、鬱金、當歸、黃芪、刺五加。

【應用】疏肝解鬱、清熱解毒。用於慢性肝炎，遷延性肝炎、慢性活動性肝炎、對血清谷丙轉氨酶、麝香草酚濃度、黃疸指數均有顯著的降低作用，對 B 型肝炎表面抗原轉陰有較好效果。

【用法】po，1 袋／次，tid，小兒酌減。

【規格】10g×12 袋／盒。

利肝隆片

【成分】板藍根、茵陳、鬱金、五味子、甘草、當歸、黃芪、刺五加浸膏。

【應用】疏肝解鬱，清熱解毒。用於急、慢性肝炎，遷延性肝炎，慢性活動性肝炎。

【用法】po，5 片／次，tid，小兒酌減。

【規格】0.37g×90。

垂茵茶糖漿

【成分】垂盆草、陰行草、矮地茶等。

【應用】降血清穀丙轉氨酶。用於中毒性肝炎，急、慢性肝炎。

【用法】po，25ml／次，tid。

【規格】340ml／瓶。

肝蘇顆粒

【成分】扯根菜（又名趕黃草）。

【應用】保肝降酶，利膽退黃，健脾。用於慢性活動性肝炎、B 性肝炎，也可用於急性病毒性肝炎。

【用法】po，1 袋／次，tid，小兒酌減。

【規格】3g×9 袋。

安絡化纖丸

【成分】地黃、三七、水蛭、地龍、牛黃、白朮等。

【應用】健脾養肝，涼血活血，軟堅散結。用於慢性 B 型肝炎，B 肝後早，中期肝硬化，表現為肝脾兩虛，瘀執互結證候者，症見；脅肋疼痛、脘腹脹滿、神疲乏力、口乾咽燥、納食減少、便溏不爽、小便黃等。

【用法】po，6g／次，bid，3 個月為 1 療程。

【規格】6g×10。

肝膽舒康膠囊

【成分】白芍、茵陳、柴胡、鬱金、丹參、鱉甲、大棗。

【應用】清肝理脾、行氣化瘀。用於肝瘀脾虛所致的胸肋脹痛、脘脾脹滿、休倦納呆、口苦等症。

【用法】po，4 粒／次、tid。

【規格】0.5g×40。

小柴胡沖劑

【成分】柴胡、黃芩、半夏（薑製）、黨參、生薑、甘草、大棗。

【應用】解表散熱，疏肝和胃。用於寒熱往來，胸脅苦

滿，心煩喜吐，口苦咽乾。

【用法】開水沖服，1～2 袋／次，tid。

【規格】3g × 10 袋／盒。

B 肝清熱解毒片

【成分】虎杖、茵陳、北豆根、白花蛇舌草、甘草、拳參等。

【應用】清肝利膽、解毒逐瘀。用於肝膽濕熱型急、慢性病毒性 B 型肝炎初期或活動期，B 型肝炎病毒攜帶者，症見黃疸（或無黃疸），發燒（或低燒），舌質紅，舌苔厚膩，脈弦滑數，口乾苦或黏臭，厭油，胃腸不適等。

【用法】po，8 片／次，tid。

【注意】脾虛，便泄者慎用或減量服用；忌菸、酒、油膩。

【規格】0.3g × 72 片／盒。

西利賓胺片

【成分】水飛薊賓葡甲胺鹽。

【應用】具有改善肝功能，穩定肝細胞膜的作用。用於治療各種急慢性肝炎，初期肝硬化，肝中毒等症。

【用法】po，2 片／次，tid。

【規格】50mg × 60 片／盒。

葉下珠片

【成分】葉下珠。

【應用】清熱解毒、祛濕退黃。用於肝膽濕熱所致的脇痛、腹脹、納差、噁心、便溏、黃疸、急、慢性 B 型肝炎見上述證候者。

【用法】po，4～6 片／次，tid，治療慢性 B 型肝炎以 3 個

月為 1 療程。

【注意】①有嚴重胃病者不宜服用；②月經紊亂期慎用；③定期復查肝腎功能。

【規格】0.3g × 54。

葉綠素銅鈉片

【成分】本品主要成分是葉綠素銅鈉。

【應用】用於急慢性肝炎的輔助治療及白細胞減少症。是保肝護肝良藥。

【用法】po。肝炎：1 片／次，早晚各 1 次，白細胞減少症；1 次 2 片，tid。

【規格】20mg。

胰膽炎合劑

【成分】柴胡、蒲公英、北敗醬、黃芩、赤芍、枳實、厚朴、法半夏、大黃、甘草。

【應用】清肝膽濕熱。用於急性胰腺炎、急性膽囊炎，也可用於慢性胰腺炎，慢性膽囊炎的急性發作。

【用法】po，1 次藥液 20ml，沖服藥粉 1g，bid。急性期服藥量加倍，症狀緩解後，根據大便情況酌減藥粉服量。

【規格】藥粉每袋 1g，藥液每支裝 20ml。

舒肝益脾顆粒

【成分】茵陳、蒲公英、五味子、茯苓、山楂、黃芪。

【應用】消化濕熱，舒肝利膽，解毒退黃，健脾和胃。用於濕熱阻滯而致的急、慢性肝炎、膽囊炎等病症見脾胃虛弱，體倦乏力，肋腹脹痛，胃納欠佳者。

【用法】po，10g／次，tid。

【規格】10g × 12 袋。

茵梔黃注射液

【成分】茵陳、梔子、大黃、黃芩苷。

【應用】清熱解毒，利濕退黃。用於濕熱蘊結所致黃疸、高熱、鞏膜及皮膚色黃、食慾不振、時有噁心、神疲乏力等。

【用法】iv. drip，1 次 10～20ml，用 10％葡萄糖注射液 250 ml 稀釋後滴注，qd；症狀緩解後可改用 im，1d 2～4ml。

【注意】偶有過敏反應，對症處理可自癒；偶有固體物質析出，用熱水浴加熱溶解後仍可使用；使用時，滴注速度不宜過快，同時應注意觀察病人血壓。

【規格】10ml。

六、瀉下及便秘藥

麻仁丸

【成分】火麻仁、苦杏仁、大黃、枳實、厚朴。

【應用】潤腸通便。用於腸燥便秘。

【用法】po，9g／次，qd～bid。

【規格】60g／瓶。

三黃片

【成分】大黃、黃連、黃芩。

【應用】清熱燥濕，瀉火解毒。用於三焦熱盛、濕毒蘊結所致口鼻生瘡、咽痛齒痛、頭暈眼紅、胃熱心煩、腸炎痢疾、小便短赤、大便秘結。

【用法】po，4 片／次，bid～tid。

【規格】0.25g×100 片／瓶。

便通膠囊

【成分】白朮（炒）、肉蓯蓉、當歸、桑椹等。輔料為澱粉。

【應用】健脾益腎、潤腸通便。用於脾腎不足，腸腑氣滯所致的虛秘。症見：大便秘結或排便乏力，神疲氣短，頭暈目眩、腰膝酸軟，以及原性習慣便秘、肛周疾患所引起的便秘見以上證候者。

【用法】po，3 粒／次，2 次 / d。

【規格】0.35g×18 粒。

一清膠囊

【成分】大黃、黃芩等。

【應用】清熱燥濕、瀉火解毒、化瘀止血。用於熱毒所致身熱煩躁，目赤口瘡，咽喉、牙齦炎。亦用於熱盛迫血妄行所致吐血、咯血、鼻血、大便潛血及痔瘡出血等。

【用法】po，2 粒／次，tid，兒童酌減。

【注意】偶有輕度腹瀉、腹痛，可減量服用。

【規格】0.5g×20 粒／盒。

比拜克膠囊

【成分】熊膽粉、冰片、大黃等。

【應用】清熱、解毒、通便。用於外感病氣分熱盛，發熱煩躁，頭痛目赤，牙齦腫痛，大便秘結等症。

【用法】po，1 次 2～3 粒，小兒 1 次 1～2 粒，3 歲以下酌減，tid。

【規格】0.36g。

炎可寧片

【成分】黃芩、黃連、黃柏、大黃、板藍根。

【應用】清熱瀉火、消炎止痢。用於急性扁桃腺炎、細菌性肺炎、急性結膜炎、中耳炎、瘰癧瘰癧、急性乳性炎、腸炎、細菌性痢疾及急性尿道感染。

【用法】po，3～4 片／次，tid。

【注意】兒童必須在成人的監護下使用，請將此藥放在兒童不能接觸的地方。

【規格】0.3g×48 片／瓶。

七、風濕、痹痛類用藥

雷公藤片

【成分】雷公藤。

【應用】抗炎及免疫抑制作用。治療類風濕性關節炎。

【用法】po，1～2 片／次，bid～tid。

【注意】心、肝、腎器質性損害或功能異常者，嚴重心律紊亂者，十二指腸活動性潰瘍者，孕婦及哺乳期婦女忌用。肝腎功能不全者，過敏體質者慎用。年老體弱、或兒童慎用或小劑量使用。初用者要從偏小劑量開始，服用 3～5d 後逐漸加至常用量。為減少對胃的刺激，應飯後服用為宜。

【規格】33 μg（含雷公藤甲素）×100 片／瓶。

黃藤 3 號片

【成分】黃藤。

【應用】消炎止痛、消腫。用於治療類風濕性關節炎。

【用法】po，3 片／次，tid。

【注意】孕婦忌服，肝腎功能不全者慎用。

【規格】100 片／瓶。

雷公藤多苷片

【成分】雷公藤多甙類。

【應用】抗炎，抑制體液免疫和細胞免疫反應。用於類風濕性並節炎、腎病綜合徵、狼瘡性及紫癜性腎炎、白塞氏三聯徵等黏膜潰瘍病，麻風反應，自身免疫性肝炎、紅斑狼瘡、各類免疫性皮膚病等。

【用法】po, 1mg／（kg・d），分 3 次食後服用，病情控制後酌情減量。

【注意】孕婦忌服。老年有嚴重心血管病者慎用。不良反應有胃腸道不適；偶有白細胞減少，血小板減少；月經紊亂，精子活力降低、數目減少。

【規格】10mg × 100 片／盒。

昆明山海棠片

【成分】昆明山海棠。

【應用】祛風除濕、舒筋活絡、清熱解毒。用於類風濕性及風濕性關節炎、慢性腎炎、系統性紅斑狼瘡、脈管炎、銀屑病、硬皮病等自身免疫性疾病。

【用法】po，成人 1 次 3～5 片，tid，飯後服用。1～2 月為 1 療程。

【注意】伴中、重度身功能不全或擬生育的青年男女慎用。少數患者服藥後有胃脘不適，噁心感，飯後服用可減輕。

【規格】0.18g × 100 片／瓶（火把花根）。

益腎蠲痹丸

【成分】地黃、當歸、淫羊藿蔻、骨碎補、地龍、蜂房、全蟲、地鱉蟲等。

【應用】溫補腎陽、益腎壯督、搜風剔邪、蠲痹通絡。用於頑痹（類風濕、風濕性關節炎、腰、頸椎骨質增生、肩周炎等）。症見手指晨僵、並節疼痛、紅腫屈伸不利、肌肉疼痛、瘦削或僵硬畸形。

【用法】po，1 袋／次，疼痛劇烈加量至 2 袋，tid，飯後溫開水服用。1 療程 30d。

【注意】不可驟停服藥。不良反應偶有皮膚搔癢、過敏反應和口乾、便秘、胃脘不適。

【規格】8g × 12 袋／盒。

大活絡丸

【成分】牛黃、麝香、冰片、紅參、安息香、沉香、肉桂、血竭、蘄蛇、烏梢蛇、木香、乳香、沒藥、豆蔻、丁香、地龍等四十八味中藥組成。

【應用】祛風止痛、除濕豁痰、舒筋活絡。用於中風痰厥引起的癱瘓，足萎痹痛，筋脈拘急，腰腿疼痛有跌打損傷，行走不便，胸痹等症。

【用法】po，1 粒／次，qd～bid，溫黃酒或溫開水送服。

【注意】孕婦忌服。

【規格】3.5g×12 粒／盒。

大活絡膠囊

【成分】紅參、白朮（麩炒）、龜甲（醋淬）、乳香（製）、鹿香、冰片、製草烏、防網、蘄蛇、烏梢蛇、天麻等48味。

【應用】祛風止痛、除濕豁痰、舒筋活絡。用於缺血性中風引起的偏癱，風濕痺證（風濕性關節炎）引起的疼痛、筋脈拘急、腰腿疼痛及跌打損傷引起的行走不便和胸痛症。

【用法】po，4粒／次，tid。

【注意】孕婦忌服。

【規格】0.25g × 24。

小活絡丸

【成分】膽南星、製川烏、製草烏、地龍、乳香（製）、沒藥（製）。

【應用】祛風除濕，活絡通痺。用於風寒濕痺、肢體疼痛、麻木拘攣。

【用法】用黃酒或溫開水送服，1丸／次，bid。

【注意】方中含毒性中藥，有發生過敏及中毒現象，出現心律紊亂，立即停服，對症處理；陰虛有熱者慎用；孕婦禁用。

【規格】3g。

玄七通痺膠囊

【成分】擬黑多刺蟻、重樓、老鸛草、千年健。

【應用】滋補肝腎，活血化瘀，消腫止痛。用於風寒濕痺引起的：關節疼痛，腫脹，手足不溫，四肢麻木，肩臂腰腿疼痛。

【用法】po，4粒／次，tid；療程8週。

【注意】孕婦禁用。個別患者用藥後出現胃部不適，偶見皮疹。

【規格】0.4g × 36粒／盒。

痛風定膠囊

【成分】黃柏、秦艽、赤芍。

【應用】清熱祛風除濕，活血通絡定痛。用於濕熱所致的關節紅腫熱痛，伴有發熱，汗出不解，口渴喜飲，心煩不安，小便黃；痛風病見上述症候者。

【用法】po，4 粒／次，tid。

【注意】①用藥後不宜立即飲茶；②孕婦慎用。

【規格】0.4g×12 粒／板×2 板／盒。

筋骨痛消丸

【成分】丹參、香附、桂枝、白芍、川朱膝等 11 味中藥。

【應用】活血行氣，溫經通絡，消腫止痛。治療骨質增生引起的關節疼痛、腫脹、活動受限等症。

【用法】po，1 袋／次，bid，溫開水送服。

【注意】孕婦禁用。陽熱症患者不宜使用。

【規格】6g×10 袋／盒。

痹克顆粒

【成分】排風藤、九結茶等。

【應用】清熱解毒、消腫除濕、活血通絡。用於類風濕性關節炎、風濕熱、風濕性關節炎、痛風症等症見四肢關節發熱、紅腫、疼痛、變形、肢體麻木、運動障礙、僵硬畸形等。

【用法】1 袋／次，tid，1 個月為 1 療程，連續服用 2～3 個療程。

【注意】孕期及哺乳期婦女禁用。兒童慎用或減半。

【規格】10g×12 袋／盒。

頸痛靈（酊劑）

【成分】川烏、木瓜、威靈山、烏梅、牛膝、桂枝等。

【應用】祛風通絡、活血止痛。用於頸椎、腰椎、四肢關節骨質增生引起的酸脹、麻木、頭痛、活動受限，亦用於類風濕疾病。

【用法】po，10～15ml／次，bid，一療程 30 天。

【注意】孕婦忌服，體質嚴重虛弱者慎用或減量服用。

【規格】50ml／瓶。

風濕液（酊劑）

【成分】獨活、鹿角膠、鱉甲膠、紅花等。

【應用】補養肝腎，養血通絡，祛風除濕。用於肝腎血虧，風寒濕痺引起的骨節疼痛，四肢麻木，及風濕性、類風濕性疾病見上述症候者。

【用法】搖勻 po，10～15ml／次，bid～tid。

【注意】孕婦忌服。

【規格】10ml。

天麻杜仲膠囊

【成分】天麻、杜仲。

【應用】散風活血、舒筋止痛。用於頭痛頭昏、腰腿酸痛、肢體麻木、行走不便、筋脈掣痛以及中風引起的各種後遺症。

【用法】po。1 次 2～3 粒，bid，15d 為 1 療程。

【規格】0.4g×24 粒／盒。

通塞脈片

【成分】黃芪、當歸、黨參、玄參、金銀花、石斛、牛膝、

甘草。

【應用】培補氣血，養陰清熱，活血化瘀，通經活絡。用於血栓閉塞性脈管炎（脫疽）的毒熱證。

【用法】po，5～6 片／次，tid。

【注意】屬脈管炎陰寒證者慎用。

【規格】0.35g×15／板×4 板／盒。

血康膠囊

【成分】腫結風浸膏。

【應用】活血化瘀、消腫散節、涼血止血。用於血熱妄行，皮膚紫斑；原發性及繼發性血小板減少性紫癜。

【用法】po，1～2 粒／次，tid～qid，30d 為 1 療程，小兒酌減。

【注意】偶有輕度噁心、嗜睡現象，不需停藥。

【規格】0.35g×10 粒／盒。

脈絡舒通顆粒

【成分】黃芪、金銀花、蒼朮、薏仁、水蛭、全蠍、蜈蚣等。

【應用】清熱解毒，化瘀通絡、祛濕消腫。

【注意】服藥期間忌辛辣食物；孕婦禁服；在醫生指導下服用。

【規格】20g×30 袋。

八、心血管用藥

松齡血脈康膠囊

【成分】葛根、珍珠層粉等。

【應用】平肝潛陽，鎮心安神，具有降壓和調血脂作用。

用於高血壓病見有頭痛眩暈、急躁易怒、心悸失眠等屬肝陽上
亢見症者。

【用法】po,3粒／次,tid。

【規格】0.5g×60粒／盒。

銀杏葉膠囊

【成分】銀杏葉。

【應用】擴張血管,拮抗血小板活化因子,抗氧化,降低
血清膽固醇,增強中樞膽鹼功能,增強免疫功能。用於冠脈循
環不良,大腦及外周血管血液循環功能不足,如:心肌缺血,
心肌梗塞引起的胸悶、心悸、心痛;動脈粥樣硬化血栓,下肢
動脈阻塞;頭暈、頭痛、中風、舌強語蹇,半身不遂等症。

【用法】po,1粒／次,tid。

【規格】含銀杏葉提取物168mg(其中含銀杏葉總黃酮貳
40mg),10粒／盒(華寶通)。

銀杏葉片

【成分】銀杏葉黃酮及銀杏內酯。

【應用】擴張動脈血管。用於動脈硬化及高血壓所致的冠
狀動脈供血不全、心絞痛、心肌梗塞、腦栓塞、腦血管痙攣及
動脈血管供血不良引起的疾患。

【用法】po,1片／次,tid。

【規格】24片／盒。

銀杏葉滴丸

【成分】銀杏葉提取物。

【應用】活血化瘀通絡。用於淤血阻絡引起的胸痹、心痛、

中風、半身不遂、舌強語蹇；冠心病穩定型心絞痛、腦梗塞見上述症者。

【用法】po，5 丸／次，tid。

【注意】本品不適宜少年兒童、孕產婦。

【規格】60mg（相當於銀杏葉提取物 16mg）。

血栓心脈寧膠囊

【成分】川芎、麝香、牛黃、蟾酥、水蛭等十味中藥。

【應用】開竅省神、活血化瘀。用於腦血栓，冠狀動脈粥樣硬化性心臟病，心絞痛等。

【用法】po，4 粒／次，tid。

【注意】孕婦忌服，有胃腸道反應可減量服用。

【規格】0.5g × 40 粒／盒。

複方川芎膠囊

【成分】當歸、川芎。

【應用】活血化瘀，通脈止痛。用於冠心病穩定型心絞痛屬心血瘀陰症者。

【用法】po，4 粒／次，tid，飯後服用。

【注意】孕婦或哺乳期婦女慎用。

【規格】0.37g × 12 粒／板 × 2 板／盒。

冠心蘇合膠囊

【成分】蘇合香、乳香、青木香、冰片、檀香。

【應用】理氣寬胸、止痛。用於心絞痛，胸悶憋氣。

【用法】po，2 粒／次，qd～tid。

【規格】0.34g × 30 粒／盒。

心可寧膠囊

【成分】丹參、三七、蟾酥、牛黃、紅花、人參鬚等。

【應用】活血散瘀、開竅止痛。用於冠心病，心絞痛，胸悶，心悸，眩暈。

【用法】po，2 粒／次，tid。

【規格】0.4g×20 粒／盒。

心肝寶膠囊

【成分】蟲草頭孢菌絲。

【應用】用於房性、室性早博及抗心律失常，提高機體自身免疫功能，對 B 型病毒性肝炎及頑固性失眠有良好療效，對腎病綜合症亦有效。

【用法】po，2～4 粒（肝炎 6～8 粒）／次，tid，小兒減半，1 療程 30 天。

【注意】飯後 30min 服用。

【規格】0.25g×50 粒／盒。

振源膠囊

【成分】地精子總皂貳。

【應用】增加心肌收縮力，但不增加耗氧量。可同時治療糖尿病。用於冠心病、心絞痛、心律失常、糖尿病、更年期綜合徵、神經衰弱，並用於慢性肝炎和腫瘤的輔助治療。

【用法】po，1～2 粒／次，tid，1 療程 4 週。

【規格】25mg×20 粒／盒。

腦心通膠囊

【成分】黃芪、丹參、桃仁、紅花、乳香、地龍、全蠍等

16 味中藥。

【應用】益氣活血、化瘀通絡。用於中風（腦血栓、腦出血、腦栓塞）所致半身不遂，肢體麻木，口眼歪斜，舌強語蹇及胸痺（冠心病）所致胸悶、心悸氣短等。

【用法】po，4 粒／次，tid。

【注意】孕婦忌服。

【規格】0.4g × 36 粒／盒（步長牌）。

脈君安片

【成分】葛根、鉤藤等。

【應用】平肝熄風、解肌止痛。用於高血壓症，頭痛眩暈，頸項強痛，失眠心悸，冠心病。

【用法】po，4～5 片／次，tid～qid；維持量：2～3 片／次，bid～tid。

【注意】個別嚴重高血壓患者，需配合快速降壓藥品。

【規格】0.3g × 80 片／瓶。

參芍片

【成分】人參莖葉（莖葉皂貳）、白芍等。

【應用】活血化瘀，益氣止痛，通利脈絡。用於防治冠心病心絞痛引起的胸悶、氣短、心悸、乏力及高血壓、高血脂、早搏、心肌炎等。

【用法】po，4 片／次，bid。

【注意】孕婦及婦女月經期慎服。

【規格】0.3g × 24 片／盒。

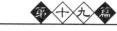

舒胸片

【成分】三七、紅花、川芎等。

【應用】活血化瘀、止痛。用於瘀血阻滯、胸痹心痛,跌打損傷、軟組織挫傷、瘀血腫痛,冠心病、心絞痛、心律失常等。

【用法】po,5 片╱次,tid。

【規格】0.25g × 45 片╱盒。

復心片

【成分】山楂總黃酮。

【應用】減少左心室工作,降低心肌耗氧,擴張血管。用於胸悶心痛、心悸氣短、冠心病、心絞痛、心律失常、高血壓等。

【用法】po,2～3 片╱次,tid,2 個月一個療程。

【規格】250mg × 54 片╱盒。

複方丹參片

【成分】丹參、三七等。

【應用】活血化瘀。用於治療心絞痛。

【用法】po,30 片╱次,tid。

【規格】60 片╱瓶。

複方丹參滴丸

【成分】丹參、三七、冰片等。

【應用】活血化瘀、理氣止痛,用於胸中憋悶、心絞痛。

【用法】po 或舌下含服。10 粒╱次、tid,1 療程 4 週。

【注意】孕婦慎服。

【規格】25mg × 100 粒╱盒。

速效救心丸

【成分】川芎、冰片等。

【應用】增加冠脈血流量，緩解心絞痛。用於冠心病、胸悶憋氣，心前區疼痛。

【用法】含服。4～6 粒／次，tid；急性發作時服 10～15 粒。

【規格】40mg × 40 粒／瓶 × 2 瓶／盒。

麝香保心丸

【成分】麝香、人參、蘇合香、蟾酥等。

【應用】芳香溫通、益氣強心。用於心肌缺血引起的心絞痛，胸悶及心肌梗塞。

【用法】po，1～2 粒／次，tid，或症狀發作時服用。

【注意】孕婦禁服。

【規格】24 粒／盒。

脈絡舒通顆粒

見第十九篇中成藥，第一章內科用藥（七、風濕、痹痛類用藥）。

心通口服液

【成分】黃芪、麥冬、葛根、丹參、海藻等。

【應用】益氣養陰、軟堅化痰。用於氣陰兩虛，痰瘀交阻型胸痹症見：心痛、心悸、胸悶氣短、心煩乏力、脈沉細、弦滑、結代及冠心病、心絞痛見有上述症狀者。

【用法】po，1～2 支／次，bid～tid。

【注意】孕婦禁用。

【規格】10ml × 6 支／盒。

滋心陰口服液

【成分】麥冬、赤芍、北沙參、三七等。

【應用】滋養心陰、活血止痛。用於心悸，失眠五心煩熱，舌苔質紅，脈細數等心陰不足型胸痹心痛。臨床主要用於心陰不足型冠心病心絞痛。此外，對肺源性心臟病、高血壓心臟病、風濕性心臟病、病毒性心肌炎、慢性心力衰竭、心律失常以及更年期綜合症等也有較好療效。

【用法】po，10ml／次，tid。

【規格】10ml×6支／盒。

補心氣口服液

【成分】人參、黃芪、石菖薄、薤白等。

【應用】補益心氣，理氣止痛。用於氣短、心悸、乏力、頭暈等心虛損型胸痹心痛。臨床主要用於心氣虛損型心病心絞痛。此外，對肺源性心臟病、高血壓心臟病、風濕性心臟病、病毒性心肌炎、慢性心力衰竭、心律失常以及更年期綜合症也有較好療效。

【用法】po，10ml／次，tid。

【規格】10ml×6支／盒。

地奧心血康膠囊

【成分】黃山藥甾體總皂苷。

【應用】活血化瘀、宜痹通陽、行氣止痛、補益調氣。用於瘀血內阻之眩暈、氣短、心悸、胸悶、胸痹。

【用法】po，1～2粒／次，tid。

【注意】偶有胃腸不適或頭暈頭痛，不必停藥，可自行緩解。

【規格】100mg×20片。

心可舒片

【成分】丹參、葛根、三七、木香、山楂等。

【應用】活血化瘀，行氣痛。主要用於氣滯血瘀引起的胸悶、心悸、氣短、心前區疼痛等。

【用法】po，4 片／次，tid。

【規格】0.3g × 48。

洛布桑膠囊

【成分】紅景天、拳參、冬蟲夏草。

【應用】益氣養陰，活血通脈。用於胸痹心痛，氣陰兩虛，心血瘀阻證所致的胸悶，刺痛或隱痛，心悸氣短。倦怠懶言，頭暈目旋，面色少華等症。冠心病心絞痛見以上表現者。

【用法】po，2 粒／次，tid。

【規格】0.45g × 12。

益脈康片

【成分】燈盞細辛。

【應用】活血化瘀、通利血脈。

【用法】po，2 片（80mg）／次，tid。

【規格】40mg × 60。

養心氏片

【成分】黃芪、靈芝、黨參、淫羊藿、當歸、山楂、人參、丹參、延胡索、葛根、地黃等。

【應用】扶正固本，益氣活血，行脈止痛。用於氣虛血瘀型冠心病心絞痛有顯著療效，對見上述證候之心肌梗塞及合併高血脂，高血糖症亦有較好療效。

【用法】po，2～3 片／次，tid。

【規格】0.6g × 24。

諾迪康膠囊

【成分】紅景天。

【應用】益氣活血，通脈止痛。用於胸痹，表現為胸悶、刺痛或隱痛、心悸氣短，神疲乏力、少氣懶語、頭暈目眩等症。冠心病、心絞痛見以上表現者。

【用法】溫水送服，tid，每次 1～2 粒，1 月為 1 療程，兒童酌減。

【規格】0.28 × 20g。

九、腦血管用藥

頭痛靈片

【成分】當歸、川芎、元胡、草決明等。

【應用】養肝活血、熄風止痛。用於血管性頭痛，慢性頭痛。

【用法】po，4～6 片／次，tid。

【規格】100 片／瓶。

消栓通絡膠囊

【成分】川芎、丹參、黃芪、澤瀉、三七、槐花、桂枝、鬱金、木香、冰片、山楂。

【應用】活血化瘀，溫經通絡。用於中風（腦血栓）恢復期（一年內）半身不遂，肢體麻木。

【用法】po，6 粒／次，tid。

【注意】孕婦忌用。

【規格】0.35g×36。

冰蛹通脈含片

【成分】葛根、冰片、柞蠶蛹。

【應用】活血，通脈，化濁。適用於腦動脈硬化、高血脂症，緩解腦供血不足所致的頭暈、頭痛、健忘等症。

【用法】舌下含服，每次 1 粒，每日 3 次（早中晚）。

【禁忌】孕婦及有明顯出血傾向者禁用。

【規格】0.6g×24。

腦得生膠囊

【成分】三七、川芎、紅花、葛根、山楂。

【應用】活血化瘀，疏通經絡，醒腦開竅。

【用法】po，6 粒／次，tid。

【禁忌】孕婦忌服。

【規格】0.28g×36。

溶栓膠囊

【成分】地龍。

【應用】清熱定驚，活血通絡。用於中風，半身不遂，肢體麻木，高血壓症。

【用法】po, tid，2～3 粒／次。

【注意】又出血傾向者慎用。

【規格】0.25g×12。

腦安膠囊

【成分】川芎、當歸、紅花、人參、冰片。

【應用】活血化瘀，益氣通絡。適用於腦血栓形成急性期、恢復期屬氣虛血瘀者，證見急性的半身不遂、口角歪斜、舌強語塞、偏身麻木、氣短乏力、口角流涎、手足腫脹、舌暗或有瘀斑等。

【用法】po，2 粒／次，2 次 /d。療程 4 週。

【注意】出血性中風禁用。

【規格】0.4g × 30。

華佗再造丸

【成分】當歸、川芎、紅花、紅參、馬錢子、天南星、吳茱萸、冰片等。

【應用】活血化瘀，化痰通絡，行氣止痛。用於瘀血或痰濕閉阻經絡引起的中風癱瘓、拘攣麻木、口眼歪斜、言語不清。

【用法】po，1 次 4～8g，重症 1 次 8～16g，bid～tid。

【注意】服藥期間如有燥熱感，可用白菊花、蜜糖水或淡鹽水送服，或減量服用；孕婦忌服；忌過量飲酒及食生冷、發物。

【規格】80g / 瓶。

十、鎮靜安神藥

益腦膠囊

【成分】遠志、龍骨、龜甲膠、靈芝、石菖蒲、茯苓、人參、麥冬、五味子等十味。

【應用】補氣養陰，滋腎健腦，益智安神。用於神經衰弱、腦動脈硬化引起的體倦頭暈，失眠多夢，記憶力減退等屬於心肝腎不足，氣、陰兩虛患者。

【用法】po，3 粒／次，tid。10d 為 1 療程，一般宜連續服用 3 個療程以上。

【規格】0.3g × 36。

羚羊角顆粒

【成分】羚羊角。

【應用】平肝熄風，清肝明目，散血解毒。用於高熱驚癇，神昏痙厥，子癇抽搐，癲癇發狂，頭痛眩暈，目赤翳障，瘟毒發斑，癰腫瘡毒。

【用法】顆粒劑：po，5g／次，bid，小兒酌減。膠囊劑：po，2～4粒／次，qd。

【規格】顆粒劑：2.5g×6袋。

腦寧糖漿

【成分】鮮山松鬚、鮮靈芝、遠志、大棗等。

【應用】養心安神、補脾和胃、益氣生津。用於心神不寧之失眠、心煩、焦慮及更年期綜合症。

【用法】po，30ml／次，bid，早1次，晚睡覺前0.5h1次。

【規格】200ml／瓶。

補腦糖漿

【應用】補氣滋陰、養心安神。

【用法】po，15ml／次，bid。

【規格】340ml／瓶。

清腦復神液

【成分】丹參、葛根、川芎、羌活、白芷、當歸、紅花、赤芍、棗仁、遠志、茯苓、地黃、柏子仁、決明子、五味子、蓮子等藥材。

【應用】清心安神，化痰醒腦，活血通絡。用於神經衰弱，失眠，頑固性頭痛，腦震盪後遺症所致頭痛、眩暈、健忘、失眠等症。

【用法】po：輕症，10ml／次；重症，20ml／次，bid。

【注意】孕婦及對酒精過敏者慎用。

【規格】10ml×6支／盒。

通天口服液

【成分】川芎、白芷、細辛、羌活、薄荷等。

【應用】活血化瘀、通脈活絡、疏風止痛。用於預防腦溢血、腦血栓形成；改善腦血管疾病後遺症（缺血性腦血管疾病、腦溢血後遺症癱瘓）；治療頭痛（偏頭痛、神經性頭痛、緊張性頭痛、血管性頭痛、風寒感冒頭痛）和頸椎病痛。

【用法】po，1支／次，tid，1療程15d。預防量：1支／次，qd。

【注意】孕婦忌服。出血性腦病患者禁服。

【規格】10ml×6支／盒。

止眩安神顆粒

【成分】鹿銜草、黃芪、葛根、當歸、白朮（炒）、川芎、澤瀉、半夏（製）、酸棗仁、乾薑、淫羊藿、甘草。

【應用】彝醫：我嘎米、衣衣樂。中醫：補肝腎、益氣血、安心神。用於肝腎不足，氣血損所致的眩暈、耳鳴、失眠、心悸。

【用法】開水沖服，1袋／次，tid。

【注意】感冒時停服。

【規格】5g×6袋。

烏靈膠囊

【成分】烏靈菌粉。

【應用】補腎健腦，養心安神。適用於神經衰弱的心腎不交證。症見失眠、健忘、神疲乏力、腰膝酸軟、脈細或沉無力等。

【用法】po，3 粒／次，tid。

【規格】0.33g × 9 粒 × 2 板／盒。

養血清腦顆粒

【成分】當歸、川芎、熟地、白芍、決明子、夏枯草、細辛等。

【應用】養血平肝，活血通絡，用於血虛肝亢所致各種頭痛，創傷性腦神經綜合症，眩暈眼花，心煩易怒、失眠多夢。

【用法】沖服，1 袋／次，每月 3 次。

【規格】4.0g×10 袋。

安宮牛黃丸

【成分】牛黃、水牛角濃縮粉、麝香、珍珠、朱砂、雄黃、黃連、冰片等。

【應用】清熱解毒，鎮驚開竅。用於熱病、邪人心包、高熱驚厥、神昏譫語、中風昏迷。

【用法】po，1 丸／次；3 歲以內小兒，1／4 丸／次；4～6歲：1／2 丸／次，qd。

【注意】不宜久服；舌苔白膩，寒病阻竅證及中風脫症神昏者不宜使用；孕婦慎用；忌辛辣、油膩厚味。

【規格】3g。

安樂片

【成分】柴胡、當歸、川芎、茯苓、鉤藤、首烏藤、白朮（炒）、甘草。

【應用】舒肝解鬱，定驚安神。用於精神抑鬱，驚恐失眠，胸悶不適，納少神疲，對神經官能症、更年期綜合症及小兒夜啼、磨牙等症狀亦可使用。

【規格】0.3g × 60。

寧神補心片

【成分】丹參，熟地黃，生地黃，女貞子（製），旱蓮草，珍珠母（煆），石菖蒲，首烏藤，合歡皮，五味子。

【應用】養血安神，滋補肝腎，用於肝腎陰血不足所致的頭昏，耳鳴，心悸，健忘，失眠等症。

【用法】po，4～6片／次，tid。

【規格】0.25g×48。

甜夢膠囊

【成分】黃精、黃芪、黨參、刺五加、淫羊藿（製）、山藥、澤瀉、茯苓、蠶蛾、枸杞子、熟地黃、馬錢子（製）等17味。

【應用】益氣補腎，健脾和胃，養心安神。用於頭暈耳鳴，視減聽衰，失眠健忘，食慾不振，腰膝酸軟，心慌氣短，中風後遺症；對腦功能減退，冠狀血管疾患，腦血管檢塞及脫髮也有一定作用。

【用法】po，3粒／次，bid。

【規格】0.4g × 36。

複方活腦舒膠囊

【成分】豬腦、五味子、麥冬、人參、枸杞子、地黃、丹參。

【應用】補氣養血，健腦益智，用於健忘氣血虧虛症，記憶減退，倦怠乏力，頭暈心悸，以及老年性癡呆以上症狀的改善。

【用法】口服，3 粒／次（重症 5 粒），bid，飯後服；12～15d 為 1 療程。

【規格】0.25g × 24 粒／盒。

天舒膠囊

【成分】川芎、天麻。輔料：二氧化矽。

【應用】活血平肝。主要用於血瘀所致血管神經性頭痛；症見頭痛日久，痛有定處，或兼頭暈，夜寐不安。

【用法】飯後 po，4 粒／次，tid。

【注意】偶見胃部不適，頭脹，月經量過多。

【禁忌】孕婦及月經量過多者禁用。

【規格】0.34g × 60。

平眩膠囊

【成分】楤木、萬丈深、天麻、三七、黃精、仙鶴草、豬殃殃。

【應用】彝醫：呵咪呵夏，乃都荷，乃囉。中醫：滋補肝腎，平肝潛陽。用於肝腎不足，肝陽上擾所致眩暈，頭昏，心悸耳鳴，失眠多夢，腰膝酸軟。

【用法】po，2～4 粒／次，tid。

【禁忌】孕婦禁用。

【規格】0.5 g × 20。

酸棗仁合劑

【成分】酸棗仁、知母、茯苓、川芎、甘草。

【應用】清熱泄火，養血安神。用於虛煩不眠，心悸不寧，頭目眩暈。

【用法】po，10～15ml／次，tid，用時搖勻。

【規格】10ml／支。

抗腦衰膠囊

【成分】人參、製何首烏、黨參、丹參、黃芪、茯神、石菖蒲、遠志、枸杞子、菊花、山藥等。

【應用】補腎填精、益氣養血、強身健腦。用於腎精不足，肝氣血虧引起的精神疲憊，失眠多夢，頭暈目眩，體乏無力，記憶力減退等。

【用法】po。一次5～6粒，tid，兒童酌減。

【規格】0.3g×60粒／盒。

癲癇平片

【成分】磁石、牡蠣、僵蠶等。

【應用】豁痰、清熱、開竅、平肝、熄風、定痛。用於癲癇大發作、小發作、失神性發作、精神運動性發作、精神分裂症、嬰兒痙攣症、癲狂症等。

【用法】po。癲癇：成人1次5～7片，bid，小兒酌減。精神分裂症：6～8片／次，3片／次。

【規格】0.3g×100片／瓶。

全天麻膠囊

【成分】天麻。

【應用】平肝，息風，止痙。用於頭痛眩暈，肢體麻木，癲癇，抽搐。

【用法】po，2～6粒／次，tid。

【規格】0.5g×24。

七葉神安片

【成分】三七葉總皂貳。

【應用】益氣安神、活血止痛、止血。用於心氣不足，失眠，心悸，胸痹心痛，或腫瘤，痛中瘀毒及出血症。臨床用於神經衰弱及神經衰弱綜合徵、偏頭痛等。

【用法】po。1～2片／次，tid，飯後服用。

【注意】神經衰弱、神經衰弱綜合徵、偏頭痛患者應按醫生規定的療程服藥。

【規格】50mg×24片／盒。

瀉肝安神膠囊

【成分】龍膽、黃芩、珍珠母、梔子、蒺藜、牡蠣、龍骨、茯苓等。

【應用】清肝瀉火，重鎮安神。用於失眠，心煩，驚悸及神經衰弱。

【用法】po，3粒／次，bid，14d為1療程。

【注意】脾胃虛弱者慎用。

【規格】0.4g×24粒／盒。

十一、降脂藥

薑黃清脂膠囊

【成分】黃薑。輔料為澱粉。

【應用】活血化瘀。用於瘀血阻絡所致的高血脂症。

【用法】po，3 粒／次，tid。

【規格】0.35g × 24。

脂康顆粒

【成分】決明子、枸杞子、桑椹、紅花、山楂。

【應用】滋陰清肝，活血通絡，用於肝腎陰虛挾瘀之高血脂症。症見頭暈或脹或痛，耳鳴眼花；腰膝酸軟，手足心熱，胸悶，口乾，大便乾結。

【用法】開水沖溶，攪拌溫服。1 袋／次，bid，8 週為 1 療程。

【規格】8g × 10 袋。

血脂康膠囊

【成分】紅麴。

【應用】除濕祛痰、活血化瘀、健脾消食。用於脾虛痰瘀阻滯症的氣短、乏力、頭暈、頭痛、胸悶、腹脹、食少納呆等；高血脂症；由高血脂症用動脈粥樣硬化引起的心腦血管疾病的輔助治療。

【用法】po。2 粒／次，bid，早晚飯後服用。

【注意】偶可引起腸胃不適；偶有血清丙穀轉氨酶和磷酸肌酸激酶輕度升高。

【注意】孕婦及哺乳期婦女慎用。

【規格】0.3g × 12 粒／盒。

絞股藍總苷片

【成分】絞股藍總皂苷。

【應用】養心健脾，益氣和血，除痰化瘀，降血脂。用於高血脂症、心脾氣虛、痰阻血瘀、心悸氣短、胸悶肢麻、眩暈頭痛、健忘耳鳴、自汗乏力、脘腹脹滿。

【用法】po，2～3 片／次，tid。

【注意】超大劑量服用後如有不適，可暫停用藥，待症狀消失後繼續服用。

【規格】20ml × 100 片／盒。

荷丹片

【成分】荷葉、丹參、山楂、番瀉葉、補骨脂。

【應用】化痰降濁，活血化瘀。用於痰濁、瘀血所致的高血脂症。

【用法】po，5 片／次，tid。

【注意】偶見腹瀉、噁心、口乾。孕婦禁服；脾胃虛寒、便溏者忌服。

【規格】0.73g × 24。

脂必妥膠囊

【成分】山楂、白朮、紅麴等。

【應用】消痰化瘀，健脾和胃。用於痰瘀互結，氣血不利所至高血脂症，症見頭昏，胸悶，腹脹，食慾減退，神疲乏力等。

【用法】po，1 粒／次，bid。

【注意】孕婦及哺乳期婦女禁用。

【規格】0.24g／粒。

泰脂安

【成分】女貞葉乙醇提取物。

【應用】滋養肝腎。用於肝腎陰虛，陰虛陽亢證所致的原發性高血脂症。症見頭暈脹痛，口乾，煩躁易怒，肢麻，腰酸，舌紅少苔，脈細。

【用法】po，3粒／次，tid。

【注意】腎功能異常者慎用；孕婦及哺乳期婦女慎用。

【規格】78mg（以熊果酸計）×27粒／盒。

十二、糖尿病、甲亢及腎病用藥

糖脈康顆粒

【成分】黃芪、生地黃、丹參、麥冬、牛膝、黃精等。

【應用】養陰清熱，活血化瘀，益氣固腎。用於糖尿病氣陰兩虛、瘀熱互結所致的倦怠乏力，氣短懶言，自汗盜汗，五心煩熱，口渴喜飲，胸中悶痛，肢體麻木或刺痛，便秘，舌體胖大，舌紅可津、舌苔花剝或有瘀斑，脈弦細或細數、或沉澀等證，以及糖尿病Ⅱ型及併發症見上述症狀者。

【用法】po。5g／次，tid。

【規格】5g／袋。

沙梅消渴膠囊

【成分】腎茶、牛蒡子、沙參、烏梅、白芍、知母、僵蠶。

【應用】養陰潤燥、生津止渴。用於陰虛內熱所致的消渴，以及Ⅱ型糖尿病見上述症候者。

【用法】po，2粒／次，tid，飯後服用。

【規格】0.4g／粒。

玉泉顆粒

【成分】天花粉、葛根、人參、麥冬、地黃、黃芪、茯苓、

烏梅、甘草、五味子。

【應用】養陰益氣，生津止渴，清熱除煩。主治氣陰不足，口渴多飲，消食善饑；糖尿病屬上述症候者。

【用法】開水沖服，5g／次，qid。

【禁忌】孕婦忌服。

【規格】每袋裝 5g。

消渴康顆粒

【成分】知母、生地黃、天花粉、玉竹、玄參等十四味中藥。

【應用】清熱養陰，生津止渴。用於糖尿病陰虛熱盛。

【用法】餐前開水沖服。1 次 1 袋，tid，30d 為 1 療程。

【注意】孕婦忌服。

【規格】9g×9 袋。

消渴丸

【成分】黃芪、地黃、天花粉、格列本脲。

【應用】滋腎養陰，益氣生津。用於消渴症，治療糖尿病伴有多飲、多尿、多食、消瘦、體倦無力、眠差腰痛、尿糖及血糖升高等症狀。

【用法】po，初服 1 次 1.25g（約 5 丸），遞增至 2.50g（約 10 丸）至出現療效時，由 tid 逐漸減少為 bid 的維持劑量。初服者可每日飯後服用。

【規格】30 粒／盒。

抑亢丸

【成分】羚羊角、白芍、桑椹、天竺黃、香附、延胡索、玄參、黃精、黃藥子、女貞子等 14 味。

【應用】育陰潛陽、豁痰散結、降逆和中。用於癭病（甲狀腺機能亢進）引起的突眼、多汗心煩、心悸怔忡、口渴、多食、肌體消瘦、四肢震顫等。

【用法】po，1 丸／次，bid。

【規格】9g × 10。

腎康注射液

【成分】大黃、黃芪、丹參、紅花。

【用法】iv. drip。100ml（5 支）／次，qd，使用時用 10% 葡萄糖液 300ml 稀釋。每分鐘 20～30 滴。療程 4 週。

【注意】在靜滴過程中偶見發紅、疼痛、瘙癢、皮疹等局部刺激症狀。

【禁忌】急性心功能衰竭者慎用；高血鉀危象者慎用。

【規格】20ml。

腎肝寧膠囊

【成分】育成蛹粉，牛膝粉。

【應用】補益肝腎、扶正固本，具有同化蛋白。促進新陳代謝和增強免疫等功能。用於腎小球腎炎、腎病綜合症。A 型肝炎，肝硬化等。

【用法】po，3～5 粒／次，tid。

【規格】0.45g × 24。

十三、補 益 藥

阿歸養血糖漿

【成分】當歸、阿膠、熟地黃、白芍、黨參、黃?、茯苓、川芎、炙甘草。

【應用】補氣養血。用於氣血虧虛，面色萎黃，眩暈乏力，肌肉消瘦，經閉，赤白帶下。

【用法】po，15ml／次，tid。

【規格】200ml／瓶。

地榆升白片

【成分】鞣質、皂苷。

【應用】升高白細胞。用於白細胞減少症。

【用法】po，2～4片／次，tid。

【規格】100mg。

左歸丸

【成分】熟地黃、山藥、山茱萸、枸杞子、鹿角膠、菟絲子、龜甲膠、牛膝。

【應用】滋陰補腎，填精益髓。用於腎陰不足、頭目眩暈、眼花耳鳴、腰膝酸軟、遺精血濁、自汗盜汗、口燥咽乾、渴欲飲水等。

【用法】飯前服用，水蜜丸1次9g，大蜜丸1次1丸，bid，7歲以上兒童減半。

【注意】脾虛便溏，胃弱痰多者慎用。

【規格】45g。

壯腰健腎丸

【成分】狗脊、金櫻子、桑寄生、雞血藤、黑志虎、千斤拔、菟絲子、女貞子等。

【應用】壯腰健腎，祛風活絡。用於腎虧腰痛、膝軟無力、小便頻數、遺精夢泄，風濕骨痛、神經衰弱。

【用法】po，水蜜丸 1 次 3.5g，大蜜丸 1 次 1 丸，bid～tid。

【規格】56g／瓶。

右歸丸

【成分】熟地黃、山藥、山茱萸（酒炙）、枸杞子、鹿角膠、菟絲子、杜仲（鹽炒）、附片。

【應用】溫補腎陽，填精補血。用於腎陽不足、命門火衰、神疲乏力、畏寒肢冷、陽痿遺精、大便溏薄、尿頻而清、下肢浮腫。

【用法】淡鹽水送服，1 次 1 丸，tid，7 歲以下兒童減半。

【注意】腎陰不足、陽虛火旺者及孕婦忌服；忌生冷、油膩。

【規格】45g × 200。

歸脾丸

【成分】黨參、白朮（炒）、黃芪（蜜炙）、甘草（蜜炙）、茯苓、遠志（製）、當歸、龍眼肉等。

【應用】補氣健脾，養血安神。用於心脾兩虛、氣短心悸、失眠多夢、頭昏頭暈、肢倦乏力、食慾不振、崩漏便血。

【用法】用溫開水或薑湯送服，水蜜丸 1 次 6g，小蜜丸 1 次 9g，大蜜丸 1 次 1 丸，tid。

【注意】有痰濕、瘀血、外邪者不宜用；忌過勞及思慮過度。

【規格】蜜丸。

生脈膠囊

【成分】人參、麥冬、五味子。

【應用】益氣復脈，養陰生津。用於氣陰兩虧、心悸氣短、脈動微自汗。

【用法】po，3粒／次，tid。

【注意】陽虛，有內熱實火者及咳嗽尚有表邪未解者忌服。

【規格】0.3g×45。

健血顆粒

【成分】黃芪、太子參、白朮（麩炒）、茯苓、山茱萸、丹參、川芎、枳殼（去瓤麩炒）、甘草（炙）等。

【應用】益氣養血，祛淤生新。用於放療、化療及接觸有機溶劑引起的白細胞減少症，及原因不明的白細胞減少症。

【用法】開水沖服，15g／次，tid；或遵醫囑。

【規格】15g×9袋。

桑椹沖劑

【成分】桑椹子。輔料為蔗糖、糊精。

【應用】滋陰益腎、補血潤燥。用於陰虧血燥引起的腰膝酸軟，眩暈失眠，目昏耳鳴，腸燥便秘，口乾舌燥，鬚髮早白。

【用法】開水沖服，1袋／次，qd～bid。

【規格】15g×6袋。

消疲靈顆粒

【成分】人參、黃芪、丹參、雞血藤、麥冬、五味子、肉桂、當歸、阿膠、棗仁等14味。

【應用】益氣活血，養血安神，消除疲勞，恢復體力。用於過度疲勞引起的心悸氣短，四肢酸痛，全身無力，精神疲憊，煩燥失眠，食慾不振和病後體質虛弱。

【用法】開水沖服，1～2 袋／次，qd～tid，6d 為 1 療程。

【禁忌】感冒發燒、上呼吸道感染不宜服用。

【規格】10g × 10 袋，6g × 8 袋。

複方參芪維 E 膠囊（蘇樂康）

【成分】人參（生曬參）、黃芪、製何首烏、槲寄生、蜂王漿（乾粉）、維生素 E。

【應用】免疫增強劑及降血脂藥。

【用法】po，4 粒／次，tid。

【規格】24 粒。

參芪片

【成分】人參、黃芪、天麻、當歸、熟地黃、澤瀉、鹿角、枸杞子、決明子、菟絲子、細辛。

【應用】補氣養血，健脾益胃。適用於癌症應用放、化療所致白細胞減少及因放、化療引起的頭昏、倦怠乏力、消瘦、噁心嘔吐等症。

【用法】po，4 片／次，tid。

【規格】0.25g × 48。

參芪膠囊

【成分】人參、黃芪、當歸、天麻、熟地黃、澤瀉、決明子、鹿角、菟絲子、細辛、枸杞子。

【應用】補氣養血、健脾益腎。用於癌症應用放、化療所致白細胞減少及因放、化療引起的頭暈頭昏、倦怠、消瘦、噁心嘔吐。

【用法】po，5 粒／次、tid。

【注意】密閉、防潮。

【規格】0.33g×45。

扶正強筋片

【成分】胎盤粉、升麻等。

【應用】扶正強筋。用於肌肉萎縮及重症肌無力。

【用法】po，6片／次，tid。

【規格】100片／瓶。

複方皂礬丸

【成分】皂礬、西洋參、海馬、肉桂、大棗（去核）、核桃仁。

【應用】溫腎健髓，益氣養陰，生血止血。用於再生障礙性貧血，白細胞減少症，血小板減少症，骨髓增生異常綜合症及放療和化療引起的骨髓損傷、白細胞減少屬腎陽不足、氣血兩虛症者。

【用法】po，7～9丸／次，tid，飯後即服。

【注意】忌茶水。

【規格】0.2g×72粒／盒。

升血小板膠囊

【成分】青黛、連翹、仙鶴草、牡丹皮、甘草。

【應用】消熱解毒，涼血止血，散瘀消斑。用於原發性血小板減少性紫癜。症見：全身瘀點或瘀斑，發熱煩渴，小便短赤，大便秘結，或見鼻衄，齒衄，舌紅苔黃，脈滑數或弦數。

【用法】po，4粒／次，tid。

【注意】孕婦忌服。

【規格】0.45g × 24。

百令膠囊

【成分】發酵蟲草菌菌絲體乾粉。

【應用】補肺腎、益精氣。用於肺腎兩虛引起的咳嗽、氣喘、咯血、腰酸背痛等症及慢性支氣管炎的輔助治療。

【用法】po，5 粒／次，tid，兒童酌減。

【規格】0.2g × 30 粒／盒。

金水寶膠囊

【成分】蟲草菌株發酵粉。

【應用】用於肺腎兩虛，精氣不足，久咳虛喘，神疲乏力，不寐健忘，腰膝酸軟，月經不調，陽痿早瀉等症；慢性支氣管炎，慢性腎功能不全、高血脂症、肝硬化見上述症侯者。

【用法】po，3 粒／次，tid。

【規格】0.33g×63 粒／盒。

益腎靈膠囊

【成分】枸杞子、補骨脂、女貞子、淫羊藿、沙苑子等。

【應用】益腎壯陽。用於腎虧陽痿、早洩、遺精、少精、死精。

【用法】po，3 粒／次，tid。

【規格】0.33g × 24 粒／盒。

元康膠囊

【成分】三鞭、當歸、蜈蚣、甘草等。

【應用】壯腰健腎、養血滋陰。用於陽痿遺精、腰腎酸痛、

養血補血。

【用法】po，3 粒／次，bid。

【注意】感冒發燒期間不宜服用。

【規格】0.3g × 24 粒／盒。

靈芝膠囊

【成分】靈芝。

【應用】增強機體免疫力，促進機體新陳代謝。用於神經衰弱，體質虛弱，氣血虧損，便秘，白血球減少，肝炎，慢性支氣管炎，糖尿病，冠心病，高血脂，高血壓，肺癌，胃癌及各種慢性病。

【用法】po，成人，2 粒／次，tid，飯前半小時服用。

【規格】1.5g × 20 粒／盒。

靈芝顆粒

【成分】靈芝。

【應用】寧心安神，健脾和胃。用於失眠健忘，身體虛弱，神經衰弱，慢性支氣管炎，亦可用於冠心病的輔助治療。

【用法】開水沖服，2g／次，tid。

【規格】2g × 10 袋。

古漢養生精片

【成分】淫羊藿、枸杞子。

【應用】補腎益脾、健腦安神。用於脾腎虧虛證，症見頭暈心悸、目眩耳鳴、健忘失眠、食慾不振、腰膝乏力、陽痿早洩、夜尿頻數、尿後餘瀝不盡等。

【用法】po，4 片／次，tid，早、中、晚空腹服。

【規格】0.4g × 36 片／盒。

刺五加黃芪片

【成分】刺五加、黃芪。

【應用】扶正固本、寧神益智、補腎健脾。用於神經衰弱、脾腎氣虛、腎病綜合症。

【用法】po，3～4 片／次，tid。

【規格】100 片／瓶。

六味地黃丸

【成分】熟地黃、製山茱萸、牡丹皮、山藥、茯苓、澤瀉。

【應用】滋陰補腎。用於腎陰虧損，頭暈耳鳴，腰膝酸軟，骨蒸潮熱，盜汗遺精，消渴。

【用法】po，6g / 次，bid。

【規格】60g / 瓶。

杞菊地黃丸

【成分】枸杞子、菊花、熟地黃、製山茱萸、牡丹皮、山藥、茯苓、澤瀉。

【應用】滋腎養肝。用於肝腎陰虧，眩暈耳鳴，羞明畏光，迎風流淚，視物昏花。

【用法】po，6g / 次，bid。

【規格】60g / 瓶。

知柏地黃丸

【成分】知母、黃柏、熟地黃、山茱萸、牡丹皮、山藥、茯苓、澤瀉。

【應用】滋陰降火。用於陰虛火旺，潮熱盜汗，口乾咽痛，耳鳴遺精，小便短赤。

【用法】po，6g／次，bid。

【規格】60g／瓶。

補中益氣丸

【成分】黃芪、黨參、甘草、當歸、升麻、柴胡、陳皮等。

【應用】補中益氣、升陽舉陷。用於脾胃虛弱，中氣下陷，體倦乏力，食少腹脹，久瀉，脫肛，子宮脫垂。

【用法】6g／次，bid～tid。

【規格】60g／瓶。

虛汗停顆粒

【成分】黃芪、浮小麥、大棗、糯稻根、煆牡蠣。

【應用】益氣養陰，固表斂汗。用於氣陰不足之自汗、盜汗及小兒盜汗。

【用法】開水沖服。成人，1包／次，tid；兒童，1／2包／次，4歲以上tid，4歲以下bid。

【規格】10g×6包／盒。

貞芪扶正顆粒

【成分】黃芪、女貞子。

【應用】扶正固本。用於各種疾病引起的乏力，食慾不振，腰酸腿軟，潮熱盜汗，脈象虛弱等虛症；提高機體免疫力，保護骨髓和腎上腺皮質功能，用於各種疾病引起的虛損；配合手術，放射，化學治療，促進正常功能恢復。

【用法】po，1 袋／次，bid。

【規格】5g×10 袋／盒。

川黃液口服液

【成分】丹參、黨參、製何首烏、枸杞子、川芎、黃芪、當歸等。

【應用】益氣養血、滋肝補腎、活血化瘀。用於氣血兩虛，肝腎不足，脈絡不通所致病症，及免疫功能低下，化療放療後白細胞減少，糖尿病併發周圍神經炎，高血脂症等。

【用法】po，1 支／次，bid。

【注意】體內有出血症者忌服，嬰兒、孕婦慎用。

【規格】10ml × 6 支／盒。

肝腎康糖漿

【成分】製何首烏、熟地黃、女貞子、五味子、山藥、甘草、黃精當歸等。

【應用】滋補肝腎、調氣益血、收斂精氣。用於貧血，黃瘦，鬚髮早白等。

【用法】po，1 支／次，tid。

【規格】10 ml × 10 支／盒。

活力蘇口服液

【成分】何首烏、淫羊藿、枸杞子等。

【應用】益氣補血、滋養肝腎。用於老年體弱，精神萎靡，失眠健忘，眼花耳聾，脫髮或頭髮早白等。

【用法】po，1 支／次，qd，1 療程 3 個月。

【規格】10ml × 6 支／盒。

複方阿膠漿

【成分】阿膠、黨參、山楂等。

【應用】補氣養血。用於氣血兩虛，頭暈目眩，心悸失眠，食慾不振，及白細胞減少症和貧血。

【用法】po，20ml／次，tid，8盒。為1療程。

【規格】20ml×12支／盒。

歸芪口服液

【成分】當歸、黃芪。

【應用】補氣生血。用於氣血兩虛引起的貧血症。

【用法】po，10ml／次，bid。

【規格】10ml×10支／盒。

第二章　外科用藥

一、外用藥

特製狗皮膏

【成分】天麻、杜仲、乳香、沒藥、血竭、細辛、肉桂等44種名貴中藥材。

【應用】祛風散寒、舒筋活血、和絡止痛。用於風寒濕痹、肩臂腰腿疼痛、肢體麻木、跌打損傷。

【用法】外用。貼於患處。1～2d更換1次。

【注意】皮膚破損處忌用。

【規格】7cm×10cm×4片／盒。

麝香壯骨膏

【成分】麝香、豹骨、當歸、蒼朮、生川烏、生草烏、麻黃。

【應用】鎮痛，消炎。用於風濕痛、關節痛、腰痛、神經痛、肌肉酸痛、扭傷、挫傷。

【注意】對橡膠膏過敏及局部潰破者不宜用；孕婦禁用。

【用法】外用，貼於患處，8～12h 後更換。

【規格】10 貼／盒。

京萬紅燙傷藥膏

【成分】穿山甲、當歸、白芷、紫草、乳香、沒藥、血竭、冰片等。

【應用】解毒消腫，止痛斂瘡，活血生肌。用於燒傷、燙傷，紅腫起疱，瘡面潰爛，化膿等。

【規格】油膏劑。

【用法】外敷。

跌打萬花油

【成分】蔓荊子、木棉花、野菊花、葛花、白膠香、紅花、蘇木、馬錢子（炒）等。

【應用】活血祛瘀、行氣止痛、消腫止血、祛風去濕、清熱解毒、收斂生肌。用於跌打損傷所致的瘀腫疼痛，或損傷出血，以及風濕痺痛、筋骨不利諸證。

【用法】外擦或外敷患處。

【注意】切忌口服。

【規格】10ml／瓶。

克傷通搽劑

【成分】當歸、川芎、紅花、丁香、生薑、樟腦、松節油。輔料為酒精。

【應用】活血化瘀、消腫止痛。用於急性軟組織扭挫傷。

【用法】外用適量,塗擦患處並按摩至局部發熱,bid～tid。

【規格】30ml／瓶。

新力正骨噴霧劑

【成分】三七、川烏、草烏、大黃、兩面針、黃柏、五加皮、白芷、細辛、樟腦、薄荷腦、徐長卿等44味。

【應用】接骨強筋,活血散瘀,消腫鎮痛。用於骨折、脫臼及肌肉、筋骨跌打損傷,風濕性關節炎。

【用法】外擦,一日數次;骨折、脫臼者先用藥塗擦患處周圍止痛,待復位後再用藥棉浸透藥液敷上,固定1～2h後,去掉藥棉以後1d擦藥2～3次。

【規格】30ml／瓶。

消痛貼膏（奇正牌）

【成分】獨一味、水柏枝、棘豆、水牛角等。

【應用】活血化瘀,消腫止痛。用於急慢性扭挫傷、跌打瘀痛、骨質增生、風濕及類風濕疼痛,亦用於落枕、肩周炎、腰肌勞損和陳舊性傷痛等。

【用法】清潔患部皮膚,將藥貼的塑膠薄膜揭除,將小管內稀釋劑均勻塗在中間藥墊表面,敷於患處或穴位,輕壓周邊膠布貼實,每貼敷24h。急性期1貼1療程,慢性期5貼1療程。

【注意】孕婦慎用,開放性創傷忌用。

【規格】90×120mm×5貼。

雲南白藥氣霧劑

【成分】略（保密方）。

【應用】活血散瘀，消腫止痛，肌肉酸痛及風濕疼痛。

【用法】外用，噴於傷患處。使用雲南白藥氣霧劑，1d 3～5 次。凡遇較重閉合性跌打損傷者，先噴雲南白藥氣霧劑保險液，若劇疼痛仍不緩解，間隔 1～2min 後重複給藥，1d 使用不得超過 3 次。噴雲南白藥氣霧劑保險間隔 3min 後，再噴雲南白藥氣霧劑。

【禁忌】孕婦禁用，對雲南白藥過敏者忌用。

【規格】雲南白藥氣霧劑每瓶重 50g，雲南白藥氣霧劑保險液 1 瓶。

二、痔瘡用藥

槐角丸

【成分】槐角（炒）、地榆（炭）、黃芩、枳殼（炒）、當歸、防風。

【應用】清腸疏風，涼血止血。用於血熱腸風所致痔瘡腫痛、大便出血。

【用法】po，6g／次，bid。

【注意】本品適用於體實者，陽虛便秘、腸胃虛寒者慎用。

【規格】60g／瓶。

馬應龍麝香痔瘡膏

【成分】麝香、珍珠、琥珀、牛黃、冰片、爐甘石等。

【應用】清熱解毒，去腐生肌。用於血熱所致內痔、外痔、混合痔、肛裂等，肛門腫物脫出，便血鮮紅，肛周疼痛。

【用法】外用，取適量注入肛門內，或塗搽患處。

【注意】孕婦慎用。

【規格】10g／支。

痔疾洗液

【成分】忍冬藤，苦參，黃柏，五倍子，蛇床子，地瓜藤。

【應用】抗炎，鎮痛，清熱解毒，燥濕斂瘡，消腫止痛。用於濕熱蘊結所致的外痔腫痛。

【用法】外用。取本品 1 瓶 125ml，加沸水稀釋至約 1000 ml，乘熱薰肛門。再坐浴 20min，每日早晚各 1 次，重症者坐浴後另取本品塗搽患處。

【規格】125ml。

三、骨科用藥

強骨膠囊

【成分】骨碎補總黃酮。

【應用】補腎、強骨、止痛。用於腎陽不足所致的骨痿，症見骨脆易折、腰背或四肢關節疼痛、畏寒肢冷或抽筋，下肢無力、夜尿頻多；原發性骨質疏鬆症，骨量減少見上述症候者。

【用法】飯後用溫開水送服，1 粒／次，tid，3 個月為 1 療程。

【規格】0.25g × 12。

恒古骨傷癒合劑

【成分】黃芪、人參、紅花、三七、杜仲、鱉甲、陳皮等。

【應用】活血益氣，補肝腎、接骨續筋、消腫止痛、促進骨折癒合。用於新鮮骨折及陳舊骨折、股骨頭壞死、骨關節病、腰椎間盤突出症等症。

【用法】po，成人 1 次 25ml，6～12 歲 1 次 12ml，每 2d 服用 1 次。飯後 1h 服用，12d 為 1 療程。

【注意】少數患者服藥後出現口乾、輕微頭暈，可自行緩解。

【規格】25ml, 50ml。

骨龍膠囊

【成分】狗腿骨，穿山龍。

【應用】散寒鎮痛，活血祛風，強筋壯骨。用於慢性風濕及類風濕性關節炎。

【用法】po，4～6 粒／次，tid。

【規格】0.5g × 48。

骨力膠囊

【成分】淫羊藿、狗脊、威靈仙、木瓜、牛膝、薑黃、補骨脂、黨參、葛根。

【應用】強筋骨，祛風濕，活血化瘀，通絡定痛，用於風寒濕痹，腰腿酸痛，肢體麻木，骨質疏鬆等症。

【用法】po，3 粒／次，tid。

【規格】0.3g × 48。

骨康膠囊

【成分】補骨脂、續斷、三七、芭蕉根、酢漿草。

【應用】滋補肝腎，強筋壯骨，通絡止痛。用於骨折、骨性關節炎、骨質疏鬆症屬肝腎不足、經絡瘀阻者。

【用法】po，1 次 3～4 粒，tid。

【規格】0.4g × 24。

骨筋丸膠囊

【成分】獨活、三七、沒藥、紅花、血竭、白芍、牛膝、桂枝、馬錢子（製）等 14 味。

【應用】活血化瘀，舒筋通絡，祛風止痛。用於肥大性脊椎炎、頸椎病、跟骨刺、增生性關節炎、大骨節病等。

【用法】po，1 次 3～4 粒，tid。

【注意】孕婦忌服，月經期停用。

【規格】0.3g × 48 粒。

腰痹通膠囊

【成分】三七、川芎、延胡索、白芍等。

【應用】活血化瘀，祛風除濕，行氣止痛。用於血瘀氣滯，脈絡閉阻所致腰痛，症見腰腿疼痛，痛有定處、痛處拒按，輕者俯仰不便，重者劇痛不能轉側，腰椎間盤突出症見上述症候者。

【用法】po，宜飯後服，3 粒／次，tid。30d 為 1 療程。

【規格】0.42g × 50。

接骨七厘片

【成分】乳香（炒）、沒藥（炒）、當歸、土鱉蟲、大黃（酒炒）、血竭、骨碎補（燙）、自然銅（煅）、硼砂。

【應用】活血化瘀，接骨止痛。用於跌打損傷，續筋接骨，血瘀疼痛。

【用法】po，5 片／次，bid，黃酒送下。

【注意】孕婦忌服。

【規格】0.3g × 60。

傷科接骨片

【成分】三七、紅花、海星（炙）、沒藥（炙）、土鱉蟲、朱砂、雞骨（炙）、冰片等。

【應用】活血化瘀，消腫止痛，舒筋壯骨。用於跌打損傷，閃腰岔氣，傷筋動骨，瘀血腫痛，損傷紅腫等症。骨折患者復位後服用。

【用法】po，成人，4 片／次；10～14 歲兒童，1 次 3 片。tid，溫開水或黃酒送服。

【注意】不可隨意增加服量，增加時，須遵醫囑。

【規格】0.36g × 60。24 片／盒。

龍血竭膠囊

【成分】血竭。

【應用】活血散瘀、定痛止血、斂瘡生肌。用於跌打損傷，瘀血作痛、婦女氣血凝滯、外傷出血，膿瘡久不收口。

【用法】po：tid，每次 4～6 粒；用於消化道出血時，首次劑量加倍；外用：體表潰瘍或外傷時，po 同時取膠囊內容物適量外敷或酒調後塗於患處。

【注意】孕婦忌服。

【規格】0.3g × 24 粒／盒。

腰息痛膠囊

【成分】三七、杜仲、紅花、草烏、當歸、獨活、桑寄生、對乙酰氨基酚（paracetamol）等。

【應用】舒筋活絡，祛瘀止痛，祛風活血。用於風濕性關節炎、肥大性胸椎炎、頸椎炎、坐骨神經痛、腰肌勞損等。

【用法】po，2 粒／次，tid，飯後溫開水送服。

【規格】0.3g × 30 粒／盒。

壯骨關節丸

【成分】狗脊、獨活、續斷、木香等。

【應用】補益肝腎、養血活血、舒筋活絡、理氣止痛。用於肝腎不足、氣滯血瘀、經絡痹阻及各種退行性骨關節痛、腰肌勞損等。

【用法】早晚飯後服用，10 丸／次；水丸 1 次 6g，bid。

【注意】肝功能不良者慎用。

【規格】60g / 瓶。

益腎補骨液

【成分】骨碎補，何首烏，茯苓，續斷，白芍，當歸，黨參，熟地黃，黃精，枸杞子，自然酮（煅，醋淬），陳皮。

【應用】滋補肝腎，強壯筋骨。用於肝腎不足，勞傷腰痛，筋骨折傷。

【用法】飯前服，15ml / 次，tid。

四、泌尿系統用藥

五淋丸

【成分】海金沙、關木通、栀子（薑製）、黃連、石韋（去毛）、茯苓皮、琥珀、地黃、白芍、川芎、當歸、甘草。

【應用】清熱利濕，分清止淋。用於下焦濕熱引起的尿頻尿急，小便澀痛，渾濁不清。

【用法】po，6g（約 100 粒）／次，bid。

【注意】孕婦慎服。

【規格】72g / 瓶。

五淋化石丸

【成分】廣金錢草、雞內金、澤瀉、沙牛、琥珀、黃芪、石韋、海金沙、車前子、延胡索（醋製）、甘草。

【應用】通淋利濕、化石止痛。用於淋證，癃閉，尿路感染，尿路結石，前列腺炎，膀胱炎，腎盂腎炎，乳糜尿。

【用法】po，5丸／次，tid。

【規格】2.5g（相當於總藥材3g）／10丸，60丸／瓶。

排石顆粒

【成分】連錢草、關木通、石韋、冬葵子、車前子、瞿麥、徐長卿、滑石等。

【應用】利水，通淋，排石。用於下焦濕熱所致石淋、熱淋、小便困難、痛引少腹等。

【注意】極個別出現「血尿」，係結石移動所致，無需停藥，可兼服止血藥；服藥期間，患者應多做體位運動，多飲水，以利排石；孕婦酌情服用。

【規格】20g×10袋。5g×6包。

三金片

【成分】金櫻根、金剛刺、海金沙。

【應用】清熱解毒，利濕通淋，補虛益腎。用於急慢性腎盂腎炎、慢性腎盂腎炎急性發作、急性膀胱炎、尿路結石合併感染及其他尿路感染。

【用法】po，5片／次，tid～qid。

【規格】0.26g×36。3.5g×72。

泌淋膠囊

【成分】四季紅、酢漿草、車前草、石椒草。

【應用】清熱解毒，利尿通淋。用於濕熱蘊結所致淋症，小便不利，淋漓澀痛，尿路感染見上述症候者。

【用法】po，每次 3 粒，tid。

【注意】服藥期間忌菸酒、辛辣食物；孕婦慎服。

【規格】0.3g × 24。

前列舒樂片

【成分】製何首烏、五味子、黃精（酒製）、熟地黃、山藥（炒）、當歸、女貞子、甘草（蜜炙）。

【應用】補腎益氣，化淤通淋。用於腎脾雙虛，氣滯血淤，前列腺增生，慢性前列腺炎；面色晃白，神疲乏力，腰膝疲軟無力，小腹墜脹，小便不爽，點滴不出，或尿頻、尿急、尿道澀痛。

【用法】po，3 片／次，tid。

【規格】0.56g × 24。

清淋沖劑

【成分】瞿麥、篇蓄、車前子（鹽炒）、木通、梔子、滑石、大黃、甘草（炙）。

【應用】清熱瀉火，利水通淋。用於膀胱濕熱、尿頻澀痛、淋瀝不暢，癃閉不通，小腹脹滿，口乾咽燥等症。

【用法】開水沖服，10g／次，bid，小兒酌減。

【注意】孕婦忌服，體質虛弱者不宜服。

【規格】10g × 8 袋／盒。

癃閉舒膠囊

【應用】溫腎化氣，清熱通淋，活血化瘀，散結止痛。用於腎氣不足，濕熱瘀阻之癃閉所致尿頻、尿急、尿赤、尿痛、尿細如線，小腹拘急疼痛，腰膝酸軟等症；前列腺增生有以上症候者也可應用。

【用法】po，3粒／次，bid。

【注意】個別患者服藥後有輕微的口渴感，胃部不適、輕度腹瀉不影響繼續服藥。

【規格】0.3g × 36。

前列通瘀膠囊

【成分】赤芍、土鱉蟲、桃仁、石韋、夏枯草、白芷、黃芪等。

【應用】活血化瘀，清熱通淋，用於慢性前列腺炎屬瘀血阻滯兼濕熱內蘊證。症見：尿頻尿急，餘瀝不盡，會陰、下腹或腰骶部墜脹疼痛，或尿道灼熱，陰囊潮濕，舌紫暗或瘀斑，舌苔黃膩等。

【用法】飯後服，每次5粒，tid，1個月為1療程。

【規格】0.4g × 50。

前列倍喜膠囊

【成分】豬鬃草，螻蛄，王不留行，皂角刺，刺蝟皮。

【應用】苗醫：旭嘎幟（空）內，維象樣丟象；久溜（空），休（空）凱納。中醫：清利濕熱，活血化瘀，利尿通淋。用於濕熱瘀阻所致的小便不利，淋漓澀痛，以及前列腺炎，前列腺增生見上述症候者。

【用法】飯前服，6粒／次，tid，20d為1療程。

【禁忌】孕婦忌服。

【規格】0.4g×54粒／瓶。

野菊花栓

【成分】野菊花。

【應用】抗菌消炎。用於前列腺炎、慢性盆腔炎等疾病。

【用法】肛門給藥。1粒／次，qd～bid。

【規格】2.4g×15。

泌尿寧顆粒

【成分】柴胡、黃柏、萹蓄、桑寄生、續斷、茼麻子、白芷、五味子、甘草。

【應用】清熱通淋，利尿止痛，補腎固本。用於熱淋，小便赤澀熱痛及泌尿系感染。

【用法】開水沖服，12g／次，tid，小兒酌減。

【規格】12g×9袋／盒。

五、乳腺疾病用藥

乳核散結片

【成分】淫羊藿、鹿銜草、黃芪、山慈菇、柴胡、當歸、海藻、漏蘆等。

【應用】舒肝解鬱，軟堅散結，調理沖任。用於乳絡阻塞，結聚成核所致乳房脹痛、增大、溫熱、堅實感覺，並有包塊等。

【用法】po，4片／次，tid，連續服用30～45日為1療程。

乳疾寧顆粒

【成分】香附（醋灸）、柴胡、青皮、丹參、赤芍、雞血

藤、菟絲子、王不留行（炒）、牡蠣、海藻、昆布、淫羊藿。

【應用】舒肝解鬱，散結消腫。用於乳腺增生症，屬肝氣鬱結，痰瘀阻滯證候者，症見乳腺腫塊，脹滿疼痛。

【用法】開水沖服，1 次 1～2 袋，tid。

【注意】孕婦忌服。

【規格】15g／袋。

乳寧顆粒

【成分】柴胡、當歸、香附、丹參等 12 味。

【應用】疏肝養血，理氣解鬱。用於兩脇脹痛，乳房結節壓痛，經前乳房疼痛，月經不調，乳腺增生。

【用法】開水沖服，1 次 1 袋，tid；20d 為 1 個療程。

【規格】15g × 6 袋／盒。

小金丸

【成分】麝香、木鱉子（去殼去油）、製草烏、楓香脂、乳香（製）、沒藥（製）、五靈脂（醋炒）、當歸（酒炒）、地龍、香墨。

【應用】散結消腫，化瘀止痛。用於痰氣凝滯所致的瘰癧、瘿瘤、乳癖，症見肌膚開肌膚下腫塊一處或骨及骨關節腫大、皮色不變、腫硬作痛。

【用法】po。1.2～3g／次，bid，小兒酌減。

【注意】孕婦禁用；過敏體質者禁用。

【規格】每袋裝 0.6g×12 粒／盒。

生乳靈

【成分】當歸、地黃、玄參、穿山甲（砂燙醋淬）、黨參、

炙黃芪、知母、麥冬。

【應用】滋補氣血，通絡下乳。用於氣血不足，乳絡阻滯引起的乳汁短少。

【用法】po，100ml／次，bid。

【規格】100ml。

散結乳癖貼膏

【成分】莪朮、薑黃、急性子、天葵子、木鱉子、白芷。

【應用】行氣活血，散結消腫。用於乳腺囊性增生病屬中醫氣滯血瘀症，症見乳房內腫塊，伴乳房疼痛、多為脹痛，竄痛或刺痛，胸肋脹滿，隨月經週期及情緒變化而增減，舌質暗紅或有瘀斑，脈弦或弦澀。

【用法】外用。先將皮膚患處洗淨拭乾，然後將貼膏上襯紙揭去，將藥芯對準患處貼上。每日 1 次，每次 1 貼。可連續貼敷 28d。

【注意】本品含有毒性成分，請在醫生指導下使用。使用過程中，局部皮膚過敏症狀明顯者，宜停止使用。本品宜置於兒童不能接觸的地方。

【規格】5g×3 支。

乳腺增生口服液

【成分】夏枯草、青皮、香附、鬱金、浙貝母、白芍、當歸、川芎、沒藥（醋製）、茯苓、漏蘆。

【應用】散結化痰，行氣通絡。用於肝鬱痰凝淤滯所致的乳腺增生病。

【用法】po，1 次 1 支，bid，服時搖均。

【注意】本品無哺乳期用藥研究資料，哺乳期婦女慎用。

【規格】20ml × 10 支。

乳癖消片

【成分】鹿角、蒲公英、昆布、夏枯草、雞血藤、三七、赤芍、海藻、漏蘆、木香、玄參、牡丹皮等 15 味。

【應用】軟堅散結，活血消痛，清熱解毒。用於痰熱互結所致的乳癖、乳癰，症見乳房結節、數目不等、大小形態不一、質地柔軟，或產後乳房結塊、紅熱疼痛；乳腺增生、乳腺炎早期見上述症候者。

【用法】po，3 片／次，tid。

【注意】孕婦慎服。

【規格】0.67g × 36。

乳核內消液

【成分】浙貝母，當歸，赤芍，漏蘆，茜草，香附，柴胡，橘核，夏枯草，絲瓜絡，鬱金，甘草。

【應用】疏肝活血，軟堅散結。用於經期乳脹痛有塊，月經不調或量少色紫成塊及乳腺增生。

【用法】po，10ml／次，bid，服時搖勻。

【注意】乳塊堅硬，經後無變化及月經量多，面白脈弱者慎用。

【規格】10ml × 6。

六、止血藥及其他

雲南白藥膠囊

【成分】保密處方。

【應用】止血癒傷、活血化瘀、消腫止痛、排膿去毒。用

於各種內外出血、紅腫毒瘡、跌打損傷、婦科血症。

【用法】內服，0.25～0.5g／次，qid；較重損傷者，可先用酒送服1粒保險子，輕傷則勿服。外傷則在內服同時，可用酒調敷患處。

【規格】0.25g×16粒裝附保險子1粒。

雲南紅藥膠囊

【成分】三七、重樓、製黃草烏、紫金龍、玉葡萄根、滑葉跌打、大麻藥、金鐵鎖、西南黃芩、石菖蒲。

【應用】止血鎮痛，活血散瘀，袪風除濕。用於胃潰瘍出血，支氣管擴張咯血，功能性子宮出血，月經過多，眼底出血，眼結膜出血，鼻衄，痔瘡出血，軟組織挫傷，風濕性關節炎，風濕性腰腿痛等。

【用法】po，2～3粒／次，tid。

【注意】服後1d內，忌食蠶豆、蕎、酸冷及魚類，孕婦忌服，血小板減少性紫癜及血液病引起的出血性疾病禁用。

【規格】0.25g×24粒／盒。

痛血康膠囊

【成分】重樓、草烏、金鐵鎖、化血丹等。

【應用】止血鎮痛，活血化瘀。用於跌打損傷，外傷出血，以及胃、十二指腸潰瘍、炎症引起的輕度出血。

【用法】①內服：1次0.2g，tid，兒童酌減。②外用：跌打損傷者取內容物適量，用75%乙醇調敷患處，每日1次。創作出血者取藥粉適量，直接撒患處。有條件情況下，先清洗創面後再用。凡跌打損傷疼痛難忍時，可先服保險子膠囊1粒。

【注意】心、肝、腎功能有嚴重損傷者，不可內服。服藥

期間忌食蠶豆、魚類及酸冷食物；在醫生指導下內服。

【規格】0.2g × 12 粒／板，另附保險子 1 粒。

季德勝蛇藥片（南通蛇藥片）

【成分】七葉一枝花、半枝蓮、蜈蚣等。

【應用】清熱解毒，消腫止痛。用於各種毒蛇咬傷、毒蟲螫傷。

【用法】被毒蛇咬傷後立即 po，首次 5～20 片，先將藥片捻碎，加 30ml 燒酒與等量溫開水送服，以後每 6h 服 5～10 片，至症狀明顯消失為止。若患者出現神志不清、牙關緊閉、頸項強直、呼吸困難及心力衰竭等危重症狀時，每次內服劑量可增加 10～20 片，並適當縮短服藥間隔時間，不能 po 者，可鼻飼給藥。外用，用溫開水調和，塗於傷口周圍約 1.5cm 處。被毒蟲咬傷後一般不需要內服，外用即可消腫止痛。

【規格】0.3g。

元胡止痛膠囊

【成分】延胡索（醋製）、白芷。

【應用】理氣，活血，止痛。用於氣滯血瘀的胃痛、脅痛、頭痛、痛經和胸痹等。

【用法】po，4～6 粒／次，tid。

【規格】0.3g。

腫痛安膠囊

【成分】三七、天麻、僵蠶、白附子（製）、防風、羌活、天南星（製）、白芷。

【應用】祛風化痰，行瘀散結，消腫定痛。用於風痰瘀阻

引起的牙痛、咽喉腫痛、口腔潰瘍,及風痰瘀血阻絡引起的痹病,症見關節腫脹疼痛、筋脈拘攣、屈伸不利;用於破傷風的輔助治療。

【用法】po,2粒/次,tid,小兒酌減。外用,用鹽水清潔創面,將膠囊內的藥粉撒於患處,或用香油調敷。

【注意】孕婦慎用。

第三章　婦科用藥

青柏潔身洗液

【成分】苦參,黃連,蛇床子,黃柏,花椒,黃芪,何首烏,地膚子,大青葉,赤勺,當歸。

【應用】清熱解毒,燥濕殺蟲,止癢。適用於濕熱下注型外陰瘙癢,外陰濕疹,及滴蟲性、霍菌性陰道炎。

【用法】外用,外陰瘙癢、外陰濕疹:1次10ml,bid,塗於陰部患處,15min後沖淨,或加10倍量溫開水洗浴陰部;陰道炎:1次10ml,加10倍溫開水稀釋後,用陰道沖洗器沖洗陰道,bid。

【注意】孕婦禁用;對本品過敏者禁用。

【規格】200ml。

烏雞婦康糖漿

【成分】烏骨雞、炙黃芪、當歸、續斷、山藥等。

【應用】補氣養血,調經止帶。用於婦女腰膝酸軟,血虛頭暈,崩漏帶下月經不調等症。

【注意】服藥期間如遇感冒、發熱者應暫停服用。

【用法】po,20ml/次,tid。

【規格】60ml × 6 瓶／盒。

婦康寶口服液

【成分】熟地黃、川芎、白芍、艾葉、當歸、甘草、阿膠、輔料為紅糖。

【應用】補血，調經，止血。用於面色萎黃，頭暈乏力，月經後錯，量多色淡，經期延長。

【用法】po，1 支／次，bid。

【注意】孕婦慎用。

【規格】10ml × 12。

保婦康泡沫劑

【成分】莪朮油、冰片。

【應用】行氣破血，生肌，止痛。用於黴菌性陰道炎，宮頸糜爛。

【用法】陰道用藥。qd，睡前使用。具體使用方法應參看藥品使用圖解。

【注意】孕婦禁用；對於宮頸糜爛較為嚴重的患者，用藥後下腹有輕微不適，但不影響使用；偶有極少數患者外陰部對藥中冰片過敏，多數在停藥後自行消失，較為嚴重患者可用紫藥水塗抹過敏部位即可；本品是泡沫劑，應避免曝曬、受熱、敲打、撞擊。

【規格】30g／瓶。

健得膚疾洗劑

【成分】苦參、百部、花椒、雄黃等。

【應用】解毒殺蟲、止癢收斂、活血去瘀。用於治療濕疹、

疥瘡、各種瘙癢性皮膚病。外陰炎、婦女陰癢、帶下等。

【用法】1ml（用水稀釋 100～150 倍）／次，早晚各 1 次。

【規格】100ml。

宮血寧膠囊

【成分】重樓。

【應用】收斂止血。用於婦女崩漏。

【用法】月經期或子宮出血期飯後服用，1～2 粒／次，tid；出血嚴重時，3～4 粒／次，qid。

【注意】胃腸道疾病患者慎用或減少服量；孕婦忌服。

【規格】130mg × 18。

小金丸

見第十九篇中成藥，第二章外科用藥（乳腺疾病用藥）。

加味生化顆粒

【成分】當歸、桃仁、川芎、炮薑、益母草、赤芍、艾葉、阿膠等。

【應用】活血化瘀，溫經止痛。用於瘀血所致產後腹痛、惡露不絕、產後關節疼痛以及崩漏。

【用法】po，1 袋／次，tid。

【規格】15g×10。

少腹逐瘀膠囊

【成分】當歸、蒲黃、五靈脂（醋炒）、赤芍、小茴香（鹽炒）、延胡索（醋製）、沒藥（炒）、川芎等。

【應用】活血逐瘀，祛寒止痛。用於血瘀有寒引起的月經

不調、小腹脹痛、腰痛、白帶。

【用法】用溫黃酒或溫開水送服，3 粒／次，bid～tid，經前服用。

【注意】孕婦忌服；忌食寒涼。

【規格】0.45g／粒。

八珍顆粒（無糖型）

【成分】黨參、當歸、川芎、熟地等 8 味中藥。

【應用】被氣益血。提高機體免疫力，用於手術前後支持治療；腫瘤病人放化療輔助治療；婦女月經不調，月經過多，閉經及產後併發症；食慾不振，面黃，乏力，失眠，耳鳴，貧血及中風等症及氣血兩虛引起的其他症狀。

【用法】po，3.5g／次，bid。

【規格】3.5g×8 袋／盒。

逍遙丸

【成分】柴胡、當歸、白芍、白朮（炒）、茯苓、甘草（蜜炙）、薄荷、生薑。

【應用】疏肝健脾，養血調經。用於肝氣不舒、胸脇脹痛、頭暈目眩、食慾減退、月經不調。

【用法】po，6～9g／次，qd～bid。

【注意】應保持情志舒暢；孕婦忌服；忌生冷、油膩、辛辣。

【規格】60g／瓶。

桂枝茯苓膠囊

【成分】桂枝、茯苓、牡丹皮、桃仁。

【應用】活血化瘀，緩消症塊。用於血瘀所致下腹宿有症塊，月經量多或漏下不止，血色紫暗，多血塊，小腹隱痛或腹痛拒按，舌暗有瘀斑，脈澀或細。

【用法】po，3 粒／次，tid。飯後服。經期停服。療程 3 個月。

【注意】偶見用藥後胃脘不適，隱痛，停藥後可消失。妊娠者忌服。

【規格】0.31g × 100 粒／盒。

宮瘤清膠囊

【成分】熟大黃、土鱉蟲、水蛭。

【應用】活血逐瘀，消徵破積，養血清熱。用於血瘀內停所致的小腹脹痛，經色紫暗有塊，以及子宮壁間肌瘤及漿膜下肌瘤見上述症狀者。

【用法】po，1 次 3 粒，tid。

【注意】經期停服，孕婦禁服。

【規格】0.37g × 24。

阿娜爾婦潔液

【成分】石榴片、苦豆子、蛇床子、沒食子、珊瑚、花椒、冰片。

【應用】清熱燥濕，止癢。用於各種細菌性、黴菌性、滴蟲性外陰炎、陰道炎所致婦女陰部瘙癢、紅腫、白帶過多。

【用法】外用。陰道炎：用溫開水稀釋成 10%的深液緩慢沖洗陰道，每次約 5min，重症可加大濃度；外陰瘙癢、外陰炎：用溫開水稀釋成 30%的溶液坐浴或濕敷，每次 5～10min，重症患者可用原藥液塗擦外陰；qd～bid。

【規格】150ml／瓶。

丹黃祛瘀膠囊

【成分】丹參、黃芪、土茯苓、當歸、雞血藤、三棱、莪朮、延胡索、土鱉蟲、苦參、川楝子、敗醬草等 20 味。

【應用】活血止痛，軟堅散結。用於氣虛血瘀，痰濕凝滯引起的慢性盆腔炎，症見白帶增多者。

【用法】po，2～4 粒／次，bid～tid。

【禁忌】孕婦忌服。

【規格】0.4g × 24。

婦樂膠囊

【成分】忍冬藤、大血藤、甘草、大青葉、蒲公英等。

【應用】清熱涼血，除濕止痛。用於盆腔炎濕熱蘊結症引起的帶下腹痛。

【注意】孕婦慎服。

【規格】0.5g × 36 粒。

婦科千金膠囊

【成分】千斤拔、金櫻根、穿心蓮、功勞木、單面針、當歸、雞血藤等。

【應用】清熱除濕，補益氣血。用於帶下病，濕熱下注，氣血不足證。盆腔炎、子宮內膜炎見上述證候者。

【用法】po，2 粒／次，tid。

【注意】孕婦禁用。忌食辛辣。

【規格】0.4g × 24。

宮寧顆粒

【成分】由茜草、蒲黃、三七等 11 味。

【應用】化瘀清熱、固沖止血。用於經量多，或經期延長，經色紫黯或紫紅，質稠，挾有血塊，小腹疼痛，血塊排出則疼痛減輕，或口渴心煩，或面色無華，或神疲乏力，舌質黯紅，或舌邊尖有瘀斑、舌苔薄黃或薄白而乾，脈沉澀或數等。

【用法】溫開水沖服。1 袋／次，tid，連服 7d。

【規格】10g×6 袋。

紅金消結膠囊

【成分】金蕎麥、五香血藤、大紅袍、柴胡、三七、香附、八角蓮、鼠婦蟲、黑螞蟻、雞矢藤。

【應用】彝醫：補知凱棻諾，且凱色土，哈息黑。中醫：舒肝理氣，軟堅散結，活血化瘀，消腫止痛。用於氣滯血瘀所致乳腺小葉增生，子宮肌瘤、卵巢囊腫。

【用法】po；4 粒／次，tid。

【注意】服藥治療期間忌食酸、冷及刺激性食物。

【規格】0.4g×36，60 粒／盒。

黃藤素片

【成分】黃藤素（鹽酸棕櫚鹼）。

【應用】清熱解毒。用於婦科炎症，菌痢，腸炎，呼吸道及泌尿道感染，外科感染，眼結膜炎。

【用法】po，2～4 片／次，tid。

【禁忌】孕婦禁用。

【規格】0.1g。

潔爾陰泡騰片

【成分】蛇床子、艾葉、獨活、石菖蒲、蒼朮、薄荷、黃柏、黃芩、苦參、地膚子、茵陳、土荊皮、梔子、金銀花。

【應用】清熱燥濕，殺蟲止癢。用於婦女濕熱帶下，症見陰部瘙癢紅腫，帶下量多、色黃或如豆渣狀，口苦口乾，尿黃便結；黴菌性、滴蟲性及非特異性陰道炎見上述症候者。

【用法】先沖洗患部後，洗淨手及外陰部，取平臥位或適當體位，戴上消毒指套用手或送藥器將藥片送至陰道深部後穹窿處。每晚 1 片，嚴重者可早、晚各放 1 片。7d 為 1 療程。

【禁忌】經期、孕期婦女禁用。

【規格】0.3g × 14。

潔爾陰洗液

見主要作用於生殖系統的藥物（抗早產藥）。

複方沙棘籽油栓

【成分】沙棘籽油、蛇床子、乳香、沒藥、苦參、爐甘石、冰片。

【應用】清熱燥濕、消腫止痛、殺蟲止癢、活血生肌。用於濕熱下注所致的宮頸糜爛。症見：帶下量多、色黃或黃白，血性白帶或性交後出血，外陰瘙癢、腫痛，腰腹垂脹等。

【用法】陰道用藥。月經乾淨後開始用藥。洗淨外陰部，將栓劑塞入陰道深處。每晚 1 粒，每日或隔日一次，6 次為一療程。

【注意】偶見外陰皮膚瘙癢，伴有丘疹或局部發紅，一般停藥後可消失。孕婦慎用。

【規格】2.7g × 6 粒。

金剛藤膠囊

【成分】金剛藤。

【應用】清熱解毒，消腫散結。用於附件炎和附件炎性包塊。

【用法】po，4粒／次，tid，2週為1療程。

【規格】0.5g × 24。

坤復康膠囊

【成分】赤芍、苦參、香附、豬苓、女貞子、南劉寄奴、烏藥、粉萆薢、萹蓄。

【應用】活血化瘀，清利濕熱。用於氣滯血瘀，濕熱蘊結之盆腔炎，症見帶下量多，下腹疼痛等症。

【用法】po，3～4粒／次，tid。

【規格】0.38g。

坤寧顆粒

【成分】益母草、當歸、赤芍、丹參、鬱金、牛膝、枳殼、木香等。

【應用】活血行氣，止血調經。用於氣滯所致婦女月經過多，經期延長。

【用法】經期或陰道出血期間服用。po，15g／次，tid。

【注意】無明顯不良反應，急性大出血患者慎用。

【規格】15g × 6袋。

益母草膏

【成分】益母草。輔料為紅糖。

【應用】活血調經。用於月經量少、產後腹痛。

【用法】po，10g／次，qd～bid。

【注意】孕婦禁用。

【規格】10g×20 瓶。

益母草膠囊

【成分】益母草。

【應用】活血調經。用於月經量少，產後腹痛。

【用法】po，3～6 粒／次，tid。

【注意】孕婦禁用。

【規格】0.35g×36 粒。

鮮益母草膠囊

【成分】鮮益母草。

【應用】調理月經，子宮收縮藥。用於月經不調及產後子宮出血，子宮復原不全等。

【用法】po，2～4 粒／次，tid。

【注意】孕婦忌服。

【規格】0.4g×12 粒／盒。

婦科白帶片

【成分】車前子（炒）、白芍（炒）、蒼朮、白朮、荊芥、山藥、陳皮、黨參、柴胡、甘草。

【應用】健脾舒肝、除濕止帶、用於脾虛濕盛、白帶連綿、腰腿酸痛，臨床上治療盆腔炎、宮頸炎、帶下過多、貧血等症。

【用法】po，1 次 4～5 片，bid，4 週為 1 療程。

【注意】孕婦慎服。

【規格】0.36g × 36。

致康膠囊

【成分】三七、乳香、鹿角膠、珍珠、沒藥、血竭等十四味中藥。

【應用】祛腐、生新、止血、解毒、止痛、益氣。用於消化道出血、胃及十二指腸潰瘍、潰瘍性結腸炎；軟組織創傷出血、瘀血、潰瘍褥瘡；產後出血、功能性子宮出血、陰道炎、宮頸糜爛；骨髓炎、開放性骨折繼發感染；咯血、血尿、痔瘡及出血、鼻衄、齒齦出血、紫癜；燒傷繼發感染。

【用法】po，成人，2～4粒／次，tid，嚴重者6粒／次，1d3～4次。兒童酌減。

【注意】偶有食慾減退。孕婦慎服。

【規格】400mg × 20粒／盒。

第四章　小兒科用藥

嬰兒健脾散（嬰兒素）

【成分】白扁豆（炒），白朮（炒），山藥，雞內金（炒），木香（炒），川貝母，牛黃，碳酸氫鈉。

【應用】健脾，消食，止瀉，用於消化不良，乳食不進，腹脹，大便次數增多。

【用法】po，1～3歲1次1～2袋（0.5g／袋），周歲以內1次半袋，bid。

【注意】忌生冷，辛辣食物，用於大便次數增多，糞質稀氣臭，含有未消化之物，乳食少進的嬰兒。

【規格】0.5g × 10袋／盒。

寶兒康散

【成分】太子參,茯苓,北沙參,芡實,蓮子,山楂,薏苡仁,白朮(炒),石菖蒲,山藥,白扁豆(炒),陳皮等 14 味。

【應用】補氣健脾,開胃消食,滲濕,止瀉。用於小兒脾胃虛弱,消化不良,食慾不振,大便異常,精神困倦,睡眠不安,夜驚,夜啼等症。

【用法】開水沖服,周歲小兒 1 次 0.25g,2～3 歲 1 次 0.5g,4～6 歲 1g／次,bid。

【規格】1g／瓶。

保嬰丹

【成分】竹黃、羌蟲、枯硼、牛黃、蟬退、梅片、川貝、金礞石、勾藤、珍珠、薄荷、鬱金、天麻、重樓根、全蟲、防風、琥珀、羌等等。

【應用】睡眠不寧,腸胃不適,不思飲食,氣咳痰多,傷風感冒,胃氣過多,痾嘔吐乳及夜啼驚跳。

【用法】初生～1 個月內嬰兒:qd,每次半樽。1 個月～兩歲嬰兒:qd,每次 1 樽。兩歲或以上小孩小童:qd,每次兩樽,可連服多日。如作保健用途,可每星期服用 1 次,服量如上。以溫水調服。

【規格】0.33g × 6 瓶。

兒康寧糖漿

【成分】黨參,黃芪,茯苓,山藥,製何首烏等。

【應用】益氣健脾,和中開胃。用於兒童身體瘦弱,消化不良,食慾不佳。

【用法】po,10ml／次,tid,20～30d 為 1 療程。

【規格】10ml／支；150ml／瓶。

四磨湯口服液

【成分】木香、枳殼、烏藥、檳榔等。

【應用】用於小兒乳食內滯、腹脹，腹痛，啼哭不安，厭食納差，大便秘結，中老年人消化不良，腕腹脹滿，腹痛，便秘，腹部手術後、產後促進腸蠕動功能恢復。

【用法】po，成人 1 次 20ml，tid，療程 1 週；新生兒 1 次 3～5ml，tid，療程 2d；幼兒 1 次 10ml，tid，療程 3～5d。

【注意】觀察期間，實驗組與藥物對照組未見明顯不良反應，提示四磨湯 po 液無明顯毒副作用，使用安全。

【規格】10ml／支。

金振口服液

【成分】羚羊角、平貝母、大黃等。

【應用】本品具有清熱解毒，祛痰止咳的功能。用於小兒急性支氣管炎符合痰熱咳嗽者，表現為發熱、咳嗽、咳吐黃痰、咳吐不爽、舌質紅、苔黃膩等。

【注意】偶見用藥後便溏，停藥後即可復常，風寒咳嗽或體虛久咳者忌服，請在醫生指導下使用。

【規格】10ml × 6 支。

槐杞黃顆粒（還爾金）

【成分】槐耳菌質、枸杞、黃精。

【應用】益氣養陰。適用於氣陰兩虛引起的兒童體質虛弱、反復感冒或老年人病後體虛、頭暈、神疲乏力，口乾氣短，心悸，易出汗，食慾不振，大便秘結，舌紅少苔，脈細等症。

【用法】開水沖服。成人每次 1〜2 袋，bid；兒童：1〜3 周歲 1 次半袋，bid，3〜12 周歲 1 次 1 袋，bid。

【注意】偶見輕微腹瀉。

【注意】糖尿病患者慎用。

【規格】10g × 6 袋。

健脾生血顆粒

【成分】黃芪、黨參、茯苓、白朮（炒）、雞內金（炒）、麥冬、硫酸亞鐵、維生素 C 等。

【應用】健脾和胃，養血安神，補血造血。用於缺鐵性貧血、面黃、食慾不振、腹脹、大便不調、睡眠不佳、心神不定、煩燥多汗等。

【用法】飯後開水沖服，1 次 21g，1 歲以內小兒 1 次 3.5g，1〜3 歲 1 次 7g，3〜5 歲 1 次 10.5g，5〜12 歲 1 次 14g，tid，4 週為 1 療程。

【規格】7g / 袋。

龍牡壯骨顆粒

【成分】龍骨、牡蠣、龜甲、黨參、茯苓、白朮、黃芪、山藥等。

【應用】強筋壯骨，和胃健脾。用於營養不良性佝僂病、軟骨病，以及多汗、夜啼、夜驚及食慾不振，消化不良、發育遲緩等。

【用法】開水沖服，2 歲以下 1 次 5g，2〜7 歲 1 次 7g，7 歲以上 1 次 10g，tid。

【注意】感冒發熱時忌服；沖服時有微量不溶物，須攪勻服下；無須另服用維生素 D 類藥物。

【規格】5g／袋。

小兒肺熱咳喘口服液

【成分】麻黃、苦杏仁、石膏、甘草、金銀花等 11 味。

【應用】清熱解毒，宣肺化痰。用於熱邪犯於肺衛所致發熱汗出，微惡風寒，咳嗽，痰黃，或兼喘息，口乾而渴等症。

【用法】po，1～3 歲：10ml／次，tid；4～7 歲：10ml／次，qid；8～12 歲：20ml／次，tid。

【注意】大劑量服用，可能有輕度胃腸不適反應。

【規格】10ml×6 支／盒。

小兒百部止咳糖漿

【成分】百部（蜜製）、黃芩、桑白皮、知母、麥冬、桔梗、苦杏仁。

【應用】清肺、止咳、化痰。用於小兒肺熱咳嗽，百日咳、痰多黃稠。

【用法】po，2 歲以上 1 次 10 ml，2 歲以下 1 次 5ml，tid。

【規格】100ml／瓶。

第五章　皮膚科用藥

皮炎平軟膏

【成分】醋酸地塞米松、薄荷腦、樟腦。

【應用】具有消炎、止癢、抗過敏作用。用於各型濕疹、皮炎、瘙癢症等皮膚疾病。

【用法】外用。塗於患處，2～3 次／d；病情較重或慢性炎症患者，5～8 次／d。

【注意】孕婦及哺乳期婦女用藥應權衡利弊後慎用；孕婦不能長期大面積或大量使用。

【規格】20g。

防風通聖丸

【成分】防風、荊芥穗、薄荷、麻黃、大黃、芒硝、梔子、滑石等。

【應用】解表通裏，清熱解毒。用於外寒內熱、表裏俱實、惡寒壯熱、頭痛咽乾、小便短赤、大便秘結、瘰癧初起、風疹濕瘡。

【注意】孕婦慎用。

【用法】po，6g／次，bid。

【規格】6g×10袋／盒。

烏蛇止癢丸

【成分】烏梢蛇、蛇床子、牛黃、當歸、牡丹皮、苦參、防風、蒼朮等。

【應用】養血袪風，化濕止癢。用於陰血不足兼外風侵襲所致皮膚瘙癢症、蕁麻疹、婦女陰癢等瘙癢性疾病。

【用法】溫開水送服，2.5g／次，tid。

【注意】過敏體質者慎用。

【規格】30g／瓶。

足光粉

【成分】水楊酸、苯甲酸、硼酸、苦參乾浸膏。

【應用】皮膚外用藥。有抗真菌、止癢、斂汗作用。用於各型手足癬。

　　【用法】外用，每袋藥粉加沸水 500～750ml，攪拌，溶解放溫，趁熱浸泡患處 20～30min，qd，1 次 1 袋。視患處輕重，可浸泡 1～3 次。

　　【注意】專供外用，嚴禁 po；療後表皮可能出現自然脫落；浸泡後將足直接擦乾，勿再以水清洗；本品在放置過程中，可能有結塊，但不影響療效；皮膚破損者，請在醫生指導下使用。

　　【規格】16g×2 袋／盒。

膚疾洗劑

見第十九篇中成藥，第三章婦科用藥。

冰黃膚樂軟膏

　　【成分】大黃、薑黃、硫黃、黃芩、甘草、冰片、薄荷腦。

　　【應用】清熱燥濕，活血祛風，止癢消炎。用於濕熱蘊結或血熱風燥引起的皮膚瘙癢；神經性皮炎、溫疹、足癬及銀屑病等瘙癢性皮膚病見上述症候者。

　　【用法】外用，塗搽患處。tid。

　　【注意】治療期間忌酒等辛辣發物。

　　【規格】15g。

珍石燒傷膏

　　【成分】石膏（煆）、爐甘石（煆）、南寒水石、花蕊石、海螵蛸、沒藥（炒）、乳香（炒）、珍珠等。

　　【應用】清熱止痛，活血生肌。用於面積不超過 10％的淺、深燒傷。

　　【用法】創面以無菌生理鹽水清潔，清創後將藥物均勻塗

於無菌紗布上，塗藥厚 1～2mm，敷於創面，包紮固定，隔日換藥 1 次。

【注意】治療期間忌食辛辣食品，如酒，辣椒等；病情重者，應在醫生指導下，配合其他治療；新鮮創面水疱完整者，將水疱剪破使疱液流出，或用無菌注射器將疱液抽出，保持疱壁的完整。

【規格】50g。

羌月乳膏

【成分】月見草油、羌活提取物。輔料為維生素 E、硬脂酸、凡士林、羊毛脂、甘油、三乙醇胺。

【應用】袪風、除濕、止癢、消腫。適用於亞急性濕疹、慢性濕疹。

【用法】外用，塗於患處，bid～tid。

【注意】對本品過敏者禁用。避免接觸眼睛。皮損處有糜爛、滲液者不宜使用。

【規格】10g。

奇正青鵬膏

【成分】鐵棒槌、麝香、棘豆、亞大黃、訶子（去核）、毛訶子、餘甘子、安息香、寬筋藤。

【應用】止痛消腫。用於痛風、濕痹、「岡巴」、「黃水」病等引起的腫痛發燒，疱疹，瘟癘發燒等。

【用法】取本品適量塗於患處，bid。

【注意】請勿口服，放在兒童觸及不到之處；破損皮膚禁用；孕婦禁用。

【規格】20g。

膚痔清軟膏

【成分】金果欖、土大黃、苦參、黃柏、野菊花、紫花地丁、朱砂根、雪膽、重樓、黃藥子、薑黃、地榆等 15 味。

【應用】苗醫：旭嘎凱杳，樣丟象泱安，滌內擋怯卡。陡：嘎久槓工漿點羌、羅歐、崗淹、陰高坳。中醫：清熱解毒，化瘀消腫，除濕止癢。用於濕熱蘊結所致手足癬、體癬、股癬、浸淫瘡、內痔、外痔、腫痛出血、帶下病。

【用法】外用。先用溫開水洗淨患處，取本品適量直接塗擦於患處或注入患處。輕症每日 1 次，重症早晚各 1 次。

【注意】塗藥皮膚出現小疹或稍紅腫。

【禁忌】本品過敏者禁用，孕婦禁用。

【規格】10g, 15g, 20g, 35g。

老鸛草軟膏

【成分】老鸛草。

【應用】除濕解毒，收斂生肌。用於濕毒蘊結所致的濕疹、癰、疔、瘡、癤 及小面積水，火燙傷。

【用法】外用，塗敷患處，qd。

複方青黛膠囊

【成分】青黛、土茯苓、紫草、白芷、丹參等。

【應用】清熱解毒、化瘀消斑、驅風止癢。用於尋常型銀屑病進行期屬血熱夾瘀、血瘀風燥或熱毒熾盛證。

【用法】po，4 粒／次，tid。

【規格】0.5g × 48 粒／盒。

鬱金銀屑片

【成分】鬱金、莪朮、紅花、香附、大黃、秦艽等。

【應用】疏通氣血、軟堅消積、清熱燥濕、殺菌解毒。用於銀屑病（牛皮癬）、胃癌等。

【用法】po，3～6片／次，bid～tid。

【規格】0.24g × 120片／瓶。

生髮靈片

【成分】天冬、木瓜等。

【應用】滋陰補腎。用於斑禿、脂溢性禿髮及放化療引起的脫髮。

【用法】po，4～6片／次，tid。

【規格】100片／瓶。

生爾髮糖漿

【成分】熟地黃、製何首烏、菟絲子、赤芍、當歸、黃芪、桑椹子、女貞子、墨旱蓮、五味子（醋製）。

【應用】滋補肝腎、補氣養血。用於肝腎不足，氣血虧虛所致的各種脫髮。

【用法】po，30～40ml／次，tid。

【規格】120ml × 2瓶／盒。

第六章　眼、耳、鼻、喉用藥

一、眼科用藥

石斛夜光丸

【成分】石斛、人參、山藥、茯苓、水牛角濃縮粉、羚羊角、熟地黃、枸杞子等。

【應用】滋陰補腎，清肝明目。用於肝腎兩虧、滋陰火旺、內障目暗、視物昏花。

【用法】po，水蜜丸 1 次 6g。

【注意】孕婦忌服；忌辛辣。

【規格】30g。

杞菊地黃丸

見第十九篇中成藥，第一章內科用藥（補益藥）。

金花明目丸

【成分】熟地黃、菟絲子、五味子、枸杞子、黃芪、黨參、決明子、黃精、金蕎麥、山楂、升麻等 17 味。

【應用】補肝，益腎，明目。用於老年性白內障早、中期屬肝腎不足、陰血虧虛證，症見視物模糊、頭暈、耳鳴、腰膝酸軟等。

【用法】po，4g／次，tid，飯後服用。1 個月為 1 療程，連續服用 3 個療程。

【規格】每袋裝 4g。

復明片

【成分】羚羊角、蒺藜、木賊、菊花、車前子、夏枯草、決明子、人參、山茱萸（製）、石斛、枸杞子、菟絲子、女貞子、石決明、黃連、穀精草、關木通、熟地黃、山藥、澤瀉、茯苓、牧丹皮、地黃、檳榔。

【應用】滋腎養肝、益精明目、疏風良翳、清熱利濕。用於清光眼、初、中期白內障，視神經萎縮及視網膜功能低下等。

【用法】po，5片／次，tid，每療程30天。

【規格】0.3g×90片／瓶。

二、耳、鼻科用藥

鼻炎片

【成分】蒼耳子、辛夷、防風、連翹、野菊花、五味子、桔梗、白芷等。

【應用】祛風宣肺，清熱解毒。用於風熱所致急慢性鼻炎。

【用法】po，3～4片／次，tid，小兒酌減。

【規格】0.3g×24片／盒。

辛芩顆粒

【成分】細辛、黃芩、黃芪、白朮、防風、荊芥、蒼耳子、白芷等。

【應用】清熱通竅，散風止痛。用於肺竅被鬱，肺熱不宣所致鼻塞、鼻流黃涕、頭痛等。

【用法】飯後開水沖服，5g／次，tid，小兒酌減，20日為1療程。

【規格】5g×9袋。

鼻淵舒口服液

【成分】辛夷、蒼耳子、黃芪、白芷、柴胡等。

【應用】清熱解毒，疏風排膿，通利鼻竅。用於風熱邪毒犯肺所致急慢性鼻竇炎、慢性鼻炎，鼻塞頭痛，鼻流濁涕，嗅覺減退等。

【用法】溫開水送服，10ml／次，bid～tid。

【規格】10ml×6支／盒。

鼻竇炎口服液

【成分】辛夷、蒼耳子、柴胡、龍膽草等。

【應用】通利鼻竅。用於鼻塞不通。流黃稠滋，急慢性鼻炎，副鼻竇炎。

【用法】po，1支／次，tid，1療程20d。

【規格】10ml×6支／盒。

蒼耳子鼻炎膠囊

【成分】蒼耳子浸膏粉、白芷浸膏粉、辛夷花揮發油、辛夷花浸膏粉、石膏浸膏粉、冰片、薄荷腦、黃芩浸膏粉。

【應用】疏風，清肺熱，通鼻竅，止頭痛。用於風熱型鼻炎，包括過敏性鼻炎，急、慢性鼻炎，鼻竇炎。

【用法】po，2粒／次，tid。

【注意】宜飯後服用，胃腸虛寒者慎用。

【規格】0.4g×24。

鼻咽清毒沖劑

【成分】野菊花、蒼耳子、七葉一支花、蛇泡勒、兩面針、夏枯草、龍膽、常參等。

【應用】清熱解毒、消炎散結。用於鼻咽部慢性炎症，咽喉腫痛及鼻咽癌放射治療後分泌物增多。

【用法】po，2 袋／次，qd～bid，1 療程 15～30d。

【規格】10g × 24 袋／盒。

香菊顆粒

【成分】化香樹果序、夏枯草、黃芪、防風等。

【應用】辛散祛風、清熱通竅。用於治療急慢性鼻寶炎、鼻炎、屢女性感冒等。

【用法】po，3～6g／次，3 次／d。

【規格】3g×12 袋／盒。

鼻咽靈片

【成分】山豆根、麥冬、豐枝蓮、玄參、石上柏、貴參、白花蛇、舌草。

【應用】清熱解毒、軟堅散結，益氣養陰。用於胸膈風熱，痰火鬱結，熱毒上攻，耗氣傷津之證。其症狀常見口乾，咽痛，咽喉乾燥灼熱，聲嘶頭痛，鼻塞，流膿涕或涕中帶血。也用於治療急慢性咽喉炎、口腔炎、鼻咽炎及鼻咽癌放療、化療輔助治療。

【用法】po，5 片／次，tid。

【規格】45 片／瓶。

耳聾左慈丸

【成分】磁石（煅）、熟地黃、山茱萸（製）、牡丹皮、山藥、茯苓、澤瀉、竹葉柴胡。

【應用】滋腎平肝。用於肝腎陰虛、耳鳴耳聾、頭暈目眩。

【用法】6g／次，bid。

【規格】水蜜丸。

龍膽瀉肝膠囊

【成分】龍膽，梔子（炒），澤瀉，木通，車前子（鹽炒），當歸（酒炒），地黃，柴胡，甘草（密炙），黃芩。

【應用】清肝膽，利濕熱。用於肝火上炎，肝膽濕熱所致的眩暈頭痛，目赤腫痛，耳鳴耳聾，耳道流膿，耳腫疼痛，肋痛口苦，尿赤澀痛，帶下陰癢；高血壓、神經性頭痛、急性黃疸性肝炎、急性膽囊炎、帶狀疱疹、急性膀胱炎、陰道炎、急性結膜炎、神經性耳聾、化膿性中耳炎、外耳道癤腫等見上述症候者。

【用法】po，4 粒／次，tid。

【禁忌】孕婦忌服。

【規格】0.25g。

三、喉科用藥

金嗓開音丸

【成分】金銀花、板藍根、連翹、赤芍、玄參、黃芩。

【應用】疏風清熱、解毒利咽。用於風熱所致咽喉疼痛、聲啞、發熱、口渴等。

【用法】po，6～12g／次。

【注意】忌食辛辣、魚腥發物。

【規格】36g／瓶。

金嗓散結丸

【成分】蒲公英、玄參、馬勃、桃仁、紅花、三棱、莪朮、

木蝴蝶。

【應用】活血化瘀，清熱解毒，利濕化痰。用於熱毒散結，痰瘀交阻所致慢性喉炎、聲帶小結、聲帶息肉、聲帶黏膜增厚、聲音嘶啞、講話費力、經久不癒。

【用法】po，6～12g／次。

【注意】孕婦慎用；注意聲帶休息；禁煙酒，慎肥甘，忌食辛辣、魚腥。

【規格】36g／瓶。

金嗓利咽丸

【成分】法半夏、膽南星、茯苓、厚朴、枳實、砂仁、木蝴蝶、蟬蛻等。

【應用】燥濕化痰、舒肝理氣。用於咽部不適，咽部異物感，聲帶肥厚等屬於痰濕內阻，肝鬱氣滯型者。

【用法】po，6～12 粒／次，bid，1 療程 2 週。

【規格】36g／瓶。

金嗓清音丸

【成分】玄參，麥冬，地黃，丹皮，赤芍，黃芩，川貝母，石斛，僵蠶（麩炒），薄荷，木蝴蝶，甘草等 16 味。

【應用】養陰清肺，化痰利咽。用於陰虛肺熱而致的咽喉腫痛，慢性咽炎，喉炎。

【用法】po，60～120 粒／次，bid。

【規格】1g/10 粒。360 粒／瓶。

健民咽喉片

【成分】玄參、蟬蛻、訶子、桔梗、膨大海、板藍根等。

【應用】清咽利喉、養陰生津、解毒瀉火。用於咽喉腫痛、失音及上呼吸道炎症。

【用法】含服。2片／次，隔 1h1 次。

【規格】0.9g × 16 片／盒。

複方草珊瑚含片

【成分】腫節風浸膏、薄荷腦、薄荷油。

【應用】疏風清熱、消腫止痛。清利咽喉，用於治療外感風熱所致的風熱型急性咽喉炎。

【用法】含服。2片／次，每 2h1 次，6 次 / d。

【規格】0.44g × 48 片／盒。

西瓜霜潤喉片

【成分】西瓜霜、冰片、薄荷腦。

【應用】清音利咽、消腫止痛。用於防治咽喉腫痛，聲音嘶啞，喉痹，喉蛾，口糜，口舌生瘡，牙齦，急慢性咽喉炎，扁桃體炎，口腔潰瘍，口腔炎，牙齦腫痛等上呼吸道及口腔疾病。

【用法】含服。每小時含化 2～4 片。

【規格】0.6g × 24 片／盒。

六神丸

【成分】牛黃、蟾酥、珍珠、冰片、麝香、雄黃。

【應用】清熱解毒，利咽，消腫止痛。用於熱毒引起的咽喉腫痛、爛喉丹痧、單雙乳蛾、喉痹失音、水漿不下、口舌糜爛、腮項腫痛、癰疽瘡癤、小兒急慢驚風、一切無名腫毒。

【用法】將藥放在舌心中間噙化後，徐徐咽下或溫開水送

服，成人 1 次 10 粒，1 歲小兒 1 次 1 粒，2 歲 2 粒，3 歲 3～4 粒，4～8 歲 5～6 粒，9～15 歲 6～8 粒，tid；外敷，取 10 粒用開水或米醋少許溶成糊狀，每日敷搽數次。

【注意】有過敏反應的報導；本品含硫化砷，不宜與酶製劑、亞鐵鹽、亞硝酸鹽（如醃製食品）、硫酸鹽同用；含劇毒藥，需按量服用，不宜多服、久服；孕婦忌服；瘡癤創面化膿潰爛者不可外敷。

【規格】每 100 粒重 0.3g。

甘桔冰梅片

【成分】桔梗、薄荷、烏梅、甘草、冰片等。

【應用】聲帶小結，急慢性咽喉炎等。上述疾病症見：咽喉不適、發音疲勞、聲音嘶啞等。

【用法】po，2 片／次，tid～qid。

【規格】0.2g × 24。

喉疾靈膠囊

【成分】山豆根、板藍根、桔梗、訶子、連翹、天花粉、人工牛黃、珍珠層粉等。

【應用】清熱解毒、散腫止痛。用於腮腺炎、扁桃體炎、急性咽炎、慢性咽炎急性發作及一般喉痛。

【用法】po，3～4 粒／次，tid，兒童酌減。

【規格】0.25g × 36 粒／盒。

金喉健噴霧劑

【成分】艾納香油、大果木薑子、冰片等。

【應用】祛風解毒、消腫止痛、清咽利喉。用於急、慢性

咽炎，扁桃體炎，咽喉腫痛，牙齦腫痛，口腔潰瘍。

【用法】噴患處。每次適量，1d 數次。

【規格】10ml。

新廣片

【成分】九節茶、三七、牛黃、珍珠層粉。

【應用】清熱解毒、活血化瘀、消腫止痛。用於熱毒瘀血所致的咽喉腫痛、牙痛、痺痛、肋痛、黃疸、無名腫痛等症。

【用法】po 或含服。1 次 2～4 片，tid，小兒酌減（5～14 歲，1 次 1～2 片；5 歲以下 1 次 0.5～1 片）。飯後服用。也可外用。用冷開水調化，塗患處，皮膚破潰者塗在患處周圍。

【注意】個別患者空腹服藥有眩暈、咽乾、倦怠、胃部不適、輕度腹瀉，停藥後自行消失。

【注意】宜飯後服藥。胃、十二指腸潰瘍患者、腎功能不全者及孕婦慎用，有消化道出血史忌用。

【規格】0.32g × 24 片／盒。

穿心蓮片

見第十九篇中成藥，第一章內科用藥（抗感冒藥）。

穿心蓮片（薄膜衣）

【成分】穿心蓮。

【應用】清熱解毒、涼血消腫。用於感冒發熱、頓咳勞嗽、泄瀉痢疾、熱淋澀痛、癰腫瘡瘍、毒蛇咬傷及熱毒內盛引起的臨床症狀。

【用法】po，1～2 片／次，tid。

【規格】24 片／盒。

牛黃解毒片

【成分】牛黃、雄黃、大黃、石膏、黃芩、桔梗、冰片等。

【應用】清熱解毒。用於風熱內盛，咽喉腫痛，牙齦腫痛，口舌生瘡，目赤腫痛。

【用法】po，4片／次，bid～tid。

【注意】孕婦禁服。

【規格】20片／瓶。

牛黃上清膠囊

【成分】牛黃、薄荷、菊花、荊芥穗、白芷、川芎、栀子、黃連、黃柏、黃芩、大黃、連翹、赤芍、甘草等。

【應用】清熱瀉火、散風止痛。用於頭痛眩暈，目赤耳鳴，咽喉腫瘤，耳舌生瘡，牙齦腫痛，大便燥結。

【用法】po，3粒／次，bid。

【注意】預防慎用。

【規格】0.45g×10粒／盒。

第七章　腫瘤科用藥

金龍膠囊

【成分】鮮守宮、鮮金錢白花蛇等。

【應用】原發性肝癌等症。

【用法】po，4粒／次，tid。

【注意】如有過敏反應，應立即停藥，並採取相應治療措施。

【規格】0.25g×30粒／盒。

金復康口服液

【成分】黃芪、北沙參、麥冬、女貞子（酒製）、山茱萸、絞股藍、淫羊藿、葫蘆巴（鹽水炒）、石上柏、石見穿、重樓、天冬。

【應用】益氣養陰，清熱解毒。用於原發性非小細胞肺癌氣陰兩虛證不適合手術、放療、化療的患者，或與化療並用，有助提高化療效果，改善免疫功能，減輕化療引起的白細胞下降等副作用。

【用法】po，30ml／次，tid，30d 為 1 療程，可連續使用 2 個療程。

【注意】個別患者服藥後可出現輕度噁心、嘔吐或便秘。本品有少量輕搖易散的沉澱，一般不影響使用。

【規格】10ml × 10 支／盒。

回生口服液

【成分】益母草、鱉甲、水蛭（製）、虻蟲、乾漆（煆）、桃仁、紅花、川芎、延胡索（醋炙）、三棱（醋炙）、乳香（醋炙）、沒藥（醋炙）等 34 味。輔料為聚山梨酯 80、甜蜜素。

【應用】消癥化瘀。用於原發性肝癌、肺癌。

【用法】po，10ml／次，tid。

【禁忌】孕婦禁用。

【注意】過敏體質者慎服。

【規格】10ml × 6 支／盒。

肝復樂片

【成分】黨參、白朮、鱉甲、沉香、柴胡、重樓等。

【應用】健脾理氣、化瘀軟堅、清熱解毒。用於原發性肝

癌、乳腺癌、食道癌、胃癌、腸癌、膽管癌等消化道腫瘤，急慢性肝炎、脂肪肝及肝硬化、肝腹水等肝病、癌前病變和癌前疾病。

【用法】po，6 片／次，tid。二期原發性肝癌 2 個月為 1 療程，3 期原發性肝癌 1 個月為 1 療程，B 型肝炎肝硬化 3 個月為 1 療程。

【注意】個別病人偶見腹瀉，一般 2～3d 則可自行緩解，或減少劑量及減輕至消失。

【規格】0.3g × 60 片／盒。

鱉甲煎丸

【成分】鱉甲膠、阿膠、蜂房（炒）、鼠婦蟲、上鱉蟲（炒）、蟅螂等多味中藥。

【應用】活血化瘀，軟堅散結。用於瘀血內停導致的肝纖維化、肝硬化、肝炎、肝胃癌、婦女卵巢囊腫等疾病引起的各種腹腔腫塊。

【用法】po，3g／次，bid～tid。

【注意】孕婦禁用。

【規格】50g／盒。

清肺散結丸（參靈丸）

【成分】絞股藍、參三七、靈芝、川貝等 11 味名貴純中草藥。

【應用】清熱解毒、明目安神、消腫止痛、止咳化痰。用於肺癌、肺結核，淋巴結核，氣管炎，瘰癧等症。

【用法】po，1 瓶／次，bid，1 療程 2 個月。

【規格】3g × 12 瓶／盒。

抗癌平丸（九蛇神丹）

【成分】蟾酥、香茶菜、蛇莓、半枝蓮等十味中藥。

【應用】清熱解毒、散瘀止痛。用於胃癌、食道癌、賁門癌、直腸癌等消化道癌腫。

【用法】po，1 次 0.5～1g, tid，飯後半小時服用。

【規格】1g×18 瓶／盒。

西 黃 丸

【成分】牛黃、麝香、沒藥（製）、乳香（製）。

【應用】解毒散結，消腫止痛。用於癰疽瘡瘍、多發性膿腫、淋巴結炎、寒性膿瘍。

【用法】po，3g／次，bid。

【注意】可引起皮炎；氣血虛弱者不宜久服；孕婦忌服；忌辛辣、厚味。

【規格】3g×5 支／盒。

槐耳顆粒

【成分】槐耳菌質。

【應用】扶正活血，適用於不宜手術和化療原發性肝癌的輔助治療藥，有改善肝區疼痛、腹脹、乏力等症狀的作用。

【用法】po，20g／次，tid。1 個月為 1 療程。

【注意】使用期間偶見噁心、嘔吐，以及白細胞下降的報導。

【規格】20g×6 袋（金克）。

康力欣膠囊

【成分】阿魏、九香蟲、大黃、薑黃、木香、丁香、冬蟲

夏草等。

【應用】扶正去邪，軟堅散結。用於消化道惡性腫瘤，乳腺惡性腫瘤，肺惡性腫瘤見於氣血瘀阻症者。

【注意】孕婦禁服。

【規格】0.5g × 36。

參一膠囊

【成分】人參皂苷Rg3（Ginsenoside Rg3）。

【應用】培元固本，補益氣血。與化療配合用藥，有助於提高原發性肺癌、肝癌的療效，可改善腫瘤患者的氣虛症狀，提高機體免疫功能。

【用法】飯前空腹 po，2 粒／次，bid。

【注意】具有火熱症或陰虛內熱者忌用；有出血傾向者忌用。

【規格】10mg × 16。

複方斑蝥膠囊

【成分】斑蝥、刺五加、半枝蓮、黃芪、女貞子、冊茱萸、人參、三棱、莪朮、熊膽粉、甘草。

【應用】破血消瘀，攻毒蝕瘡。用於原發性肝癌，肺癌，直腸癌，惡性淋巴瘤，婦科惡性腫瘤等。

【用法】po，3 粒／次，bid。

【規格】0.25g × 48。

血美安膠囊

【成分】豬蹄甲、地黃、赤芍、牡丹皮。

【應用】清熱養陰，涼血活血。用於原發性血小板減少性

紫癜血熱傷陰挾瘀證，症見皮膚紫癜、齒衄、鼻衄、婦女月經
過多、口渴、煩熱、盜汗等。

【用法】po，6 粒／次，tid。小兒酌減。療程 1 個月。

【規格】0.27g × 60。

一、常見農藥及毒物中毒急救一覽表

毒物分類	急救主要措施							注意事項
	洗胃溶液			導瀉劑	搶救主要用藥	對症處理	併發症處理	
	清水或微溫水	0.02% 高錳酸鉀	1%~2% NaHCO₃					
有機磷農藥 乙硫磷、馬拉硫磷、倍硫磷、二溴磷・1605、硫磷・1059、3911、甲基1059、殺暝松、特普、久效磷、苯硫磷、亞胺硫磷	可用	禁用	最好	硫酸鈉 40~60 g 溶後灌入	1. 輕度：阿托品 1~2mg 肌注。碘解磷定（或氯磷定 0.25g 肌注）必要時重複 2. 中度：阿托品 2~5mg 肌注。同時用碘解磷定 0.8~1.2g（或氯磷定 0.5~0.75g）靜注，2~3h 重複上藥半量 2~3次 3. 重度：阿托品 5mg 肌注或靜注。儘快達到阿托品化（參見注意事項）以後靜注維持。碘解磷定 1.2~1.6g（或氯磷定 0.75~1g）靜注，必要時 10min 後重複上藥半量，以後每 1~2h 重複用 2~3次	輸液，缺氧者吸氧或人工呼吸，給予中樞興奮劑	肺水腫：用呋塞米 20~40mg，加入25%葡萄糖液 20ml 中靜注。如有心衰可選用強心苷加呋喃米，限制輸液量，給氧。腦水腫：吸氧、冰帽、脫水劑及皮質激素	1.阿托品化指徵：面紅、瞳孔大、無汗、分泌物消失、心動過速、體溫上升、腹脹、尿瀦留、躁動等 2.應及時使用氯磷定，但不能並用，以免過量中毒 3.要注意鑒別阿托品中毒和有機磷中毒 4.皮膚接觸應用涼肥皂水反覆洗 5.因高錳酸鉀會增加毒性，故禁用

（續表）

類別								
有機磷農藥：二嗪農、硫磷	同上	禁用	最好	同上	禁用氯磷定。其他用藥同上	同上	同上	
樂果	最好	禁用	可用	同上	氯磷定效差。用其他用藥	同上	同上	除高錳酸鉀外其他注意同上
敵敵畏	可用	可用	可用	同上	用阿托品、碘解磷定效差，用量同上	同上	同上	鹼性藥會增加毒性10倍，故禁用
敵百蟲	最好	可用	禁用	同上	碘解磷定效果差。其他用量同上	同上	同上	
有機氯類：狄氏劑、艾氏粉、毒殺粉、林丹、氯丹等	可用	不用	最好	同上	保持呼吸通暢，吸出分泌物，給氧，靜滴氨茶鹼，給予維生素 B_1、B_2、維生素C0.5～1g加入輸液中靜滴，也可加保肝藥	抽搐可用10%葡萄糖酸鈣靜注、還可用苯巴比妥鈉、地西泮、肌注。其他同上	肺水腫用呋塞米、強心苷及激素。呼吸衰竭時給予尼可剎米等中樞興奮劑。休克用多巴胺加於輸液中靜滴	在搶救中禁用腎上腺素
有機氮類：殺蟲脒	最好	可用	可用	內服硫酸鈉25～30g	亞甲藍按1～2mg/kg計，用葡萄糖液稀釋後靜滴，成人首次50～100mg，隔1～2h按上量給1/2，可重複1～2次，餘量視病情而定	維生素C 0.5～1g加入葡萄糖液內可增加亞甲藍藥效	膀胱炎加輸5%碳酸氫鈉，止血劑，心肌炎給極化液及激素等	極化液為10%葡萄糖液500ml、10%氯化鉀10ml、胰島素8～10U靜滴

（續表）

毒物							
氨基甲酸酯類：呋喃丹、西維因、速滅威、害朴威、葉蟬散等	最好	不用	可用	同上　除禁用碘解磷定、氯磷定外，阿托品用量同有機磷類。東莨菪鹼用量可按0.01～0.05mg/kg計，肌注或靜注，20～30min重複1次，至出現阿托品化指徵	如出現腦、肺腫，應限制輸液速度及用量	腦水腫、肺水腫用水腫用強心劑、利尿劑，激素及硫代硫酸鈉。發紺用亞甲藍（1mg/kg）	禁用碘解磷定及氯磷定以免降低阿托品甲療效
無機砷類：砒霜、砷酸鈣、亞砷酸鉀等	可用	用活性炭混懸液	慎用	二巰丙醇成人用150～200mg肌注，每4h1次，第2d每6h1次，第3d每日2次，共5～7d，脫水者輸液及給鉀	洗胃後服蛋清液、牛奶、活性炭等	有心肌損害者給極化液等	二巰丙醇應深部肌注，嚴禁靜注
有機氟類：氟乙酰胺、氟乙酸鈉等	最好	對氟乙酰胺可用，對氟乙酸鈉等改用0.5%～2%氯化鈣溶液	不用	應用乙酰胺（解氟靈），24h用量按0.1～0.3g/kg計，肌注；首次給總量的1/2，餘量分兩次間隔4h肌注；成人首次用量為5～10g，10%葡萄糖酸鈣10ml加入25%葡萄糖液中靜脈緩注	抽搐時給苯巴比妥或地西泮	腦水腫用脫水劑、心肌損害用肌苷	如有心肌損害則禁用葡萄糖酸鈣

（續表）

毒物					用法用量		治療	說明
有機汞類：氯化乙基汞（西力生）、醋酸苯汞（賽力散）、鹽酸乙基汞（谷仁樂生）	可用	不用	最好	不用	二巰基丁二酸鈉：首次2g，以後每次1g，溶於10%葡萄糖液中靜滴，每天1~2次，用3~5d。二巰丙磺酸鈉：首次0.25g，肌注，以後每4~6h用0.1~0.2g，1~2d後每日1次，運用3d，間隔4d為1療程	腦水腫給脫水劑、吸氧，用冰帽，限制入水量	心肌炎用極化液。肝損害用肌苷等保肝	已有腎損害者，慎用解毒藥物
氰化物：氯化鉀、氫氰酸、氰化鈉等	最好	可用	不用	不用	搶救要爭分奪秒，用3%亞硝酸鈉10~20ml靜注，速度為每2~3ml/min，同時測血壓，並用25%硫代硫酸鈉50ml靜注。或用1%美藍50~100ml靜滴，2~4h重複	休克時用強制換氣給氧法	休克或窒息應在人工呼吸下吸入亞硝酸異戊酯，每分鐘吸入15~30s，可重複1~2次	氧化物能滅活呼吸酶，阻礙組織利用氧而引起死亡
食物中毒	最好	可用	不用	硫酸鈉	輸液、靜注或口服抗菌藥物	腹痛用阿托品封閉足三里。吸氧	抗休克	

（續表）

毒物	催吐	洗胃	導瀉	瀉藥	特效解毒及治療	對症治療	其他處理	注意事項
亞硝酸鹽中毒（腸原性青紫病）	最好	可用	不用	同上	輸液，用1%亞甲藍5～25ml，靜滴（亞甲藍1～2mg/kg計）2h後重複1次，輸液中可加用大量維生素C	必要時吸氧及給中樞興奮劑	重者輸血	
滅鼠藥　磷化鋅	0.5%硫酸銅或1:5000高錳酸鉀反覆洗胃			硫酸鈉	內服0.1%～0.2%硫酸銅液100ml，液體石蠟30～45ml	抗肺水腫可限輸液及用敏量、利尿劑等	心肌損害可用極化液及維生素C等	禁用碘解磷定、氧磷定、硫酸鎂
安妥	最好	可用	禁用	不用	對症療法，輸液加10%葡萄糖鈣10ml、10%硫代硫酸鈉靜滴	同上	同上	禁用 $NaHCO_3$ 洗胃，禁食脂肪性食物
敵鼠鈉	最好	可用	禁用	硫酸鈉	維生素 K_1 10～20mg，靜注，每日2～4次，重者每日可用至120mg，至出血停止後減量	重者加用激素或輸血	咯血者防窒息	除維生素K外其他止血劑無效
除蟲菊酯類：溴氰菊酯（又名敵氯菊酯）殺死、滅菊酯（又名速滅殺丁）等	最好	禁用	最好	不用	無特效藥，重病人發生抽搐可用地西泮或苯巴比妥，也可靜滴三磷酸腺苷及維生素C	腦水腫用脫水劑	皮炎可用3%硼酸水濕敷	1.反時洗胃，洗胃不能用熱水，以免加速毒物吸收　2.反覆洗胃，直至洗出液與進入液顏色一致並無味

（續表）

為止

3.昏迷者洗胃時應取左側頭低位，以免液體進入氣管

藥物（毒物）						
急性酒精中毒	可用	不用	最好	不用	胰島素 8～20U 加於輸液中靜滴，以加速乙醇氧化。應用安鈉咖、尼可剎米交替注射，維生素 B₁ 肌注或靜注	呼吸困難者吸氧保肝 ／ 預防肺炎，排尿困難者導尿
巴比妥類中毒	最好	可用	不用	硫酸鈉加活性炭	保持呼吸通暢，輸注 5% 碳酸氫鈉 100～200ml，如有昏迷可用蘇醒劑貝美格 50mg 稀釋於 25% 葡萄糖液內靜注，每 3～5min 注射 1 次，如不蘇醒可用貝美格 200～300mg 稀釋後靜滴	輸注利尿劑 ／ 血壓低時可用低分子右旋糖酐及間羥胺、多巴胺，腦水腫用脫水劑
安定藥中毒：甲丙氨酯、地西泮、氯氮等	最好	可用	不用	同上	治療方法同上，昏迷者可用貝美格等藥物，但應注意用量不可過大，否則易因抽搐而致呼吸衰竭，加重腦缺氧狀態	同上 ／ 同上

二、從身高體重折算體表面積（m²）表

身高（cm）＼體重（kg）	90	95	100	105	110	115	120	125	130	135	140
10	0.50	0.52	0.54	0.56							
12.5	0.55	0.57	0.59	0.61	0.64						
15	0.59	0.62	0.64	0.66	0.69	0.71	0.73				
17.5	0.63	0.66	0.68	0.71	0.73	0.76	0.78	0.80			
20	0.67	0.70	0.72	0.75	0.78	0.80	0.83	0.85	0.88	0.90	0.92
22.5			0.76	0.79	0.82	0.84	0.87	0.89	0.92	0.95	0.97
25				0.82	0.85	0.88	0.91	0.94	0.96	0.99	1.02
27.5				0.86	0.89	0.92	0.95	0.97	1.00	1.03	1.06
30					0.92	0.95	0.98	1.01	1.04	1.07	1.10
32.5					0.95	0.98	1.02	1.05	1.08	1.11	1.14
35						1.02	1.05	1.08	1.11	1.14	1.17
37.5							1.08	1.11	1.14	1.17	1.21
40								1.14	1.17	1.21	1.24
42.5								1.17	1.21	1.24	1.27
45									1.24	1.27	1.30
47.5									1.26	1.30	1.33
50									1.29	1.33	1.36
52.5										1.36	1.39
55										1.38	1.42
57.5											1.45
60											1.47

續表

身高 (cm) 體重 (kg)	145	150	155	160	165	170	175	180	185	190	195
10											
12.5											
15											
17.5											
20											
22.5	1.00										
25	1.04	1.07									
27.5	1.08	1.11	1.14	1.16							
30	1.13	1.15	1.18	1.21	1.24						
32.5	1.16	1.19	1.22	1.25	1.28	1.31					
35	1.20	1.23	1.26	1.29	1.32	1.35					
37.5	1.24	1.27	1.30	1.33	1.36	1.39	1.42				
40	1.27	1.30	1.33	1.37	1.40	1.43	1.46				
42.5	1.30	1.34	1.37	1.40	1.43	1.46	1.50	1.53			
45	1.34	1.37	1.40	1.44	1.47	1.50	1.53	1.56			
47.5	1.37	1.40	1.44	1.47	1.50	1.53	1.57	1.60	1.63		
50	1.40	1.43	1.47	1.50	1.54	1.57	1.60	1.64	1.67	1.70	
52.5	1.43	1.46	1.50	1.53	1.57	1.60	1.64	1.67	1.70	1.74	1.77
55	1.46	1.49	1.53	1.56	1.60	1.63	1.67	1.70	1.74	1.77	1.80
57.5	1.48	1.52	1.56	1.59	1.63	1.66	1.70	1.74	1.77	1.80	1.84
60	1.51	1.55	1.59	1.62	1.66	1.70	1.73	1.77	1.80	1.84	1.87

續表

身高（cm） 體重（kg）	145	150	155	160	165	170	175	180	185	190	195
62.5	1.54	1.58	1.61	1.65	1.69	1.72	1.76	1.80	1.83	1.87	1.91
65	1.56	1.60	1.64	1.68	1.72	1.75	1.79	1.83	1.86	1.90	1.94
67.5		1.63	1.67	1.71	1.74	1.78	1.82	1.86	1.90	1.93	1.97
70		1.65	1.69	1.73	1.79	1.81	1.85	1.89	1.92	1.96	2.00
72.5			1.72	1.76	1.80	1.84	1.88	1.91	1.95	1.99	2.03
75			1.74	1.78	1.81	1.85	1.89	1.93	1.98	2.02	2.06
77.5					1.82	1.86	1.90	1.94	2.01	2.05	2.09
80				1.83	1.87	1.92	1.96	2.00	2.04	2.08	2.12
82.5					1.90	1.94	1.98	2.02	2.06	2.10	2.14
85						1.96	2.01	2.05	2.09	2.13	2.17
87.5						1.99	2.03	2.07	2.12	2.16	2.20
90							2.06	2.10	2.14	2.18	2.22
92.5							2.08	2.12	2.17	2.21	2.25
95								2.15	2.19	2.23	2.28
97.5								2.17	2.22	2.26	2.30
100									2.24	2.28	2.33
102.5									2.26	2.31	2.35
105										2.33	2.38
107.5											2.40

註：此表爲國外資料，僅作參考。

三、按體表面積計算兒童藥物用量

計算小兒藥用量時,一般採用如下公式:

兒童用量=成人用量×小兒體重(kg)／成人體重(50 或 60kg)

依上式算出的用量,與書中按兒童公斤體重實際記載的藥用量比較均偏低,對新生兒來說更為突出。新生兒體重、體表面積和身高分別為成人的 1/21、1/9 和 1/3.3。如果按新生兒身長折算用量則偏大,大多數藥物以採用表面積計算用量更接近臨床實際用量。

用體表每平方米表達藥量,適合於各年齡兒童,同樣也適合於成人。

1. 體重 30kg 以下兒童,兒童體表面積=體重×0.035+0.1,兒童用量=成人劑量×某體重兒童體表面積/1.7。其中 1.7 為成人(70kg)體表面積。

2. 30kg 以上兒童,其體表面積按下法推算,即體重每增加 5kg,體表面積增加 $0.1m^2$,如:35kg,體表面積為 1.1+0.1 = $1.2m^2$,40kg 的為 $1.3m^2$,45kg 的為 $1.4m^2$,……。但 60kg 的則為 $1.6m^2$,70kg 的為 $1.7m^2$。

3. 兒童體表面積也可按下列公式計算:

體表面積(m^2)= 0.0061 × 身高(cm)+ 0.0128 × 體重(kg)−0.1529 或體重(kg)×0.035+0.1

四、某些藥物的血藥濃度

類　別	名　稱	治療或正常血藥濃度（mg／L）*	中毒血藥濃度（mg／L）**	致死血藥濃度（mg／L）***
催眠藥	苯巴比妥	10～40	40～60	60～80
抗癲癇藥	苯妥英鈉	10～20	40	>100
	丙戊酸	40～100	120	
	卡馬西平	4～12		
安定藥	地西泮	0.05～0.25	0.5～2.0	>5
平喘藥	氨茶鹼	2～10		
強心甙	地高辛	0.0008～0.002	0.002～0.009	0.032
免疫抑制藥	環孢素	0.1～0.35	0.6（最小中毒參考值）	

* 治療血藥濃度：指服用治療量後的血藥濃度；

** 中毒血藥濃度：可致嚴重毒性症狀的血藥濃度；

*** 致死血藥濃度：根據報導可致死或判定可致死的血藥濃度。

五、醫囑處方常用外文縮寫

(一)劑型外文縮寫

縮寫	外文全文	中文
Amp	Ampulla	安瓿
Cap	Capsula gelatinosa	膠囊劑
Co	Compositus	複方
Ext	Extractum	浸膏
Garg	Gargarisma	含漱液
Gel	Gelatin	凝膠
Gtt	Gutta	滴劑
Inj	Injectio	注射劑
Liq	Liquor	液體
Lin	Inimentum	擦劑
Lot	Lotio	洗劑
Mixt	Mistura	合劑
Ocul	Oculenturn	眼膏
Ug	Unguentum	軟膏
Ol	Oleum	油劑
Past	Pasta	糊劑
Pil	Pilula	丸劑
Pulv	Pulvis	散劑
Sol	Solutio	溶液
Spt	Spiritus	醑劑
Supp	Suppositorium	栓劑
Syr	syrupus	糖漿
Tab	Tabella	片劑

(二)用法與時間外文縮寫

aa.	ana	各
ac	ante cibum	餐前
ad	Ante decubitum	睡前
am	ante meridiem	上午
bid	bis in die	每天兩次
h	hora	小時
hs	hora somni	睡前
ih	Injectio hypodermatica	皮下注射
im	Injectio musculosa	肌肉注射
iv	Injectio venosa	靜脈注射
iv. drip	intravenous drip	靜脈滴注
pc	post cibum	餐後
pm	post meridiem	下午
po	per os	口服
pr	per rectum	灌腸
pm	pro re nata	必要時
qd	quaque die	每天 1 次
qh	quaque hora	每小時 1 次
q2h	quaque 2 hora	每 2 小時 1 次
qid	quarter in die	每天 4 次
qm	quaque mane	每晨 1 次
qn	quaque nocte	每晚 1 次
qod	quaque omni die	隔日 1 次
qs	Quantum satis	適量
Rp	recipe	取
sos	si opus sit	必要時
st	statim	立即
tid	ter in die	1 天 3 次
us.ext	usus externus	外用

英 文 索 引

O

P

導引養生功

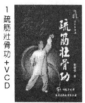
1 疏筋壯骨功＋VCD
定價350元

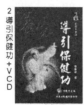
2 導引保健功＋VCD
定價350元

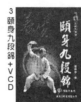
3 頤身九段錦＋VCD
定價350元

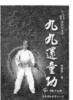
4 九九還童功＋VCD
定價350元

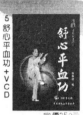
5 舒心平血功＋VCD
定價350元

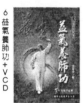
6 益氣養肺功＋VCD
定價350元

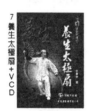
7 養生太極扇＋VCD
定價350元

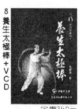
8 養生太極棒＋VCD
定價350元

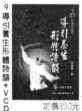
9 導引養生形體詩韻＋VCD
定價350元

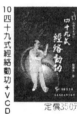
10 四十九式經絡動功＋VCD
定價350元

張廣德養生著作　每冊定價350元

全系列為彩色圖解附教學光碟

輕鬆學武術

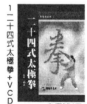
1 二十四式太極拳＋VCD
定價250元

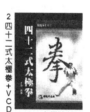
2 四十二式太極拳＋VCD
定價250元

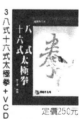
3 八式十六式太極拳＋VCD
定價250元

4 三十二式太極劍＋VCD
定價250元

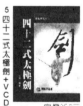
5 四十二式太極劍＋VCD
定價250元

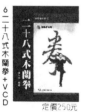
6 二十八式木蘭拳＋VCD
定價250元

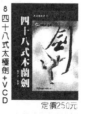
7 三十八式木蘭扇＋VCD
定價250元

8 四十八式太極劍＋VCD
定價250元

彩色圖解太極武術

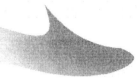

 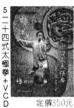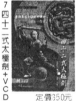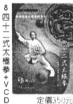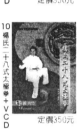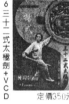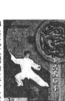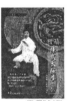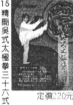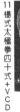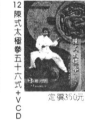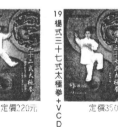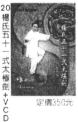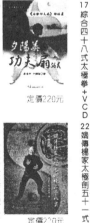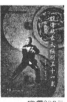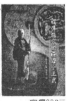

養生保健　古今養生保健法 強身健體增加身體免疫力

1 醫療養生氣功 定價250元	2 中國氣功圖譜 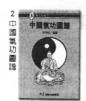 定價250元	3 少林醫療氣功精粹 定價250元	4 龍形實用氣功 定價220元	5 魚戲增視強身氣功 定價220元	7 道家玄牝氣功 定價200元
8 仙家秘傳祛病功 定價160元	9 少林十大健身功 定價180元	10 中國自控氣功 定價250元	11 醫療防癌氣功 定價250元	12 醫療強身氣功 定價250元	13 醫療點穴氣功 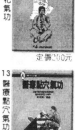 定價250元
14 中國八卦如意功 定價190元	15 正宗馬禮堂養氣功 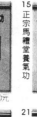 定價420元	16 秘傳道家筋經內丹功 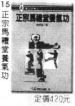 定價300元	17 三元開慧功 定價250元	18 防癌治癌新氣功 定價180元	19 禪定與佛家氣功修煉 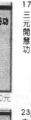 定價200元
20 顛倒之術 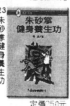 定價360元	21 簡明氣功辭典 定價360元	22 八卦三合功 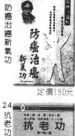 定價230元	23 朱砂掌健身養生功 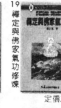 定價250元	24 抗老功 定價230元	25 意氣按穴排濁自療法 定價250元
27 健身祛病小功法 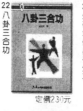 定價200元	28 張氏太極混元功 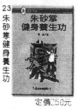 定價250元	30 中國少林禪密功 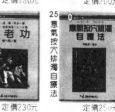 定價200元	31 郭林新氣功 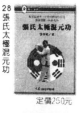 定價400元	32 八卦之源與健身養生 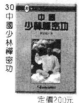 定價280元	33 現代原始氣功1 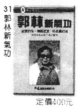 定價400元
34 養生開脈太極 定價300元	35 通臂功－養生祛病及入門功法 定價300元	37 太極內功養生法 定價180元	38 無極養生氣功 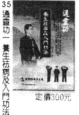 定價200元	39 氣的實踐小周天健康法 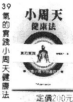 定價200元	40 達摩易筋經 定價350元

太極跤

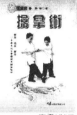

1 太極防身術 定價300元

2 擒拿術 定價280元

3 中國式摔角 定價350元

簡化太極拳

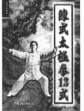
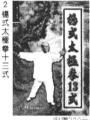
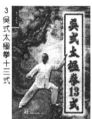

1 陳式太極拳十三式 定價200元

2 楊式太極拳十三式 定價200元

3 吳式太極拳十三式 定價200元

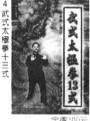
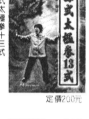
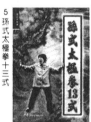
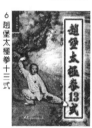

4 武式太極拳十三式 定價200元

5 孫式太極拳十三式 定價200元

6 趙堡太極拳十三式 定價200元

原地太極拳

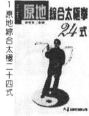
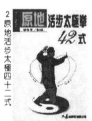
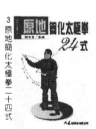

1 原地綜合太極二十四式 定價220元

2 原地活步太極四十二式 定價200元

3 原地簡化太極拳二十四式 定價200元

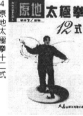
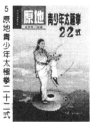
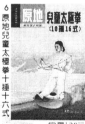

4 原地太極拳十二式 定價200元

5 原地青少年太極拳二十二式 定價220元

6 原地兒童太極拳十種十六式 定價180元

健康加油站

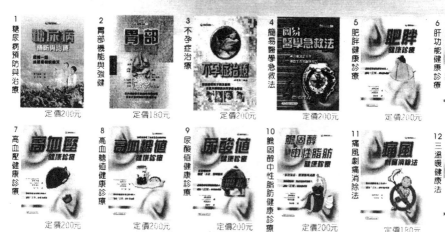

1 糖尿病預防與治療　定價200元

2 胃部機能與強健　定價180元

3 不孕症治療　定價200元

4 簡易醫學急救法　定價200元

5 肥胖健康診療　定價200元

6 肝功能健康診療　定價

7 高血壓健康診療　定價200元

8 高血糖值健康診療　定價200元

9 尿酸值健康診療　定價200元

10 膽固醇與中性脂肪健康診療　定價200元

11 痛風劇痛消除法　定價180元

12 三溫暖健康法　定價180

13 手．腳病理按摩　定價180元

14 B型肝炎預防與治療　定價180元

15 吃得更漂亮．健康　定價180元

16 茶使您更健康　定價180元

17 圖解常見疾病運動療法　定價180元

18 科學健身改變亞健康　定價18

19 簡易萬病自療保健　定價220元

20 王朝秘藥媚酒　定價180元

21 立見實效保健操　定價180元

22 越吃越幸福　定價200元

23 荷爾蒙與健康　定價160元

24 越吃越長壽　定價20

25 自我保健鍛鍊　定價180元

26 斷食促進健康　定價180元

27 蔬菜健康法　定價200元

28 水果健康法　定價200元

29 越吃越苗條　定價200元

30 越吃越聰明　定價20

31 全方位健康藥草　定價200元

32 人體記憶地圖　定價350元

33 提升免疫力戰勝癌症　定價280元

34 腎臟病預防與治療　定價230元

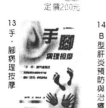

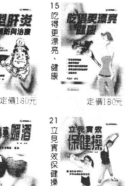
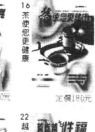
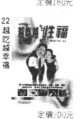
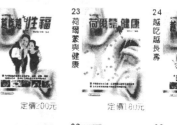
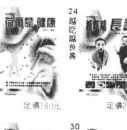
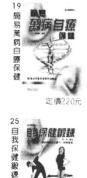
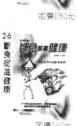
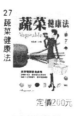
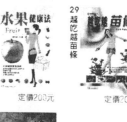
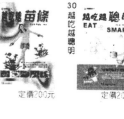

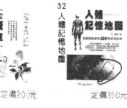
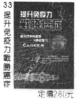
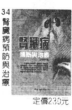

運動精進叢書

1 怎樣跑得快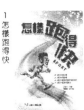
定價200元

2 怎樣投得遠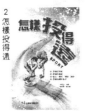
定價180元

3 怎樣跳得遠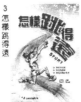
定價180元

4 怎樣跳的高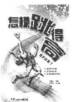
定價180元

5 高爾夫揮桿原理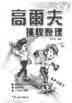
定價220元

6 網球技巧圖解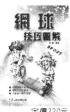
定價220元

7 排球技巧圖解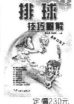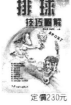
定價230元

8 沙灘排球技巧圖解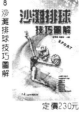
定價230元

9 撞球技巧圖解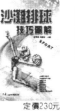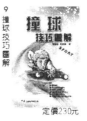
定價230元

10 籃球技巧圖解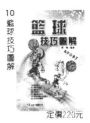
定價220元

11 足球技巧圖解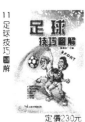
定價230元

12 羽毛球技巧圖解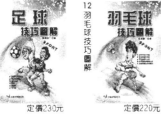
定價220元

13 乒乓球技巧圖解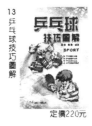
定價220元

14 曲線球與飛碟球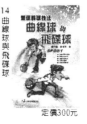
定價300元

15 街頭花式籃球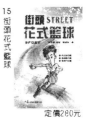
定價280元

16 精彩高爾夫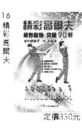
定價330元

17 巴西青少年足球訓練方法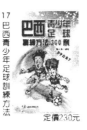
定價230元

18 籃球個人技術全圖解+VCD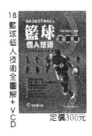
定價300元

19 門球（槌球）入門與提升180問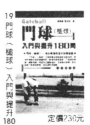
定價230元

20 美國青少年籃球訓練方式250例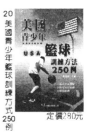
定價280元

21 單板滑雪技巧圖解+VCD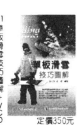
定價350元

國家圖書館出版品預行編目資料

醫院臨床中西用藥／杜　光　劉　東　主編
　　──初版，──臺北市，品冠，2009〔民98.09〕
　　面；21公分──（熱門新知；12）
　　ISBN　978－957－468－702－2（平裝）
　1.藥學　2.手冊
　418.026　　　　　　　　　　　　　　98012045

醫院臨床中西用藥

主　　編／杜　光　劉　東

責任編輯／李　荷　君

發 行 人／蔡　孟　甫

出 版 者／品冠文化出版社

社　　址／台北市北投區（石牌）致遠一路2段12巷1號

電　　話／（02）28233123・28236031・28236033

傳　　眞／（02）28272069

郵政劃撥／19346241

網　　址／www.dah-jaan.com.tw

E - mail／service@dah-jaan.com.tw

承 印 者／傳興印刷有限公司

裝　　訂／建鑫裝訂有限公司

排 版 者／弘益電腦排版有限公司

授 權 者／湖北科學技術出版社

初版1刷／2009年（民98年）9月

定　價／550元

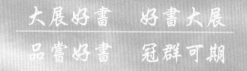

大展好書　好書大展
品嘗好書　冠群可期

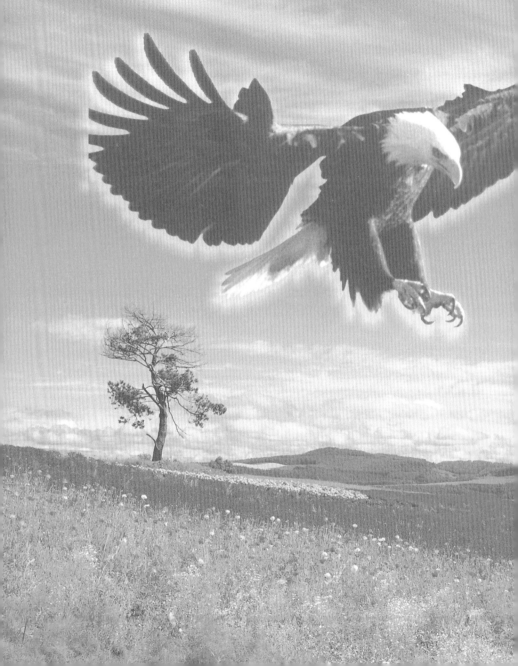

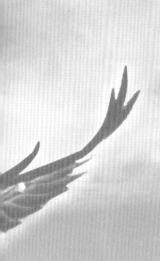

大展好書　好書大展
品嘗好書　冠群可期